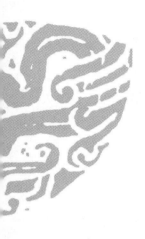

全国司法职业教育"十三五"规划教材

戒毒人员心理咨询与矫治

全国司法职业教育教学指导委员会　审定

主　编 ◎ 马立骥

副主编 ◎ 施柳周

撰稿人 ◎ 马立骥　胡钟鸣　施柳周
　　　　　阳　鑫　徐　玲　张　威
　　　　　刘　畅　赵其波　马　洁

 中国政法大学出版社

2019·北京

图书在版编目（ＣＩＰ）数据

戒毒人员心理咨询与矫治/马立骥主编. —北京：中国政法大学出版社, 2019.7
（2023.7重印）
ISBN 978-7-5620-8478-5

Ⅰ.①戒…　Ⅱ.①马…　Ⅲ.①戒毒－心理咨询②戒毒－精神疗法　Ⅳ.①R163
②R749.055

中国版本图书馆CIP数据核字(2018)第182126号

书　　名　戒毒人员心理咨询与矫治 JIEDU RENYUAN XINLI ZIXUN YU JIAOZHI
出　版　者　中国政法大学出版社
地　　址　北京市海淀区西土城路 25 号
邮　　箱　fadapress@163.com
网　　址　http://www.cuplpress.com (网络实名：中国政法大学出版社)
电　　话　010-58908435(第一编辑部) 58908334(邮购部)
承　　印　固安华明印业有限公司
开　　本　720mm×960mm　1/16
印　　张　19.25
字　　数　367 千字
版　　次　2019 年 7 月第 1 版
印　　次　2023 年 7 月第 2 次印刷
印　　数　5001～7000 册
定　　价　49.00 元

出 版 说 明

　　为贯彻落实党的十九大精神和习近平总书记关于教育的系列重要讲话要求，充分发挥教材建设在提高人才培养质量中的基础性作用，促进现代司法职业教育改革与发展，全面提高司法职业教育教学质量，全国司法职业教育教学指导委员会于2017年11月正式启动了司法职业教育"十三五"规划教材的编写工作。

　　本次规划教材编写以习近平新时代中国特色社会主义思想为指导，以司法类专业教学标准为基本依据，以更深入地实施司教融合、校局联盟、校监所（企）合作、德技双修、工学结合为根本途径，强化需求导向和问题导向。在坚持实战、实用、实效原则的基础上，继续完善实行行业指导、双主体团队开发、多方人员参与、院校支持、主编负责、行指委统筹审定、分批次出版的编写工作机制，适时更新教材内容和结构，大力开发大类（专业群）专业基础课程、专业核心课程教材，倡导编写典型案例化、任务项目化教材，并运用现代信息技术创新教材呈现形式，着力加强实训教材和数字化教学资源建设，逐步建立符合我国国情、具有时代特征和行业特色的现代司法职业教育教材体系。本规划教材包括已有规划教材的全新修订、新增专业课程教材和司法类国控专业更新课程教材的编写。在编写内容上，必须顺应新时代、新要求，回应全面深化依法治国，尤其是深入推进司法体制改革的新需求、新期盼，力争符合司法类专业人才培养目标达成需要和相关课程标准要求，与司法职业一线岗位任职标准（岗位技能要求）相衔接，体现"原理与实务相结合"的特点，注重培养学生应用理论、规则解决实际问题的能力。

　　经过全体编写人员的共同努力和出版社编辑们的辛勤付出，现在首批教材已陆续出版，欢迎大家选用，并敬请各使用单位和广大师生在选用过程中提出意见和建议，行指委将及时根据教材评价和使用情况，丰富教材内容，优化教材结构，促进教材质量不断提高。

全国司法职业教育教学指导委员会
2019 年 6 月

前 言

　　毒品滥用是当前严重危害人类安全和社会发展的一个重大问题。据3G免费网统计，全球吸毒人数多达2.5亿人，其中大多数是年轻人；约1200万人注射毒品（在俄罗斯、中国、美国，注射毒品占吸毒案例的近一半），其中14%（约160万）的人因此感染艾滋病。据俄罗斯卫星新闻网2016年6月23日报道，联合国毒品和犯罪问题办公室的报告指出，全世界吸毒上瘾人数超过2900万人；2/3的吸毒者生活在亚洲。2014年共有20.7万例与吸毒有关的死亡案例。联合国的统计表明，全世界每年毒品交易额达5000亿美元以上，是仅次于军火而高于石油的世界第二大宗买卖。在有些国家，毒品问题渗入政治、军事、经济、司法等诸多领域，形成盘根错节的社会顽症。近年来，毒品问题还出现了几种新趋势：发达国家吸毒人数居高不下，发展中国家吸毒者不断增加；女性吸毒者增加；初次吸毒者年龄降低，青少年吸毒人数增加；毒品来源多样化，查禁难度越来越大；等等。

　　毒品对人的身心危害严重。吸毒会导致精神分裂、血管硬化，严重影响生殖和免疫能力。吸毒者在自我毁灭的同时，也破坏自己的家庭，使家庭陷入经济破产、亲属离散、甚至家破人亡的困难境地。毒品活动加剧诱发了各种违法犯罪活动，扰乱了社会治安，给社会安定带来巨大威胁。

　　截至2018年底，我国现有吸毒人员240.4万人（不含戒断3年未发现复吸人数、死亡人数和离境人数）。目前，我国吸毒人数呈上升趋势。虽然政府在查禁毒品、打击贩毒方面加大了力度，但禁毒形势依然十分严峻。更为严重的是，青少年在吸毒者中的比例居高不下，并已成为一个日益突出的社会问题。

　　面对新形势下的毒品问题，如何培养一支合格的戒毒管理队伍，是禁毒工作的关键环节之一。2015年司法部结合司法行政部门干警队伍建设的需要，为促进司法行政系统干警队伍的正规化、专业化、职业化建设，响应中央提出的要改革人民警察招录培养制度，加大警察院校毕业生入警比例，会商教育部、财政部等单位，最终确定了司法行政监狱戒毒干警队伍建设急需的 8 个国控涉警专业，行政执行（强制隔离戒毒管理方向）便是其中之一。

作为戒毒工作者，如何提高戒毒人员的戒毒效果是当前摆在我们面前亟待解决的重要课题。我们在对戒毒人员进行形势政策、法制道德教育、习艺矫治与康复训练等常规方法的同时，适时对他们进行积极的心理咨询和矫治，努力把德育的规范过程和戒毒人员接受心理健康教育所产生的情感体验整合起来，能收到更好的教育改造效果。强制隔离戒毒在帮助戒毒人员戒除毒瘾回归社会的同时，最重要的还是使他们能够改变生活态度，建立信心和自尊，功能恢复、掌握技能，重新塑造自己，最终适应社会。所以在戒毒人员中开展毒瘾戒治、心理咨询和矫治十分必要，它是消除其偏差人格，纠正其不正确的认知和行为，促进戒毒人员的心理健康，并在此基础上戒断毒瘾的有效途径，旨在引发戒毒人员的思考感悟，让他们既能保持心理健康，提高戒治质量，又能促进他们的心理成长，矫正他们的不良心理和完善其人格，实现标本兼治。

《戒毒人员心理咨询与矫治课程》是行政执行（强制隔离戒毒管理方向）专业的核心课程，其承载了戒毒管理岗位的核心技能。本书所涉及的主要内容有：戒毒人员心理概述、戒毒人员心理测验技术、戒毒人员的心理评估与诊断、戒毒人员心理咨询、戒毒人员心理咨询的会谈技术、戒毒人员心理矫治技术、戒毒人员团体心理辅导、戒毒人员心理健康教育、戒毒人员心理危机干预等。

本书遵循"科学性、知识性、适用性、指导性"原则，内容比较系统全面且实用。每个学习单元前面是理论部分，后面是技能的实训。理论部分前面设有"案例"或"故事"及"思考"，以激发读者的学习兴趣；后面设有"单元小结""问题思考"等。充分体现理实一体、教学练战及学用结合的特点。

全书框架由主编马立骥教授设计、提出编写大纲与目录，并负责组织审阅与统稿，施柳周副教授也审阅了部分书稿。参加编写的同志有浙江警官职业学院的马立骥、胡钟鸣，武汉警官职业学院的施柳周，湖南司法警官职业学院的阳鑫，四川司法警官职业学院的徐玲，广东司法警官职业学院的马洁，吉林司法警官职业学院的张威，宁夏警官职业学院的刘畅，江苏省方强强制隔离戒毒所赵其波等同行。

具体编写分工如下：

学习单元一：马立骥、刘畅；

学习单元二：阳鑫、施柳周；

学习单元三：施柳周、阳鑫；

学习单元四：张威、刘畅；

学习单元五：徐玲、张威；

学习单元六：施柳周、徐玲；

学习单元七：马洁、刘畅；

学习单元八：马立骥、赵其波；

学习单元九：胡钟鸣、马洁。

本书的写作得到了全国司法职业教育教学指导委员会等部门的大力支持、得到了浙江省戒毒管理局多个职能部门的精心指导、得到了各兄弟院校的大力支持，浙江警官职业学院多位领导也对此给予了很多关心和帮助，很多同仁也为本书的写作提出了许多有益的建议，在此一并表示感谢！

作者在编写过程中，参考了大量国内外有关书籍、论文和网络资料，特此向其作者表示诚挚的感谢。

本书是戒毒等相关专业《戒毒人员心理咨询与矫治》的教材，该教材也适用于戒毒场所基层民警从事心理咨询与矫治、教育与管理的指导与培训用书，也可作为警察类高等职业院校戒毒矫治（康复）专业师生的教学参考用书。

由于时间紧迫，水平有限，书中难免存在不足，敬请使用单位和个人及有关专家批评指正！

马立骥

2019 年 3 月写于杭州

目录CONTENTS

学习单元一　戒毒人员心理概述

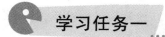

 学习任务一　戒毒人员一般心理及发展规律

【案例】戒毒成功的案例

　　作为一名常年与戒毒人员打交道的人民警察，一名戒毒者成功戒断毒瘾就是对我们工作最好的肯定和鼓舞。此次回访，我们见到了出所 3 年都不曾再沾染毒品的芳芳。交流中我们提出想请她作为成功戒毒的案例，回女所做一次现身宣讲时，她一口应下，并说道："没有你们的帮助，我也不能坚持下去。如果我的事例能够帮助更多的人成功戒毒，我愿意做一辈子这样的好事。"

　　一、20 岁染上毒瘾

　　"真没想到还能再见到你，转眼我都快 40 岁了。"芳芳的一声轻叹，让大家不由自主地陷入了对似水流年的感伤中。不知不觉中，她亦将走入不惑之年。"匆匆那年"已成过往，饱经风霜的眼神里更多的是云淡风轻。

　　仅有小学文化的芳芳，16 岁就跟着母亲收菜卖菜，学习如何做些小本生意，日子过得简单而快乐。18 岁后她便离开家，开始自己一个人打拼，她卖过菜，卖过水果，生意做得有声有色，日子过得红火惬意。然而年轻人的天性就是爱玩，她亦然。经常跟朋友出入酒吧、歌厅、迪吧，喝酒、打牌、唱歌、蹦迪是她的日常消遣。直到有一天，朋友跟她分享了一个"吃了就什么都会有的"的好东西后，她沉迷了，即使知道那是毒品，但好奇心驱使她深陷其中。那一年，她20岁。

自踏入毒品圈子后，芳芳的生活变得一塌糊涂——不再专注于自己的小本生意，怕父母发现自己吸毒不敢回家，有限的积蓄渐渐化作一缕缕白烟渺渺消散，仅靠零散的打工和朋友的资助维持毒瘾。虽然曾经为了爱情，努力让自己摆脱毒瘾，但最终在婚姻破裂后，再次回到原点，直到被强制隔离戒毒。

如花似水的20岁，温润如玉的30岁，她人生中最美的时光就这样稀里糊涂地被"白粉"湮没在岁月的长河里。回想起曾经沉迷毒品的日子，后悔二字都难以弥补过往的遗憾和伤痛。

二、父亲去世时自己还在戒毒

刚到戒毒所，一天到晚都没有精神，魂不守舍的，犯瘾的时候，感觉很难受，但只有生扛，在干警的帮助下，度过了近1个月的生理脱毒期，戒断症状消失了，之后感觉好多了，又经过两个月的心理矫治，感觉自己完全能够不想毒品了。

"在那里几乎与外界隔离。我爸去世的时候，我还在女子戒毒所，家里人都瞒着我，直到后来打电话回家才晓得，我竟然连他最后一面都没有见到。"父亲，就是她心底永远的痛，也是她心底永远无法弥补的愧疚，她瞬间泪如雨下，让我们有点不知所措，又是一场迟到的悔恨和天人永隔的遗憾。

都说父爱如山，不善言辞的父爱更是隐忍而深沉。她的父亲是攀钢的工人，因为工作繁重长期不在家中，母亲一边忙于卖菜维持生计，一边照顾3个孩子。常言百姓爱幺儿，作为家里最小的独女，她无疑也是备受宠爱的，可惜父母文化水平有限，难以给予他们过多的管束和教育，两个哥哥和她都只读完小学，便匆匆融入社会。

当得知她吸毒时，父亲暴跳如雷，既打也骂，甚至连不知情的母亲一起责骂，最后只能暗暗抹泪，劝她戒掉毒瘾，不要误了自己。两年的时间可以发生很多事，她的父亲就在这期间因脑瘤去世，作为最后一个知情人，她的伤痛深入骨髓，没能见父亲最后一面，她愧疚不已，可再多的眼泪也无法挽回逝去的亲情，唯有铭记。谈话间，她接了两个电话，都是她大嫂打的，告诉她已做好饭等她回去，言语间，能感觉到她对大嫂的尊敬和依赖。她说，因为自己吸毒，两个哥哥对她不理不睬，唯有大嫂一直对她关怀备至，照顾周到。大嫂的关爱就如同一束阳光让她备感温暖，唯有坚持戒毒才是对这份不离不弃的爱最好的回报……

（案例来自 http://www.xuexila.com/success/chenggonganli/700859.html，访问时间：2018年3月28日，故事情节稍有改编。）

【思考】

1. 如何判断戒毒人员戒毒成功?
2. 戒毒成功有哪些主要因素?

一、心理学的基本内涵

心理学（Psychology）是研究心理现象的发生、发展和活动规律的一门科学。科学的心理学不仅对心理现象进行描述，更重要的是对心理现象进行说明，以揭示其发生发展的规律。

（一）什么是心理现象

心理是指生物对客观物质世界的主观反映。心理的表现形式叫作心理现象，包括心理过程和心理特性。人的心理活动都有一个发生、发展、消失的过程。人们在活动的时候，通过各种感官认识外部世界事物，通过头脑的活动思考着事物的因果关系，并伴随着喜、怒、哀、惧等情感体验。这折射着一系列心理现象的整个过程就是心理过程。按其性质可分为三个方面，即认识过程、情感过程和意志过程，简称知、情、意。

心理现象人皆有之，它是宇宙中最复杂的现象之一。心理是大脑对客观现实的主观能动反映，意识是心理发展的最高层次，只有人才有意识。简单地说，心理现象又可分为两大类，即心理过程和个性心理。认知、情绪情感和意志是以过程的形式存在的。个性心理也称个性（或称人格），是指一个人区别于他人的，在不同环境中一贯表现出来的，相对稳定的影响人的外象和行为模式的心理特征的总和，包括：需要、动机、能力、气质、性格等。在一定意义上，人格不是独立存在的，而是通过心理过程表现出来的。

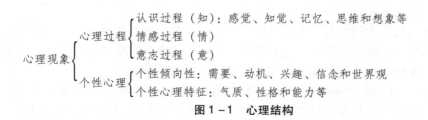

图 1-1 心理结构

（二）心理过程的组成

心理过程主要包括认知、情感以及意志行为过程等。

1. 认知。认知主要包括感觉、知觉、记忆、思维、想象等。

简要地说，感觉是人的感官对直接作用物个别属性的反映，比如物体的颜色、大小、气味等，主要有视觉、听觉、味觉、嗅觉、触觉等。

知觉是对作用于我们感官的事物的各个部分和属性的整体的反映，比如我们是通过看到的颜色和形状、触摸到的感觉、嗅到的气味、吃到的味道等各个方面综合起来知道这是一个苹果、那是一只香蕉等，知觉是比感觉更高层次和更复杂的心理过程。往往感觉、知觉过程很难绝对的分开，有时统称为感知觉。

记忆又是比感觉、知觉更复杂的心理过程，一般认为记忆分为三个过程，即识记、保持、再认与再现（回忆）。

思维则是一种高级的心理过程，是对事物概括的、间接的反映，比如我们研究一个问题、做一道题目等，都是通过积极的思维活动完成的。

想象是在感觉、知觉、记忆、思维的基础上，在头脑中经过加工形成的新事物的形象，比如我们由鸟的飞翔想象出了飞机，由鱼的戏水想象出了轮船、潜艇等，想象是人进行创造性活动的必要因素。

感觉、知觉、记忆、思维、想象又统称为认识过程。其中注意（或说注意力）是认识过程中共有的一种心理特性，我们都知道，只有把注意力指向和集中于某一事物时，我们才能更好地看清它、认识它、记住它，并想出各种办法解决或处理它，这就是注意力的作用。

2. 情绪。人在认识客观事物的过程中，总是要表现出一定的态度和倾向，比如喜、怒、哀、乐、悲、惊与恐等，这就是情绪或者说情感活动过程。有了各种情绪反应必不可少就会有一定相应的行为表现，比如是拥抱还是躲避它。

情绪是身体对行为成功的可能性乃至必然性，在生理反应上的评价和体验，包括喜、怒、忧、思、悲、恐、惊七种。行为在身体动作上表现得越强就说明其情绪越强，如喜会是手舞足蹈、怒会是咬牙切齿、忧会是茶饭不思、悲会是痛心疾首等，都是情绪在身体动作上的反应。情绪是信心这一整体中的一部分，它与信心中的外向认知、外在意识具有协调一致性，是信心在生理上一种暂时的较剧烈的生理评价和体验。

情绪包含四个方面内容：①情绪涉及身体的变化，这些变化是情绪的表达形式；②情绪是行动的准备阶段，这可能跟实际行为相联系；③情绪涉及有意识的体验；④情绪包含了认知的成分，涉及对外界事物的评价。

3. 意志。为了改造客观世界，达到预期的目的，人就要制订计划，采取一定的方法并要努力去克服困难以实施计划，这一心理过程就叫作意志行为过程。

意志，是人自觉地确定目的，并根据目的调节支配自身的行动，克服困难，实现预定目标的心理过程。它是人的意识能动性的集中表现，是人类特有的心理现象。它在人主动地变革现实的行动中表现出来，对行为（包括外部动作和内部心理状态）有发动、坚持和制止、改变等方面的控制调节作用。

（三）个性心理的内容

个性心理有两方面，即个性倾向性与个性特征性。

个性倾向性包含需要、动机、兴趣、爱好、理想、信念、责任心、荣誉感等。

个性特征性主要包括人的能力、气质和性格等。能力（比如智力水平、才能等）是指能成功地完成某种活动所必需的心理特征，是个性心理特征的综合表现；气质是不同类型高级神经活动在人的行为上的表现，也就是指每个人在心理活动、行为方式上所表现出不同的速度、强度、稳定性、灵活性，比如遇事有人反应快，有人反应慢，有人脾气暴躁，有人表现沉稳等；性格则是指一个人对现实的态度以及与之相适应的相对固定、习惯化的行为方式，比如每一个人追求不同，热爱不同，各自采取自己的方式去实现自己的追求等。

正常的心理现象不仅其本身的各方面是相互协调一致的，而且是与环境协调一致的。另外，心理现象的发生、发展受到各种内、外因素的影响，其中后天的因素更重要；一般还认为各种心理现象在青春期或青少年期左右发育成熟，但毕生又都在发展着。

1. 能力。能力是人们表现出来的解决问题可能性的个性心理特征，是完成任务或达到目标的必备条件。能力直接影响活动的效率，是活动顺利完成的最重要的内在因素。

完成任何一项活动都需要人的多种能力的结合。例如，儿童画画，都必须有完整的知觉能力、识记与再现表象的能力、使用线条表现实物的抽象力与想象力、目测长度比例的能力、估计大小或亮度关系的能力、透视能力和灵活自如的运笔能力等。

一个人具有某些突出的能力并能将各种能力结合起来，出色地完成有关的任务，我们就说他有某方面的才能。才能就是各种能力独特的结合。

一个人的能力不可能样样突出，甚至还会有缺陷，但是人可以利用自己的优势发展其他能力来弥补不足，同样也能顺利地完成任务或表现出才能。这种现象叫作能力的补偿作用。例如，盲人缺乏视觉，却能依靠异常发展的触摸觉、听觉、嗅觉及想象力等去行走、辨认币值、识记盲文、写作或弹奏乐曲，有时表现出惊人的才能。

如果一个人的各种能力或主要能力在活动中达到了最完备的发展和结合，能创造性地完成多种或某一领域的活动任务，通常就被称作天才。天才不是天生的，它是人们凭借先天带来的健全的生理条件，通过后天环境、教育的影响，加上主观的努力而发展起来的。

能力和活动联系在一起，只有通过活动才能发展人的能力和了解人的能力。但并不是所有在活动中表现出来的心理特征都是能力。只有那些直接影响活动效率、使活动的任务得以顺利完成的心理特征，才是能力。如活泼、沉静、暴躁、谦虚、骄傲等心理特征，虽然和活动能否顺利进行有一定关系，但在一般情况下，不是直接影响活动的基本条件，因而不能称为能力。节奏感和曲调感对于从事音乐活动是必不可少的；准确地估计比例关系对于从事绘画活动是必不可少的；观察的精细性、记忆的准确性、思维的敏捷性则对于完成许多活动必不可少。缺乏这些心理特征，就会影响有关活动的效率，使这些活动不能顺利进行，因此它们就是保证有关活动得以完成的能力。

能力可分为一般能力和特殊能力。例如，观察力、记忆力、注意力、思维力、想象力等，属于一般能力，适用于广泛的活动范围，与认识和创造活动密切联系，保证人们较容易和有效地掌握并运用知识，即通常说的智力（智力的核心是逻辑思维能力）。节奏感、彩色辨别能力等，属于特殊能力，只在特殊活动领域内发生作用。一般能力和特殊能力有机地联系着。一般能力的发展，为特殊能力的发展创造了有利的条件；在各种活动中发展特殊能力的同时，也会促进一般能力的发展。

各种能力并不简单地并列存在，而是相互联系、相互影响、相互融合，以保证活动的顺利完成。这种在活动中，各种能力在质的方面的结合，被称为才能。

捷普洛夫对音乐才能做了系统的研究。具有音乐才能的人必须具备三方面基本能力：①曲调感，即区别旋律的曲调特点的能力，具体表现在对音调的准确性的感知和对旋律的情绪反应上。②音乐表象，即能随意地反映音高关系和音强关系的听觉能力，具体表现在再现听过的旋律，并能够实现听觉与发声之间的迁移和转换。③节奏感，即感受音乐的节奏的能力，具体表现在对音符之间的时间关系的敏锐感觉和准确的再现能力上。

研究表明，不同的人在同一活动中，各种能力的结合可能是不同的。如音乐成绩同样优秀的学员，有的是某一种基本音乐能力较强，有的则是另一种基本音乐能力较强。这种结合具有独特性。

2. 气质。气质（Temperament），在《辞海》里释为：人的相对稳定的个性特点和风格气度。气质是表现在心理活动的强度、速度、灵活性与指向性等方面的一种稳定的心理特征。人的气质差异是先天形成的，受神经系统活动过程的特性所制约。孩子刚一出生时，最先表现出来的差异就是气质差异，有的孩子爱哭好动，有的孩子平稳安静。

气质是人的天性，无好坏之分。它只给人们的言行涂上某种色彩，但不能决定人的社会价值，也不直接具有社会道德评价含义。一个人的活泼与稳重不能决定他为人处世的方向，任何一种气质类型的人既可以成为品德高尚，有益于社会的人，也可以成为道德败坏、有害于社会的人。

气质不能决定一个人的成就，任何气质的人只要经过自己的努力都能在不同实践领域中取得成就，但也可能成为平庸无为的人。

人的气质可分为四种类型：胆汁质（兴奋型）、多血质（活泼型）、粘液质（安静型）、抑郁质（抑制型）。

胆汁质的人是以情感发生的迅速、强烈、持久，动作的发生也是迅速、强烈、有力为特征的。属于这一类型的人都热情，直爽，精力旺盛，脾气急躁，心境变化剧烈，易动感情，具有外倾性。

多血质的人是以情感发生迅速、微弱、易变，动作发生也迅速、敏捷、易变为特征的。偏于这一类型的人，大都活泼好动，敏感，反应速度快，热情，喜与人交往，注意力易转移，志趣易变，具有外倾性。

粘液质的人是以情感发生缓慢、内蕴、平静，动作迟缓、稳重、易于抑制为特征。偏于这一类型的人大都安静，稳重，反应缓慢，情感不易外露，沉默寡言，善于忍耐，注意力不易转移，具有内倾性。

抑郁质的人是以情感体验深而持久、动作迟缓无力为特征的。属于这一类型的人大都反应迟缓，善于觉察他人不易觉察的秋毫细末，具有内倾性。

气质是人的个性心理特征之一，它是指在人的认识、情感、言语、行动中，心理活动发生时力量的强弱、变化的快慢和均衡程度等稳定的动力特征。主要表现在情绪体验的快慢、强弱、表现的隐显以及动作的灵敏或迟钝方面，因而它为人的全部心理活动表现染上了一层浓厚的色彩。它与日常生活中人们所说的"脾气""性格""性情"等含义相近。

3. 性格。性格是指表现在人对现实的态度和相应的行为方式中的比较稳定的、具有核心意义的个性心理特征，是一种与社会相关最密切的人格特征，在性格中包含有许多社会道德含义。性格表现了人们对现实和周围世界的态度，并表现在他的行为举止中。性格主要体现在对自己、对别人、对事物的态度和所采取的言行上。

性格是一个人在对现实的稳定的态度和习惯了的行为方式中表现出来的人格特征，它表现一个人的品德，受人的价值观、人生观、世界观的影响。这些具有道德评价含义的人格差异，我们称之为性格差异。性格是在后天社会环境中逐渐形成的，是人的核心的人格差异。性格有好坏之分，能最直接地反映出一个人的道德风貌。

心理学家们曾经以各自的标准和原则，对性格类型进行了分类，下面是几种有代表性的观点：

（1）从心理机能上划分，性格可分为理智型、情感型和意志型。

（2）从心理活动倾向性上划分，性格可分为内倾型和外倾型。

（3）从个体独立性上划分，性格分为独立型、顺从型、反抗型。

（4）斯普兰格根据人们不同的价值观，把人的性格分为理论型、经济型、权力型、社会型、审美型、宗教型。

（5）海伦·帕玛根据人们不同的核心价值观和注意力焦点及行为习惯的不同，把人的性格分为九种，称为九型性格，包括：1号完美型、2号助人型、3号成就型、4号艺术型、5号理智型、6号疑惑型、7号活跃型、8号领袖型、9号和平型。

（6）按人的行为方式，即人的言行和情感的表现方式可分为 A 型性格、B 型性格、C 型性格和 D 型性格。

气质与性格的差别：气质没有好坏之分，且是先天的，与生俱来的，不易改变的。性格是后天形成的，较易改变。某种气质的人更容易形成某种性格，性格可以在一定程度上掩饰、改变气质。气质的可塑性小，性格的可塑性大。

二、戒毒人员的心理特征

戒毒人员的心理及发展规律首先是遵循人类的一般心理及发展规律，由于毒品及相关因素的影响，他们的心理也表现出一定的变化。

吸毒者第一次试毒往往是出于某种动机。但是无论出于何种动机吸毒，他们都有一个共同点，就是有某种人格缺陷。如：轻信、盲从、逆反心理，高度敏感，当遇到挫折和失败时便产生过分沮丧、失意和忧伤等不良情绪，无法以良好的心理方法来缓解自己的焦虑、紧张情绪，他们特别容易感受吗啡类物质的欣快作用，并利用这种欣快来麻醉自己，帮助自己暂时摆脱应激状态下产生的失衡心理。这种人格缺陷，构成他们吸毒的心理原因。然而，吸毒之后，毒品的更大危害在于它摧残人的精神，销蚀人的灵魂。导致其有缺陷的人格进一步恶变，形成变态人格。

在具体描述心理特征之前，我们有必要先厘清"涉毒人员""吸毒人员"与"戒毒人员"各自的概念。

"涉毒人员"指参与涉及毒品的犯罪人员。毒品犯罪包括以下九种：①走私、贩卖、运输、制造毒品罪；②非法持有毒品罪；③包庇毒品犯罪分子罪；窝藏、转移、隐瞒毒品、毒赃罪；④非法生产、买卖、运输制毒物品、走私制毒物品罪；⑤非法种植毒品原植物罪；⑥非法买卖、运输、携带、持有毒品原植物种子、幼苗罪；⑦引诱、教唆、欺骗他人吸毒罪；强迫他人吸毒罪；⑧留容他人吸毒罪；⑨非法提供麻醉药品、精神药品罪。

"吸毒人员"是指吸食或使用毒品的人。吸毒成瘾人员应当进行戒毒治疗。吸毒成瘾的认定办法，由国务院卫生行政部门、药品监督管理部门、公安部门规定。国家采取各种措施帮助吸毒人员戒除毒瘾，教育和挽救吸毒人员。

"对吸毒成瘾人员，公安机关可以责令其接受社区戒毒，同时通知吸毒人员户籍所在地或者现居住地的城市街道办事处、乡镇人民政府。社区戒毒的期限为三年。"

"戒毒人员"一般是指在户籍所在地或者在现居住地接受社区戒毒的人员，实际上包括进入强制隔离戒毒场所戒毒的人员。强制隔离戒毒的期限为二年。

《中华人民共和国禁毒法》规定，吸毒成瘾人员有下列情形之一的，由县级以上人民政府公安机关作出强制隔离戒毒的决定：①拒绝接受社区戒毒的；②在社区戒毒期间吸食、注射毒品的；③严重违反社区戒毒协议的；④经社区戒毒、强制隔离戒毒后再次吸食、注射毒品的。对于吸毒成瘾严重，通过社区戒毒难以戒除毒瘾的人员，公安机关可以直接作出强制隔离戒毒的决定。吸毒成瘾人员自愿接受强制隔离戒毒的，经公安机关同意，可以进入强制隔离戒毒场所戒毒。

2011 年 6 月 22 日中华人民共和国国务院令第 597 号《戒毒条例》第 9 条规定：国家鼓励吸毒成瘾人员自行戒除毒瘾。吸毒人员可以自行到戒毒医疗机构接受戒毒治疗。对自愿接受戒毒治疗的吸毒人员，公安机关对其原吸毒行为不予处罚。

下面我们探讨的戒毒人员主要指"强制隔离戒毒人员"。

（一）戒毒人员的心理状态

纵观戒毒人员吸毒、戒毒、复吸的过程，不难看出戒毒人员普遍存在两方面特征。

1. 心理依赖性顽固。戒毒人员对于毒品的依赖包括生理依赖和心理依赖。生理依赖可以在短时间内得以解决。但是，戒毒人员受内心深处的心理依赖的驱使，又会在生理上产生焦虑不安甚至痛苦、冲动等感觉，这种症状即所谓的"心瘾"。心瘾实际上除吸毒对大脑的损害外，应是某种程度的心理变态，而且是一种慢性的病态，也是戒毒人员难以摆脱毒品的主要原因之一。导致吸毒人员产生心理依赖的原因是多方面的。而心理学"习得理论"认为：人或动物的心理与行为可通过经常学习而获得。从学习出发，经过一系列的强化，使学习所得的行为固定，构成不同模式的新行为。吸毒人员正是通过这种习得的觅药行为，不断得到毒品"闪电"般的缓解戒断症状效应和欣快感，以及偶然或有意中断吸毒所产生的戒断症状的痛苦体验和药物强烈渴求感等构成正性或负性的强化因素。日积月累，不断作正负强化，终使毒品依赖成为"牢不可破"的行为模式，致使吸毒人员无法用意志摆脱这种心瘾。

戒毒人员入所后，通过一段时间的生理脱瘾及康复治疗，其急性戒断症状或迁延性症状会逐渐减轻甚至基本消失，从而在生理上控制了毒瘾，心理上也获得某种程度的恢复。但由于吸食毒品能够给人带来莫名的快感，情感体验非常深刻。虽然他们在特定的环境中难以获得毒品，但一些特定因素可以唤起他们吸食毒品的情感记忆。

2. 人格扭曲。毒品对于人的心理具有巨大的破坏作用，在吸毒成瘾期间，吸毒人员为满足毒瘾需要不断地增加毒品的摄入量和次数，毒品副作用对于生理、心理的影响也随之而加剧，以致出现一些典型的症状。在心理结构方面，毒品导致戒毒人员产生一系列失调、紊乱和变异现象，大多数吸毒者的兴趣感、注意力、记忆力发生变化，精神处于高度或明显的紧张、恐惧、焦虑、烦躁、孤独、空虚状态，思维混乱，疑心重，易发怒，敌对性和攻击性增强；在行为方面，导致能力和效率严重下降，甚至无法坚持进行正常的学习和工作。

研究发现，毒品使戒毒人员的人格发生了深刻的变化，严重影响其思维、情绪和行为，对于吸毒的意志力、注意力、记忆力、耐受力、持久力等都具有明显的改变，对毒品的依赖性使戒毒人员丧失了原有的兴趣、责任感、羞耻感等。具体表现为反社会性、情绪不稳定、易冲动、缺乏有效的防御机制、追求立即的满足、伦理道德扭曲等。也有少数戒毒人员有精神抑郁、自卑感、无能感、性心理和性行为异常、喜好刺激、逃避现实、自恋等病态心理特征。因此戒毒人员的一个突出特点就是精神系统出现了障碍或变异。在相当多的西方国家，吸毒者首先被视为精神障碍者，从这一角度说，戒毒人员既给社会造成了危害，同时又是毒品的受害者；既是一个应当对自己的行为负责的违法者，也是一个需要社会的帮助、治疗和康复的患者。

据戒毒研究相关理论证明，大部分戒毒人员在吸毒前就已经存在一定的人格缺陷与人格障碍，表现为非积极进取、缺乏激情、缺乏社会交往和逃避现实。吸毒后，又因社会、家庭对吸毒人员负面评价的影响，在社会生活各方面面临巨大的阻力，进而引发和加剧吸毒人员的情绪、人格等方面的不良状况，刺激他们对毒品的渴求，并借助毒品麻醉自己以暂时摆脱眼前的困境。当他们承受社会、家庭及周围环境的负性评价累积到一定程度时，其情绪、性格就有可能从无奈、自卑、逃避、封闭的心理转化为对社会的不满、仇视、报复等心理，逐渐发展成为反社会型人格障碍。吸毒人员被强制隔离戒毒后，他们遇事通常缺乏理智，易走极端，很难接受民警的教育和管理，有时表面服从而内心拒绝，有时甚至公开的抵制与强烈的违抗。

戒毒人员在所内戒毒期间，心理活动复杂多变，心理矛盾和冲突强烈。实践中常出现初次吸毒人员因为戒断了生理上的毒瘾而对前途暂时充满了信心，而一旦受到"毒瘾易除，心瘾难戒""一朝吸毒，十年戒毒，终生想毒"等论点的影响，联想因吸毒而多次被戒治，又很快陷入了沮丧、失望之中。正是因为戒毒人员缺乏正确的认知方式及良好的心理素质，使得他们不能进行自我调控，对挫折和困难没有足够的心理和能力准备，从而面对戒毒期间的新情况、新问题，感到无能，以致进一步加深了心理失衡及心理变异。

（二）心理过程的变化

1. 认识方面。吸毒使吸毒者看问题有一种特殊的病态选择，只愿看到对自己有利的情况，认识问题的主观色彩浓厚，从而形成错误的是非道德观念。

2. 情感方面。吸毒使吸毒者在忧虑、焦虑、敌意、恐怖、偏执等方面的指数都显著高于正常人。根据有关资料显示，吸毒者大都以低稳定性和高度紧张的情绪焦虑型为主。

3. 意志方面。吸毒使吸毒者的意志特征呈现两极性：一方面，他们在为寻找毒品而进行的各种违法犯罪活动往往是积极的、顽固的，甚至是偏执的。另一方面，在戒除毒瘾时，其意志活动却极为薄弱、坚持性差、控制和支配自己行为的抑制能力差，甚至是带有病理性的意志缺乏。

4. 个性方面。表现在：自控力差、易受诱惑和暗示、回避矛盾、逃避现实、较被动、多依赖、贪图享受丧失事业心和责任感，生活中缺少符合现实的目标，只注意内心的迫切需要而不顾客观实际，对挫折的容忍力降低，经不起失败的打击和别人的批评，不能适当地用积极的心理去战胜挫折和烦恼，性格变得更加脆弱。

人格变化的结果是：他们不能真实地面对自我，往往以一个非自我的人格活在世界上，并由此而引发吸毒的矛盾行为。

学习任务二　戒毒人员成瘾心理

戒毒人员一般是指在户籍所在地或者在现居住地接受社区戒毒的人员，实际上包括进入强制隔离戒毒场所、医院及民间机构等的戒毒人员。

2008 年实施的《中华人民共和国禁毒法》第 33 条第 2 款规定，"戒毒人员应当在户籍所在地接受社区戒毒；在户籍所在地以外的现居住地有固定住所的，可以在现居住地接受社区戒毒"。第 34 条规定，"城市街道办事处、乡镇人民政府负责社区戒毒工作。城市街道办事处、乡镇人民政府可以指定有关基层组织，根据戒毒人员本人和家庭情况，与戒毒人员签订社区戒毒协议，落实有针对性的社区戒毒措施。公安机关和司法行政、卫生行政、民政等部门应当对社区戒毒工作提供指导和协助。城市街道办事处、乡镇人民政府，以及县级人民政府劳动行政部门对无职业且缺乏就业能力的戒毒人员，应当提供必要的职业技能培训、就业指导和就业援助"。第 35 条规定，"接受社区戒毒的戒毒人员应当遵守法律、法规，自觉履行社区戒毒协议，并根据公安机关的要求，定期接受检测。对违反社区戒毒协议的戒毒人员，参与社区戒毒的工作人员应当进行批评、教育；对严重违反社区戒毒协议或者在社区戒毒期间又吸食、注射毒品的，应当及时向公安机关报告"。

一、"成瘾心理"的概念

毒品"成瘾心理"是药物滥用导致的戒毒人员特有的心理依赖，它是指吸毒人员即使在消除了毒品的生理戒断反应后，大脑中仍然不可控制地产生欣快感，从而对毒品形成强烈的心理渴求。毒品的戒断，不仅是一个复杂的生理过程，更是一个艰巨的心理治疗过程。说明了为什么吸毒者经过戒毒治疗，虽然体内毒素已经清除干净，但一遇到特殊环境刺激，很可能会再次吸食毒品。毒品的"成瘾心理"才是吸毒人员再次吸食毒品的真正原因。

（一）心瘾的神经生理机制理论

人类的大脑拥有引导人的行为指向特定事物的神经刺激系统。比如，正常情况下，人类为了生存就要激活获取食物、水、空气等相关的神经通路。这些神经通路成为大脑的边缘多巴胺通路（也称奖赏中枢）。毒品的摄入人为地激活了该通路，大大增强了多巴胺的分泌量，强烈地刺激、促进、强化吸毒人员吸食毒品的动机。当吸毒人员处于毒品戒断状态时，便会产生负性情绪，比如焦虑、易怒或悲伤等心理特征，这是成瘾行为的情绪外显，不仅影响着戒毒人员自己的心理状态，也影响了周边人的情绪，这样恶性循环，从而产生毒品"心瘾"。

（二）心瘾的社会环境机制理论

相关报告表明，越战中70%的美军服用精神药品或毒品，如鸦片、大麻、海洛因等。当时美国国内担心这些士兵回国后会生产严重的社会问题，出乎意料的是，只有7%的士兵存在毒品复吸的问题，这个比例远远低于美国任何一个时期特定人群的毒品复吸率。这一研究结果证明，毒品的"心瘾"确实具有社会环境特征。

家庭因素也是社会环境所关注的一个方面。一些问题家庭导致的未成年人吸食毒品成为一个严重的社会问题，问题家庭模式包括：不良的亲子关系、父母婚姻破裂、父母存在酗酒赌博行为等。这些家庭成长的孩子人格具有冲动、内向、孤僻、偏激和反社会行为特征，而这些是吸毒人员的一个重要共性，这些孩子存在走上吸毒道路的概率更大。

（三）心瘾的其他机制理论

产生毒品心瘾的机制除了神经生理机制理论和社会环境机制理论外，还有很多机制理论，如注意偏向模型理论、自动行动图式理论、对立过程理论，最有名的当属遗传学理论。

毒品心瘾的遗传学理论从生物医学的角度出发，认为毒品成瘾的原因蕴含着遗传的密码。关于遗传因素对成瘾行为影响，最有说服力的证据来自对酒精滥用和依赖的研究，家庭研究表明酗酒的亲属的数量和家庭酗酒问题严重程度的增加都会提高酗酒的风险比率。当然，遗传因素对毒品产生心瘾到底起多大程度的影响仍不清楚。不过研究发现，同卵双生子在不同家庭与社会背景养育情况下，在一些特质上的一致性仍然很高，这就从某种意义上证明了遗传因素在起作用。当然，即使一致性很高而且其他因素也得到很好的控制，仍然不能确定到底是哪一条染色体或哪个基因真正控制着产生毒品心瘾这一过程。

需要强调的是，任何一名吸毒人员产生"成瘾心理"都是由多种因素互相作用导致的结果。这些因素可能存在主次关系，先后关系，但它们之间既互相配合又单独运用，共同使吸毒人员对毒品产生"心瘾"。

二、毒品"心瘾"的运作机制

通过对戒毒人员的心理分析，"成瘾心理"的产生是一种潜意识层面存在的病理性条件反射。目前国内外对这方面的病理研究还不是很多，综合各方面资料，吸毒产生的"心瘾"动作分为四个阶段：建立、唤醒、冲动与吸食。

第一阶段：建立。"心瘾"是"毒瘾"的延续结果，是在长期吸毒—戒毒—复吸的过程中，逐步发展成的生活习惯、生活理念、人格、行为的异常改变。如消极的人生观、丧失责任感、人格分裂、性情易燥、逆反行为等。"心瘾"建立是一个比较缓慢的过程，这个过程反复加深、巩固，深深"植入"人的潜意识。

第二阶段：唤醒。无论吸毒人员身体上是否处于脱毒状态、思想上对毒品的认知是否深刻、主观上是否有戒毒的决心，都会因为受到各种外来因素的影响，如工作不顺、人际矛盾、甚至无聊而唤醒其潜意识里对毒品的渴求。"心瘾"唤醒表现为两个方面：其一，表现为情绪低落或焦虑不安；其二，表现在负性事件不自觉地放大，从而进一步影响情绪。"心瘾"唤醒是一种生理过程更是一种心理现象。

第三阶段：冲动。"心瘾"现象发展到后期会进一步表现为一种矛盾心理，即对毒品危害的认识与毒瘾不自觉满足之间的冲突。研究发现，戒毒人员产生欣快感的兴奋情绪，是一种动物本能的冲动，会促使吸毒人员想尽一切方法去寻找毒品，以满足毒品对身体快感的渴望，最终会突破吸毒者仅有的一点理智，最终作出复吸行为。这种冲动行为不单是对刺激的简单局部反应，而且是按照毒品心瘾"预定程序"有计划地进行的一系列复杂的过程。

第四阶段：吸食。在经历"戒"与"吸"的思想斗争后，吸毒人员最终失控于自己的理智，实施吸毒的行为。相对于前三个阶段，吸食阶段思想斗争与拒毒意志力最为薄弱：吸食前已经放弃了抵抗，开始实施；吸食后更是毫无抵抗而言，完全暴露在毒品的控制之下，直到从本次毒品生理反应结束后才能重新进入"戒"与"吸"的思想斗争中。

心瘾运作的四个阶段是一个持续循环并不断深化的过程，每一次发作都会强化"心瘾"的症状程度，更加巩固潜意识里"戒断—心瘾发作—复吸"的条件反射。吸毒人员因此会陷入很深的自责状态，从而产生一系列戒毒相关的心理问题。

 学习任务三　　戒毒人员的戒毒表现

如果吸毒人员未进行过行为戒毒，他便一直处于"吸食毒品—欣快—成瘾加重—增加吸食量"恶性循环中；当其无论主观上是否愿意，只要其在现实层面不能得到毒品，不再有吸食毒品行为发生，其心理上必然会发生一系列的变化。

一、戒毒人员的一般表现

（一）生理方面症状

1. 疼痛症状。戒毒人员在使用阿片类药物的时候，任何疼痛都表现得不明显，当停止使用阿片类药物后，疼痛症状显得格外明显，而此时机体的抗疼痛神经系统功能尚没有恢复。临床上表现比较多的疼痛症状为骨痛、四肢关节疼痛、腰痛、浑身肌肉疼痛、头痛等。

2. 呼吸系统症状。吸食海洛因、冰毒等物质对呼吸系统造成直接性的刺激，使患者出现咳嗽、支气管炎等症状。临床常见症状有胸闷气短、呼吸困难、支气管哮喘、咳嗽痰多等，还会引起慢性咽炎、鼻炎和鼻窦炎。戒毒人员普遍体质虚弱，易并发呼吸道感染，肺结核病的发病率较高。

3. 心血管系统症状。长期滥用毒品，可造成心肌缺血、心肌梗死、心肌炎、感染性心内膜炎、高血压、心律失常以及猝死等。有资料显示戒毒人员窦性心律不齐、心动过速或过缓等心律失常现象较多见。长期注射毒品会导致静脉硬化、血液微循环障碍、静脉炎、静脉栓塞、皮肤感染等。

4. 消化系统症状。海洛因一个突出的药理作用是使胃肠道蠕动减慢，排空时间延长，饥饿感下降，饮食减少，导致营养缺乏和严重的便秘；常出现肝功能异常，转氨酶升高；常见的消化道症状有食欲下降、厌食、恶心、呕吐、便秘、腹胀、腹痛和腹泻等。

5. 神经系统并发症。神经系统常见并发症有癫痫、惊厥、震颤、麻痹、周围神经炎、肌功能障碍、睡眠障碍、精神障碍等。

6. 性病、传染病高发。戒毒人员中注射毒品的比例居高不下，如共用注射针头常导致血液传播疾病如艾滋病、病毒性肝炎等，也可导致多种性病如淋病、梅毒等。

（二）心理方面表现

吸毒者有明显的人格特征：如反社会性、情绪控制较差、易冲动、缺乏有效的防御机制、追求即刻满足。其中，低自尊最为突出，他们常常感到自己不被接纳，吸毒的动机源自他们提高自尊的需要及避免自我贬损的态度，他们往往抱着"今朝有酒今朝醉"的生活态度。

吸毒成瘾后，吸毒者的身心健康会受到长期而严重的损害。阿片类药物（主要指海洛因）依赖者在戒除了生理上的毒瘾后，继之出现的慢性稽延性戒断症状，其持续时间长，尤其是睡眠障碍和焦虑情绪可达数年。苯丙胺类药物（如冰毒、摇头丸等）滥用者可导致脑神经受损，长期滥用者易引起精神活动异常，可发生继发性精神分裂症。

戒毒人员心理方面表现因吸食毒品不同、所处阶段不同等而各异，详见后面内容。

（三）行为方面表现

戒毒人员一个显著的行为特征就是虚伪欺诈。一方面，吸毒是违法行为，需要隐瞒，用非法手段弄钱购买毒品的行为需要隐瞒，对家庭需要隐瞒，对外界也需要隐瞒，因此，戒毒人员形成说谎的行为特征。另一方面，由于戒毒人员存在矛盾心理，情绪不稳定，会影响其外在行为表现，如对管教民警不满，常提出各种无理要求，得不到满足则发脾气甚至出现冲动、攻击、伤人行为，更严重者可能出现自伤、自残，甚至自杀行为。

二、不同阶段戒毒人员心理特点

（一）入所初期戒毒人员的心理特点

入所初期戒毒人员恐惧、焦虑感强烈，尤其在初次戒毒中常见，大部分戒毒人员出现戒断症状。

戒断症状表现有：①阿片类戒断症状主要有：流鼻涕、流涎、流泪、打哈欠等，还有瞳孔散大、出汗、骨痛、四肢关节疼痛、腹痛、腹泻、头晕、头痛、心动过速、发热、失眠、焦虑、烦躁、恐惧、紧张等，严重时出现血压下降、虚脱和休克等；②大麻吸毒者的戒断症状包括：震颤、出汗、恶心、呕吐、腹泻、烦躁、厌食和睡眠障碍等，红眼睛是大麻吸毒者的典型体征；③苯丙胺类（冰毒、摇头丸）吸毒者的戒断症状主要是：易疲劳、倦怠，先兴奋过度，再表现抑郁，明显的睡眠障碍、多梦和激动不安，以及幻觉和妄想等；④可卡因吸毒者的戒断症状不明显，主要表现为兴奋状态，而且心理依赖性比较严重。

（二）入所中期戒毒人员的心理特点

通过入所初期的适应性阶段，大部分戒毒人员心理状况基本保持稳定，但常伴有迷茫感、空虚感、无望感，对自己的人生不知所措；有的抱有混日子的想法；有的真心悔过，决心戒毒过正常人的生活。

（三）入所后期戒毒人员的心理特点

在入所后期，戒毒人员开始思考重返社会的计划，但又担心自己在社会上抵制不住毒品的诱惑，常伴有焦虑感，并出现回归社会前的各种心理冲突，如欣喜与忧虑的冲突、自卑和自尊的冲突、重新做人与重操旧业的冲突等，身边复吸的事例又让他们感到无希望，社会安全感缺失；也有极少数人感觉戒毒太苦，出去了就应该"享受"了。

三、特殊类型戒毒人员心理特点

（一）未成年戒毒人员的心理特点

未成年戒毒人员中，问题少年居多，他们有些人缺乏家庭管教、学校教育，难以接受权威者（父母或老师等）对自己的要求和期许，无法在权威与自我价值中协调，过于强调自我价值的实现；对毒品种类、危害、特点等认识不足，甚至一无所知，对于国家关于毒品问题的政策、法规不了解，缺乏法制观念；自我连续感差，对过去、现在、未来缺乏清晰的判断，没有明确的人生规划，遇到挫折时希望时间能够倒回或停滞不前，回忆过去，对未来缺乏信心。

（二）老年戒毒人员的心理特点

老年戒毒人员麻痹思想较为严重，多数认为自己吸毒到这个年龄还没有死亡，是因为白粉只是比较容易成瘾，而毒害并不严重，对毒品毫无抵抗力。他们对自己的身体、日常生活比较关心，好要面子，认为自己年纪大了，民警、同戒者应该多照顾自己，一旦有小病就十分紧张，尤其对饮食比较在意，而对于其他方面的关注就较少，对家庭、亲情逐渐冷漠；改造中甘于沉寂，劳动态度较好，较为沉稳，少出现违纪行为。

（三）女性戒毒人员的心理特点

许多女性吸毒者具有被动性的特点，女性吸毒更多的是受他人的影响而吸毒。女性戒毒人员情绪稳定性普遍较低，高度敏感、多疑、内心脆弱、适应环境的能力相对较差；对事物的理解不够深入，分析问题、辨别真伪的能力较弱，思维刻板，不灵活，比较感性，看事物容易绝对化；部分女性戒毒人员由于安全感、爱和归属以及自尊的长期缺失，心理处于失衡状态。

（四）初次戒毒人员的心理特点

受戒者初进戒毒场所，多数伴有恐惧感，抑郁寡言，精神涣散，对民警的耐心劝说不予理睬，甚至对生活失去了信心；思想仍然沉浸在吸食毒品的享乐中，虽然有戒毒意愿，但仍然坚持自己错误的享乐观；因环境突然发生了改变和个人行为受到了限制，而难于接受较为严格的戒治管理，引起焦虑不安。

（五）多次进所戒毒人员的心理特点

因目前戒断率不太理想，多次进所戒毒人员也较多，他们思维存在不合理性，容易产生刻板印象、以偏概全、消极关注、归因错误等问题；情感淡漠，家庭、亲属、朋友等对于他的意义已经不再那么深刻，多是希望向家庭、亲属、朋友要钱而表达一些情感，实际则用于场所内的购物、就餐享受，多不顾家庭负担、亲属及朋友关系，一旦家庭、亲属、朋友等无力帮助，则给以埋怨、牢骚甚至仇恨；意志薄弱，由于多次戒毒失败，产生习得性无助；不以解除毒瘾为目的，而多以想方设法熬过两年为目的，一旦遇到困境、挫折，就没有根本性的动力。

（六）艾滋病戒毒人员的心理特点

艾滋病戒毒人员有许多恐惧，最为多见的是害怕死亡，特别是害怕在孤独和痛苦中死去，恐惧的原因是见过爱人、朋友或者同事因病或因艾滋病而死亡；有较强的失落感，他们在生活、志向、社会地位、经济收入稳定性以及独立性等方面均有失落感，艾滋病戒毒人员最常见的失落感是感到失去了信任，其中包括担心前途，由于他人的消极行为而担忧家人的社会地位等方面受到影响；对已经发生或预计将发生的损失深感不幸，他们对关系密切的家庭成员、爱人和朋友施加于他们的影响也感到不幸；常会激起可能会传染给他人或对自己可能会导致传染的行为感到内疚，还会对感染 HIV 可能引起爱人和家庭特别是子女的悲痛而内疚；他们以否认的态度来对待他们已经发生感染的消息，有些人最初的否认态度可能以消极的方式来处理得知诊断结果后的震惊。然而，如果坚持这一态度，这样的人就会拒绝民警的管教。

焦虑情绪严重。焦虑是艾滋病戒毒人员生活中的常见现象，这与感染 HIV 有关；有的艾滋病戒毒人员认为他们不幸被感染而表现出愤怒情绪，他们常常会感到不被重视或没有受到很好的管理，有时对发生 HIV 感染以自我责备的方式向内发泄，或以自杀、自伤、自残的行为方式发泄；有较高的自杀倾向性，自杀被看成逃避痛苦或减少家人的羞耻感和不幸的一种方式，或以报复心理伤害同戒者、民警；此外，他们的疑病症状和强迫症状也较明显。

总之，戒毒人员的心理特点很丰富也很复杂，需要具体情况具体分析。不同类型戒毒人员其心理会表现不一，每个人的性格特质不一样，就是同一个人在不同时期或处于不同环境中，也会有不同的表现，这就需要我们审时度势、综合判断，准确把握。

【单元小结】

　　1. 心理学是研究心理现象的发生、发展和活动规律的一门科学。科学的心理学不仅对心理现象进行描述，更重要的是对心理现象进行说明，以揭示其发生发展的规律。

　　戒毒人员的心理表现复杂，他由一个正常的普通人，因各种原因吸毒，而成为吸毒人员，又因为被公安机关抓获送戒毒机构成为戒毒人员，继而产生了戒毒心理。

　　2. 戒毒人员的身份随主要活动处所的变化发生改变，戒毒人员一般是指在户籍所在地或者在现居住地接受社区戒毒的人员，实际上包括进入强制隔离戒毒场所戒毒的人员等。戒毒人员的身份不同，其心理也各异。

　　毒品"成瘾心理"是药物滥用导致的戒毒人员特有的心理依赖，它是指吸毒人员即使在消除了毒品的生理戒断反应后，大脑中仍然不可控制地产生欣快感，从而对毒品形成强烈的心理渴求。毒品的戒断，不仅是一个复杂的生理过程，更是一个艰巨的心理治疗过程。这说明了为什么吸毒者经过戒毒治疗，虽然体内毒素已经清除干净，但一遇到特殊环境刺激，很可能会再次吸食毒品。毒品的"成瘾心理"才是吸毒人员再次吸食毒品的真正原因。

　　3. 戒毒人员的心理还随其所处的阶段不同而表现不同。如入所初期、中期及出所前，戒毒人员的心理特点会有不同的表现。

　　另外，特殊类型戒毒人员心理特点也是我们应该积极关注的，如未成年戒毒人员、老年戒毒人员、女性戒毒人员、初次戒毒人员、多次进所戒毒人员、患有严重疾病（如艾滋病等）戒毒人员等。

【问题思考】

　　1. 戒毒人员的心理特征有哪些？
　　2. 戒毒人员的戒毒表现有哪些？
　　3. 特殊类型戒毒人员心理特点有哪些？

实训项目

项目一　查阅"戒毒人员心理"有关资料，撰写报告

一、任务描述

戒毒人员的心理及发展规律首先是遵循人类的一般心理及发展规律，由于毒品及相关因素的影响，他们的心理与行为也表现出一定的变化。

通过查阅"戒毒人员心理"的有关资料，然后按照教材内容要求对资料进行整理，来了解毒品对人心理与行为的影响及危害，为以后学习咨询与矫治打下一定基础。

二、内容要求（字数不少于 1000 字）

主要包括：

（一）心理方面特征

吸毒者有明显的人格特征：如反社会性、情绪控制较差、易冲动、缺乏有效的防御机制、追求即刻满足。其中，低自尊最为突出，他们常常感到自己不被接纳，吸毒的动机源自他们提高自尊的需要及避免自我贬损的态度，他们往往抱着"今朝有酒今朝醉"的生活态度。

1. 认知方面。

2. 情绪方面。

3. 意志方面。

4. 人格特征方面。

（二）行为方面特征

三、基础铺垫

（一）心理咨询与矫治的前提是认识其心理

心理指导行为，行为是心理的外在表现。

（二）戒毒人员心理的主要成分

1. 开始部分。首先对毒品及吸食总体情况或戒毒人员心理进行总体或概念性的描述。

2. 正文部分。心理方面特征包括心理过程与个性心理，主要是知、情、意及人格方面的内容。

3. 结尾部分。最后对全文有个简单的总结，或引发些思考与启示等。

四、学生实训

学生可以通过网络、期刊、专业书籍、戒毒所有关戒毒人员的材料进行收集整理，可以按照戒毒人员心理的主要成分及结构，撰写戒毒人员心理资料查阅报告。

五、任务评估

按照戒毒人员心理的主要成分及结构，从开始、正文及结尾三个方面，重点描述戒毒人员的知、情、意及人格方面的表现情况。

学习单元二　戒毒人员心理测验技术

学习目标

知识目标：了解心理测验的基本概念和性质，熟悉常用的戒毒人员心理测验工具，掌握戒毒人员心理测验的施测技术、结果分析和报告撰写等。

技能目标：能针对戒毒人员的具体心理状况选择合适的测验工具，能组织戒毒人员开展心理健康测验、人格测验、智力测验，能够撰写规范的戒毒人员心理测验报告，建立健全戒毒人员的心理档案。

态度目标：培养科学的心理测验观，养成认真、细致地对待心理测验的品质。

重点提示

心理健康测验　人格测验　智力测验　心理测验报告　心理档案

【拓展阅读】高尔顿的测量小故事

在弗朗西斯·高尔顿（Francis Galton，1822.02.16～1911.01.17）的人类测量实验室里，高尔顿要求受测者先想象一件确定的事情，如早餐的情境，然后让受测者尽量注意自己的"心视"画面，同时回答关于画面的一系列问题，如食物的色彩、明亮度、清晰度等，并要求按其强度进行记分。结果发现受测者的意象有很大的个体差异。有的人以肌肉运动觉意象为主，有的人以听觉意象为主，有的人以视觉意象为主。

【思考】

1. 什么是心理测验？

2. 为什么要给戒毒人员实施心理测验？

3. 如何实施心理测验？

学习任务一　心理测验概述

> 如果人与人之间存在着重大的不同，很显然，我们应该测量并记录这些差异。
>
> ——弗朗西斯·高尔顿（Francis Galton，1859）

一、心理测验的定义

心理测验，即心理测量，是依据心理学理论，使用一定的操作程序，通过观察人的少数有代表性的行为，对于贯穿在人的全部行为活动中的心理特点做出推论和数量化分析的一种科学手段。心理测验实质上是行为样本的客观的和标准化的测量（A. Anastasi）。有时心理测验也被定义为心理测量的工具。

心理测验是一种标准化的测验。心理测验的标准化体现在：①测验内容的标准化。对所有接受测验的个人实施相同的或等值的测验内容。②施测条件的标准化。所有接受测量的个人必须在相同的施测条件下接受测验。③评分规则的标准化。所制定的评分规则要足以使不同的评分人的评分结果保持最大程度的一致。④测验常模的标准化。所有受测者的测验分数要和同一组常模作比较来给出解释。

二、心理测验的性质

人们往往将心理测验与物理测量等同起来，对心理测验产生种种误解。然而，人的心理现象比物理现象更加复杂，测量起来也更困难。心理测验具有其独特的性质。

1. 间接性。心理测验的对象是人的心理特质，心理特质的内隐性决定了我们无法直接测量，而是通过测量个人经常性的外显行为来推断其内在心理特质。因而心理测验只是一种间接测量，具有间接性。

2. 相对性。心理测验分数是与所在团体的大多数人的行为或某种人为确定的标准相比较的，没有绝对的标准，也没有绝对零点，有的只是一个连续的行为序列，所有的心理测验都是看每个人处在这个序列的什么位置上，一个人是内向还是外向、智商高还是低都是跟群体比较的结果，因而结论具有相对性。

3. 客观性。心理测验工具的编制是一种高度专门化的系统工作，由相关领域的专家编制，经过长期的试用、修订、完善而逐渐形成的标准化测验。测验的刺激是客观的，对反应的量化是客观的，对结果的推论也是客观的，因而心理测验具有科学性和客观性。

三、心理测验的基本要素

（一）测验功能及目的

心理测验种类较多，据统计，仅以英文发表的测验就已达 5000 余种，常用的各种心理测验有近 1800 种。施测者在选择心理测验工具的时候要了解每一个测验的特殊用途和适用范围，不能盲目选择，否则会造成测验使用不得当。

智力测验的功能是测量人的一般智力水平。斯坦福－比内智力量表、韦克斯勒成人智力量表等，都是现代常用的著名智力测验工具。特殊能力测验偏重测量个人在音乐、绘画、机械等方面的特殊潜在能力，多为升学、职业指导以及一些特殊工种人员的筛选所用。人格测验主要用于测量性格、气质、兴趣、态度、情绪、动机等方面的个性心理特征，即个性中除能力以外的部分。

从测验目的来看，描述性测验的目的在于对个人或团体的能力、性格、兴趣、知识水平等进行描述，如卡特尔 16 种人格因素测验等。诊断性测验的目的在于对个人或团体的某种行为问题进行诊断，如症状自评量表等。而预示性测验的目的在于通过测验分数预示一个人将来的表现和所能达到的水平，如霍兰德职业兴趣测试等。

（二）实施心理测验

1. 指导语。所谓指导语，是指对测验的说明和解释，即测验分为几个部分、每部分有多少项目、如何作答、对施测者的要求、测验时限及注意事项等。通常包括两个部分：一是对受测者的指导语，二是对施测者的指导语。在实施测验时，必须使用统一的指导语。

（1）对受测者的指导语。对受测者的指导语一般印在测验工具的开头部分，由受测者自己阅读或施测者统一宣读。一般包括了六个方面的内容：

第一，如何选择反应形式（划"√"、口答、书写等）。

第二，如何记录这些反应（答卷纸、录音、录像等）。

第三，时间限制。

第四，如果不能确定反应，应如何去做（是否允许猜测等）。

第五，例题（当测验项目比较生疏时，给出附有正确答案的例题十分必要）。

第六，有时告知受测者测验目的。

受测者看完或施测者读完指导语后，将再次询问受测者有无疑问，若有疑问施测者严格遵守指导语解释，不加自己的想法。

（2）对施测者的指导语。对施测者的指导语主要是对测试细节的进一步说明，以及在测验中途发生意外情况（如受测者疲劳、情绪紧张等）如何处理等。

施测者的一言一行，甚至表情动作都会对受测者有影响，施测者一定要严格按照相关规定去做，不能任意发挥和解释。

2. 时限。时限是心理测验标准化的一项内容。时限的确定，受施测条件及受试者特点的限制，更重要的是考虑测验目的的要求。在人格测验中，受测者根据项目描述的典型行为进行反应，反应速度就不是很重要，所以不受时间的限制。但在一些能力测验中，速度是需要考虑的重要因素之一，就尤其注意时间限制，不能随意延长或缩短。

3. 测验环境。测验时的光线、通风、温度及噪音水平等物理条件也会对测验结果造成影响，施测者要做好安排或控制，统一布置，使之对每一个受测者都保持相同条件。同时记录任何意外的测验环境因素，在解释测验结果时考虑到这一因素。

（三）标准答案或记分方法

一般说来，能力测验有标准答案，但人格测验没有所谓的标准答案。评分者将每一个人对测验项目的反应与记分说明书上所提供的样例相比较，按最接近的答案样例给分。并将各项目分数合成分测验分数，再将分测验分数合成测验总分数。准确无误是记分的基本要求。

（四）常模资料

常模是一种供比较的标准量数，由标准化样本测试结果计算而来。是心理测验时用于比较和解释测验结果的参照分数标准。常模的构成要素有：

1. 原始分数。按照评分标准对受测者作答反应直接评出来的分数，叫原始分数。原始分数一般不能直接反映受测者之间差异状况，必须进行适当的处理。

2. 导出分数。将受测者的原始分数按照现代统计方法的基本原理进行转换，所获得的有相等单位、带参照点的分数，叫导出分数。导出分数实际上是一个有意义的测验量表，它与原始分数等值，可以进行比较。施测常模样本后，将受测者的原始分数按照一定规则转换出来的导出分数为常模分数。

3. 对常模团体的有关具体描述。常模团体是由具有某种共同特征的人所组成的一个群体，或者是该群体的一个样本。任何一个测验都有许多可能的常模团体。在某些情况下，人的许多方面，如性别、年龄、教育水平、职业、种族等都可以作为定义常模团体的标准。在实施、应用测验时，要考虑现有诸多常模团体中哪一个最合适施测者。

（五）项目难度和区分度

难度是指项目的难易程度。难度太低或太高都无法有效地将不同水平的个体区分开来。项目难度的大小取决于测验的目的、性质以及项目的形式，而测验难度直接依赖于组成测验的项目难度。一般来说，最好使测验中所包含的项目的难度值在 0.50 ± 0.20 之间，平均难度接近 0.50。

区分度也叫鉴别力，是测验项目对受测者的心理特性的区分能力。如果一个项目，实际水平高的受测者能顺利通过，而实际水平低的受测者不能通过，则可以认为该项目有较高的区分度。美国测验专家伊贝尔（L. Ebel, 1965）根据长期的经验提出鉴别指数在 0.40 以上的项目很好。

（六）信度和效度

信度是评价一个测验是否合格的重要指标之一，也是标准化心理测验的基本要求之一。信度指一个测验结果的可靠性，即同一受测者在不同时间内用同一测验（或用另一套相等的测验）重复测量，所得结果的一致程度。一个测验最理想的信度系数是 1，但实际上做不到。根据多年的研究结果，一般的能力测验和成就测验的信度系数都在 0.90 以上，而人格测验、兴趣、态度等测验的信度一般在 0.80 ~ 0.85 或更高。一般原则是：当信度系数低于 0.70 时，测验因不可靠而不能用；当大于或等于 0.70 而小于 0.85 时，可用于团体比较；当大于或等于 0.85 时，才能用来鉴别或预测个人行为。

效度是指所测量的与所要测量的心理特点之间的符合程度，即一个心理测验的准确性。效度是科学测量工具最重要的条件，一个测验若无效度，不管其具有任何优点，一律无法发挥其真正的功能。当测验效度非常完美，即决定性系数（即效度的平方）为 1，说明这个测验分数 100% 体现了所要测量的心理特点。若测验的效度为 0.80，则其决定性系数为 0.64（0.80 的平方），说明该测验分数正确预测被预测的行为的比例是 64%，而其余 36% 无法做出正确的预测。

四、戒毒人员常用心理测验工具

戒毒人员心理测验主要采用标准化的量表来测量其个性、智力，使用有关的症状诊断量表来了解其是否有心理问题甚至心理障碍，以便能更好地了解戒毒人员吸毒与戒毒心理、矫治效果及行为倾向等。在戒毒人员中常开展的心理测验有心理健康测验、人格测验和智力测验。

（一）心理健康测验

世界心理卫生联合会对心理健康的定义，它包括：身体、智力、情绪十分调和；适应环境，人际关系中彼此能谦让，有幸福感；在工作和职业中能充分发挥自己的能力，过着有效率的生活。心理健康测验是采用某种被认为能反映人的心理健康状况的标准化尺度，对人的心理行为表现进行划分，以推断其心理特征结构在健康维度上所处位置的方法（宋专茂，2005）。从戒毒人员表现出来的心理行为问题症状来看，常使用的心理健康测验工具有症状自评量表（SCL - 90）、焦虑自评量表（SAS）、抑郁自评量表（SDS）、生活事件量表（LES）、社会支持评定量表（SSRS）、生活质量综合评定问卷（GQOLI）、药物成瘾者生命质量测定量表（QOL－DA）等。

（二）人格测验

人格是一种个人特质与环境相互作用所产生的行为特征整体，是区别于他人的、独特的心理品质。人格测验有很多种，因依据的人格理论不同，故采用的方法也不同。主要可以分为两大类：一类为结构明确的自陈量表；一类为结构不甚明确的投射测验。

1. 自陈量表。自陈量表又称"自陈问卷"，由许多涉及个人心理特征的问题组成，进一步分出多个维度或分量表，反映不同人格特征。其特点：一是高度结构化；二是都建立了标准化常模，因此有时又称为"客观式人格问卷"。这类常用戒毒人员人格测验主要包括艾森克人格问卷（EPQ）、明尼苏达多项人格测验（MMPI）、卡特尔16种人格因素测验（16PF）。

2. 投射测验。投射测验是人格测验方法之一，用于探索个体心理深处的活动。常采用一些模糊的刺激，如墨渍、无结构的图片等，让受测者在不受限制的条件下作出反应。为减少伪装，受测者通常不知测验的目的。根据编制者的理论假设对受测者的反应作出解释。主要应用于临床治疗，适用于儿童和成人，不受文化的影响。著名的有罗夏墨渍测验、主题统觉测验和房树人测验等。测验的信度和效度一般较低。

（三）智力测验

智力是认识事物并运用知识解决实际问题的能力，是从事任何活动都必须具备的最基本的心理条件。智力测验能对人的智力水平的高低作出评估，而且可在某种程度上反映出与病人有关的其他精神病理状况。对成年人实施的智力测验工具主要是韦克斯勒成人智力测验（WAIS－RC）和瑞文测验。

学习任务二　戒毒人员心理测验的应用

【案例】

事件1：某戒毒场所今年8月新入所了6名戒毒人员，需要对他们进行个性资料收集和心理健康状况筛查，开始建立心理档案。

事件2：王某已入所7个月了，两个月前老婆提出离婚申请。王某烦躁苦闷，内心非常痛苦，食欲不振，睡眠差，经常易醒，常看不惯其他戒毒人员，觉得人生没有希望，就这样一生算了。心理咨询师主动介入，为其进行心理咨询。

事件3：戒毒人员李某下个月要出所了，心理咨询师在进行出所谈话时发现，李某的社会支持水平较低，想对其社会支持状况作进一步了解，以完善其社会支持系统，提升高危情境的应对能力。

【思考】

1. 这三个事件里，心理咨询师分别可以采用哪些测验工具？

2. 在给戒毒人员实施心理测验时，需要注意哪些问题？

在戒毒工作实践中，不同戒毒阶段，心理测验的应用情况有所不同。一般而言，入所初期的生理脱毒阶段主要是进行心理健康状况的筛查；中期的身心康复阶段主要是与具体的咨询工作、矫治工作紧密结合，以科学诊断、动态测评的方式促进心理工作的不断深入；后期的回归指导开展的心理测验不仅可以与生理脱毒和身心康复的测试进行对照，检验戒治效果，还可以用于了解戒毒人员离开戒毒场所后对可能遇到的问题的心理准备程度，预测其回归社会后的适应状态。这三个阶段也就构成了戒毒人员相对闭合、完整、科学的心理测验体系。

一、入所初期的心理测验

戒毒过程中开始阶段的心理测验，主要是为了了解戒毒人员的个性特征、戒毒心理状态、心理健康状态、应对方式等与矫治工作密切相关的心理状况，为建立戒毒人员心理档案、筛查心理矫治工作重点人员和个体咨询等工作提供原始资料和心理学依据。一般选择人格测验和心理健康测验各一项，如艾森克人格问卷（EPQ）和症状自评量表（SCL-90）。

（一）艾森克人格问卷（EPQ）的操作

艾森克人格问卷（Eysenck Personality Questionnaire，EPQ）是由英国心理学家 H. J. 艾森克编制的一种自陈量表。1975 年正式出版。EPQ 有成人问卷和儿童问卷两种格式，各包括四个分量表：内外向（E），神经质（N），精神质（P）和掩饰度（L）。不同文化程度的受测者都可以使用，有男女常模。P、E、N 量表得分随年龄增加而下降，L 则上升。精神病人的 P、N 分数都较高，L 分数极高，有良好的信度和效度，被认为是较好的人格测验工具之一。本教材采用龚耀先教授修订的成人版本。

1. 项目构成。共有 88 个项目（具体项目内容略）。由内外向（E）、神经质（N）、精神质（P）、掩饰度（L）四个分量表组成。

（1）E 量表：外向—内向。表示性格的内外倾向。共 21 个项目。

高分特征（外向）：人格外向，可能是好交际，渴望刺激和冒险，情感易于向外表达。

低分特征（内向）：人格内向，好静，富于内省，一般缄默冷淡，不喜欢刺激，喜欢有秩序的生活方式，情绪不易外露。

（2）N 量表：神经质或情绪稳定性。反映的是正常行为和情绪表现，并非指心理病态。共 24 个项目。

高分特征（情绪不稳）：遇到刺激有强烈的情绪反应，焦虑、担忧、郁郁不乐、愤怒，以至出现不够理智的行为。

低分特征（情绪稳定）：情绪反应缓慢且轻微，稳重、性情温和，善于自我控制，很容易恢复平静。

（3）P 量表：精神质或倔强性。代表一种倔强、固执、粗暴、强横和铁石心肠的特点，如果表现出非常明显的特征，则易发展成行为异常。但并非暗指精神疾病。共 23 个项目。

高分特征：孤独、不关心他人，不近人情，心肠冷酷、缺乏情感和移情作用、对旁人有敌意、攻击性强、喜欢干奇特的事情，难以适应外部环境。

低分特征：低分者表现为温柔、善感等特点。善从人意，与人相处融洽，态度温和，能较好地适应环境。

（4）L 量表。反映受测者的掩饰、假托或自身隐蔽，也可反映受测者的社会性朴实或幼稚水平。共 20 个项目。

高分说明：受测者在答题时过于美化自己，结果不可信；或撒谎。

低分说明：受测者坦诚、真实，实话实说，人际交往显得幼稚。

2. 测验记分。EPQ 的每一个项目都回答"是"或"否"。按照测验指导书上的记分键，分别记出每个分量表的原始分。根据受测者在各分量表上获得的原始分（粗分），按年龄和性别常模（即 T 分表）换算出标准分。同时制作 EPQ 人格剖面图。

3. 分数解释。EPQ 通过比较标准分来解释人的性格特征。首先根据 L 量表的分数确定测验结果是否真实有效。但 L 量表并没有划分有无掩饰的确切标准，要看受测者的年龄及所测样本的一般水平。一般来说成人的 L 分因年龄而升高，儿童则因年龄而降低。其他三个分量表的标准分在 43.3 ~ 56.7 分之间为中间型，在 38.5 ~ 43.3 分或 56.7 ~ 61.5 分之间为倾向型，而标准分在 38.5 分以下或 61.5 分以上为典型型。另外，将 E 和 N 结合起来进行综合分析，根据受测者得分的所在象限还可以了解其气质特点。

4. 结果运用。在戒毒管理和心理矫治工作中，应重点关注 N 量表和 P 量表的得分。神经质（N）得分越高，说明戒毒人员遇到诱发事件后的情绪反应越强烈，表现为愤怒、焦虑、抑郁倾向等特征，可能会有潜在风险。精神质（P）得分越高，说明其社会化程度低，待人接物方面的适应性差。情绪不稳定又内向的戒毒人员表现出抑郁质特征，极端内向、孤僻、冷漠、情绪不稳，容易自伤自残甚至自杀行为。情绪不稳定又外向的戒毒人员表现出胆汁质特征，这类人可能会有潜在攻击倾向，要谨防危机事件发生。项目中第 59 题（你是否曾经想过去死？）如果作肯定回答，则更应重点关注和排查。

（二）症状自评量表（SCL-90）的操作

症状自评量表（SCL-90），又名"90 项症状清单"，由德罗加蒂斯（L. R. Derogatis）等人编制于 1975 年，是世界上最著名的心理健康测试量表之一。从感觉、情感、思维、意识、行为直到生活习惯、人际关系、饮食睡眠等多种角度，评定一个人"现在"或"最近一周"是否有某种心理症状及其严重程度如何。对有心理症状的人有良好的区分能力，适用于测查某人群中哪些人可能有心理障碍、可能有何种心理障碍及其严重程度如何。不过，不适合于躁狂症和精神分裂症。由于 SCL-90 能够反映广泛的心理症状和准确地暴露受测者的自觉症状特征，现已成为临床心理评估中最常用的自评量表。我国最早由王征宇等进行了中文版修订，并在各领域得到了广泛应用。随着研究的增多，分别出现了适用于特定群体的常模可供参考。

1. 项目构成。共有 90 个项目（具体项目内容略）。包括了躯体化、强迫、人际关系敏感、抑郁、焦虑、敌对、恐怖、偏执、精神病性及其他共 10 个因子。

躯体化共有 12 项，主要反映主观的躯体不适感，包括心血管、胃肠道、呼吸等系统的主述不适，以及头疼、背痛、肌肉酸痛和焦虑的其他躯体表现。

强迫症状共有 10 项，主要反映强迫症状的严重程度。主要指那种明知没有必要但又无法摆脱的无意义的思想、冲动、行为等表现；还有一些比较一般的感知障碍，如脑子"变空"了，"记忆力不好"等。

人际关系敏感共有 9 项，反映跟人交往时的不自在和自卑，明显不好相处。尤其在与他人比较时更突出。

抑郁共有 13 项，主要反映抑郁苦闷的感情和心境、对生活的兴趣减退、缺乏活动愿望、丧失活动力等，还包括了失望、悲观、与抑郁相联系的其他感知及躯体方面的问题。有个别项目包括了死亡、自杀等概念。

焦虑共有 10 个项目，包括一些通常在临床上明显与焦虑症状相联系的精神症状及体验，如无法静息、神经过敏、紧张以及由此产生的躯体现象，游离不定的焦虑以及惊恐发作。还包括了一个反映"解体"的项目。

敌对共有 6 项，主要从思维、情感及行为三方面来反映受测者的敌对表现，如厌烦、争论、摔物，直至争斗、不可抑制的冲动爆发等。

恐怖共有 7 项，反应的是对现实的、正在发生的危险所产生的恐惧情绪体验或回避行为。恐惧有明确的恐惧对象，如空旷场地、交通工具、人群等，恐惧的程度与现实威胁不相称，常伴有焦虑、自主神经功能紊乱症状，如脸色苍白、呼吸加快、心悸、出汗、血压升高等。

偏执共有 6 项，主要指思维方面，如投射性思维、敌对、猜疑、关系妄想、被动体验与夸大等。

精神病性共有 10 项，反应精神分裂样症状，如幻听、思维播散、被控制感、思维被插入等。

其他因子共有 7 项，主要反映睡眠及饮食状况。

2. 测验记分。该量表采用 5 级评分标准，从 1 到 5（或从 0 到 4）代表无症状到症状严重。主要计算以下指标：

总分和总均分：总分是 90 个项目的得分总和，总均分是总分除以 90。

因子分：每个因子所含项目的平均得分。

阴性项目数："无症状"即 = 1（或 0）的项目数。

阳性项目数："有症状"即 ≥2（或 1）的项目数。

阳性项目均分：表示"有症状"项目的平均得分，即阳性项目总得分（即总分—阴性项目数）÷阳性项目数。

3. 分数解释。根据全国常模结果，总分超过 160 分（或 70 分），或阳性项目数超过 43 项，或任一因子分超过 2 分（或 1 分），要考虑筛查阳性，需进一步检查。

4. 结果运用。以 1 ~ 5 记分为例，受测者因子分或总均分在 1 ~ 1.5 之间，表明自我感觉没有量表中所列的症状；在 1.5 ~ 2.5 之间，表明感觉有点症状，但发生得并不频繁；在 2.5 ~ 3.5 之间，表明感觉有症状，其严重程度为轻到中度；在 3.5 ~ 4.5 之间，被试感觉有症状，其程度为中到严重；在 4.5 ~ 5 之间表明感觉有症状，且症状的频度和强度都十分严重。同时将测验分数与常模相对照，以发现受测者在各分量表的得分与一般水平的差异有多大。如果戒毒人员在多个维度上自觉这些症状较为严重时，应该加强心理健康的教育，严重时需到相关机构进一步的检查和诊断。另外，15、59、89 这三个项目综合，可反映自杀倾向。

SCL－90 主要反映的是戒毒人员近期（一般 1 ~ 2 周）的心理状况，如果戒毒人员生活环境发生重大变化或有重大生活事件发生时，建议重新测验。

二、入所中期的心理测验

入所中期的戒毒人员通过前期的适应，大部分人的心理状况基本保持稳定，但稽延性戒断症状尚未完全消除，生活中刺激事件不可预料，再加上毒品对人的影响、戒毒人员的个性特征等因素，心理问题不容忽视。在这个时期开展的心理测验，主要就是针对戒毒人员具体的心理问题，如情绪问题、认知偏差等，与具体的咨询、矫治工作紧密结合，以科学诊断、效果评估的方式促进心理工作的不断深入。同时，也会对戒毒人员开展戒毒中期心理状况的动态测评，为戒毒场所把握好戒毒心理发展变化规律提供事实依据。

（一）焦虑自评量表（SAS）的操作

焦虑自评量表（Self – Rating Anxiety Scale，简称 SAS）由 W. K. Zung 于 1971 年编制的焦虑自评量表，主要评定最近一周症状出现的频度。该量表适用于具有焦虑症状的成年人，可以用来评定戒毒人员焦虑症状的严重程度或其在治疗中的变化，评估是否有持续的忧虑、不安、担心和恐慌等不良情绪。项目总分越高，表示焦虑症状越严重。

1. 项目构成。SAS 含有 20 个自我评定的项目。

2. 测验记分。该量表采用四级评分。15 个正向评分项目依次评为粗分 1、2、3、4 分，5 个反向评分项目则评为 4、3、2、1 分。20 个项目得分相加即得粗分。粗分乘以 1.25 后取整数部分，就得标准分。

3. 分数解释。按照中国常模结果，SAS 标准分的分界值为 50 分，其中 50 分以下没有焦虑，50 ~ 59 分轻度焦虑，60 ~ 69 分中度焦虑，69 分以上重度焦虑。

4. 结果运用。焦虑会影响戒毒人员的休息和睡眠，面容愁苦，身体拘谨，继而影响其行为效率。

（二）抑郁自评量表（SDS）的操作

抑郁自评量表（Self – rating Depression Scale，简称 SDS）由 W. K. Zung 于 1965 年编制而成，用于衡量抑郁状态的轻重程度。评定的时间跨度为最近一周。SDS 使用简便，可以用来评估戒毒人员的抑郁状态及其严重程度，能相当直观地反映有抑郁症状的个体的主观感受及其在心理咨询与治疗中的变化，不需要经专门的训练即可指导自评者进行相当有效的评定，而且它的分析相当方便。目前已广泛应用于具有抑郁症状的成年人的粗筛、情绪状态评定以及调查、科研等。不过对严重迟缓症状的抑郁，评定有困难。SDS 对于文化程度较低或智力水平稍差的人使用效果不佳。

1. 项目构成。SDS 含有 20 个自我评定的项目。

2. 测验记分。该量表采用四级评分，10 个正向评分项目依次评为粗分 1、2、3、4 分，10 个反向评分项目则评为 4、3、2、1 分。20 个项目得分相加即得粗分。粗分乘以 1.25 后取整数部分，就得标准分。

3. 分数解释。按照中国常模结果，SDS 标准分的分界值为 53 分，其中 53 ~ 62 分为轻度抑郁，63 ~ 72 分为中度抑郁，72 分以上为重度抑郁。

4. 结果运用。抑郁状态的戒毒人员整个心理机能都会降低，在参加活动时效率会严重下降，完成任务时结果可能会不如人意、不符合标准，思考问题时可能会模糊混沌等。这与戒毒人员矫治不积极是有区别的，也不是给予建议或教育就能迅速好转的。戒毒人员如果是中度及以上程度的抑郁，学习、工作和生活又受到严重影响时，建议到相关机构治疗并辅以心理治疗。严重抑郁的戒毒人员可能会悲观绝望、自伤自杀，要谨防自杀。

三、出所前期的心理测验

回归社会前的戒毒人员开始思考重返社会的计划，但又担心自己在社会上抵制不住毒品的诱惑，常出现各种心理冲突，易产生情绪不稳定、焦虑等心理症状。此期开展心理测验，可以诊断戒毒人员的心理问题。也可以了解戒毒人员离开戒毒场所后对可能遇到的问题的心理准备程度，预测回归社会后的社会适应状态。还可以与生理脱毒期或身心康复期的测试进行结果对照，以检验戒毒人员在戒毒场所进行矫治、教育的效果。

（一）药物成瘾者生命质量测定量表（QOL－DA）的操作

药物成瘾者生命质量测定量表（Quality of Life Drug Addicts，QOL－DA）由万崇华、方积乾等于1997年编制。共40个条目，包括躯体机能、心理功能、社会功能和戒断症状4个维度。主要作为吸毒人员（主要是吸海洛因）的生命质量评定工具，也可作为制定其他物质滥用者（如烟、酒等）生命质量评定量表的参考。也用于各种戒毒场所的戒毒人员的生命质量评定，以便探讨不同戒毒模式及不同戒毒时间生命质量的变化规律及影响因素。该量表简明扼要，具有较强的实用性及可操作性，又有较好的信度、效度和反应度。

1. 项目构成。QOL－DA共有40个项目，加一个总体健康状况评价条目，由躯体功能PH、心理功能PS、戒断症状ST和社会功能SO四个分量表。

躯体功能PH（9个项目），包括躯体运动与感官功能、食与性、睡眠与精力等内容。

心理功能PS（9个项目），包括情绪、认知、精神应激量、自尊等内容。

戒断症状ST（11个项目），包括呼吸系统、消化系统不适症状等内容。

社会功能SO（11个项目），包括社会支持和适应，家庭与工作等内容。

2. 测验记分。采用5级评分，对所选答案1~5级分别记为1~5分。

3. 分数解释。参照相关常模进行分数解释。

（二）社会支持评定量表（SSRS）的操作

中国学者肖水源（1994年）将社会支持分为客观支持、主观支持和对社会支持的利用度三类。主观支持指个人自我感觉获得别人支持的程度，客观支持是个人实际上与他人联系的数量和情况，对社会支持的利用度是指个体在遇到生活事件时能够利用别人的支持和帮助的程度。在此基础上，肖水源于1986年编制了社会支持评定量表（Social Support Rating Scale，简称SSRS），包括客观支持、主观支持和对社会支持的利用度 3 个维度共 10 个项目。SSRS 主要了解戒毒人员社会支持的特点，以便为完善其社会支持系统以及更好地回归社会提供原始依据。

1. 项目构成。共 10 个项目，含客观支持、主观支持和对社会支持的利用度三个因子。

2. 测验记分。按照测验指导书对总分和因子分进行计算，总分为 10 个项目评分之和。因子分为每个因子所含项目的总分。

3. 分数解释。参照相关常模进行分数解释。

学习任务三　戒毒人员心理测验报告的撰写

【案例】

张某，女，23 岁，高中文化水平，未婚，无业，出生农村，父母有 3 个孩子，张某排行老二。因吸食冰毒被公安机关抓获，于去年 6 月送至××强制隔离戒毒所。来咨询室时情绪低落，表情凝重，双眉紧锁，思维有些紊乱，意识清晰，焦虑，自责，智力正常。人际关系恶劣，习艺劳动效率低下，场所生活受到严重影响。心理咨询师给其实施了 SCL-90、SAS 和 SDS 测验，结果如下：

SCL-90

项目	躯体化	强迫	人际	抑郁	焦虑	敌对	恐怖	偏执	精神病性	其他	总分
因子分	1.92	3.2	3.11	3.85	3.5	3.85	1.57	2.83	3.2	3	263

SAS：粗分 66 分（标准分 82.5 分）。

SDS：粗分 55 分（标准分 68.75 分）。

【思考】

1. 请你根据案例的相关内容，撰写张某的心理测验报告。

2. 撰写心理测验报告过程中，需要注意哪些事项？

撰写心理测验报告是戒毒人员心理测验中的重要一环，也是心理咨询师必须掌握的一项基本技能。

一、戒毒人员心理测验报告的内容

一般来讲，戒毒人员心理测验报告包括了以下几个方面的内容：

（一）一般资料

受测者的基本情况，如姓名、年龄、婚姻状况、学历、住址、职业等，以便能查找到个人。同时，还要注明开展心理测验的日期。

（二）心理状况及测验目的

通过会谈、查阅资料等途径，收集戒毒人员成长史资料，以及戒毒人员周围人们的反映资料，以明确戒毒人员的心理特征、重大生活事件情况、存在的问题、困扰持续时间、引起困扰的情境分析等。根据收集到的真实情况，按照心理咨询和矫治的需求，阐明心理测验的目的。心理测验可以帮助心理咨询师：一是鉴别诊断戒毒人员的心理症状是否属于心理咨询的范围；二是进一步确定戒毒人员心理症状的具体表现及严重程度；三是尝试找到心理问题产生的原因，如个性特点、生活事件、社会支持等；四是为心理咨询和矫治工作提供依据，选择运用更有针对性的心理干预方法；五是为后期评估打下基础。

（三）测验工具

对所选择的心理测验工具进行简要描述，包括项目构成、信度、效度、常模等内容。

（四）测验过程

施测者对测验具体施测过程中能影响测验结果的各种因素，如受测者身体特征、行为表现、态度情感、突发状况等，进行观察记录。

（五）测验结果

戒毒人员心理测验报告不需要记录对测验工具每一个项目的具体反应，可以记录项目合成后的测验分数，特别是其导出分数。可以用表或图来表示。

（六）结果分析

根据心理测验的特点，围绕导出分数与常模进行一系列的综合分析。将分数视为一个范围，而不是一个确定的点。如戒毒人员张某的 SDS 标准分是 68.75 分，她的抑郁得分在 63.75 ~ 73.75（85% ~ 90% 的置信限水平）的范围内变化，更多地表现出中度抑郁水平。不能把测验分数绝对化，更不能仅仅根据一次测验的结果轻易下结论。受测者的遗传特征、测验前的学习经验及测验时的具体情境等因素都会影响测验结果。

要谨慎对测验分数进行解释。除了对照常模资料，还要结合测验的信度和效度来解释。如果所选用的常模资料没有效度证据，则只能得到这个分数在一个常模团体中的相对等级，并不能做出预测或更多的解释。即使有效度资料，也要考虑到效度的概化能力有限。同时，要注意戒毒人员测试时的行为表现，如测试动机、测验中的不寻常反应等，这些特殊的行为表现也要记录在测验报告中。

（七）综合建议

这是对心理测验所测出来的心理症状进行概括，应明确、具体。如果要做出诊断，应根据现收集到的资料和数据做出特别谨慎的推理并列出依据。也可对参加测验的戒毒人员提些具体的指导性建议，包括改善性的或补救性的措施，以及接受某种形式的干预等，以供相关工作人员实际开展工作的时候参考。

最后列出报告撰写人或机构，同时提供联系方式，以便在有人对报告内容产生疑问的时候，能及时联系沟通。

二、撰写报告的注意事项

1. 使用第三人称。如受测者、名字或拼音缩写等。
2. 客观描述测验过程及结果，谨慎进行结果解释与建议。
3. 对报告的管理与使用，遵循相关的伦理道德要求和职业规范。

 学习任务四 戒毒人员心理档案的建立

【案例】

王某，男，36 岁，吸食冰毒，已在某戒毒场所戒毒了 7 个月。心理咨询师在其刚入所时，对其进行了入所谈话，收集了王某的基本资料，实施了 EPQ 测验和 SCL－90 测验。在这 7 个月里，心理咨询师对王某的场所适应性问题、情绪问题等进行了多次心理咨询，并做了记录。

【思考】

1. 请根据案例提供的资料，罗列出王某的心理档案类目。
2. 哪些工作人员可以查阅王某的心理档案？

戒毒人员心理档案不同于其他档案，它是戒毒场所的心理咨询师在心理工作中形成并保留的对场所的管理、对戒毒人员的教育和发展有指导价值的有关心理方面的文字、图表、音像等专门性材料。是通过多次心理评估（入所初、入所中、回归前）以及心理咨询、心理干预等而逐步完善起来的，是一套动态管理系统。戒毒人员心理档案记录了他在戒毒过程中的心理活动，为其身心健康发展提供了事实依据，也为戒毒场所的管理提供了决策依据，提高了场所管理的质量和戒毒人员教育矫治的水平。

一、戒毒人员心理档案的内容

心理档案的内容，是指能从中揭示或了解到的有关其心理状况、心理特点等的材料。戒毒人员心理档案一般包括两大方面：一是影响戒毒人员心理发展的基本资料，包括戒毒人员的人口学资料、家庭生活情况、戒毒场所生活情况及对个人生活有重大影响的社会生活事件等。二是反映戒毒人员心理状况和心理特征的资料，包括戒毒人员的人格特征、心理健康状况、接受心理咨询及矫治情况记录等。具体说来，戒毒人员心理档案内容如下：

（一）一般资料

一般资料，包括戒毒人员个人、家庭、成长中重大转化等资料。

1. 个人资料，包括姓名、性别、出生年月、籍贯、民族、宗教、政治面貌、爱好特长、血型、身体发育状况、个人病史、戒毒场所、吸毒史、戒毒史等。

2. 家庭概况，包括家庭结构、家中排行、教养关系，教养人文化水平、职业，教养人对戒毒人员的期望、接纳与允许程度，沟通情况，父母关系，等等。

3. 成长中重大转化，对个人成长有重大影响的社会生活事件及现在对它的评价等。

（二）现实表现

戒毒人员的戒毒动机、道德品质、行为习惯、出勤情况、所内人际关系、入所以来的奖惩情况等。

（三）心理测验报告

分为戒毒人员个性特征、心理健康状况和戒毒心理特征三个方面的资料。

个性特征方面主要是使用人格测验工具来分析戒毒人员的性格、气质、兴趣、爱好、人际关系类型及特征。心理健康状况主要是运用心理健康测试量表鉴定戒毒人员的心理健康水平，有无心理问题或者心理障碍，程度如何，教育或矫治建议等内容。戒毒心理特征方面主要是对戒毒人员戒毒的态度和戒毒场所的适应心理状况分析，以及对戒毒动机、戒毒意志力、戒毒心理、戒毒困难的评估，戒毒认知因素、戒毒动力状况的分析等。

（四）危机预警

经过心理工作者实施访谈和心理测验后，发现存在心理危机的戒毒人员，进行危机预警，以便提醒相关人员重点关注该戒毒人员的心理问题。

（五）咨询记录

由心理咨询师对每次咨询进行记录，内容包括戒毒人员的姓名、日期、地点、心理问题表现及解决措施、咨询员、咨询过程、咨询小结、进一步咨询建议和转介情况等项目。

（六）心理矫治方案

由心理矫治工作者对每次矫治活动的时间、地点、工作人员、矫治目标、矫治项目及过程等内容进行记录。

二、戒毒人员心理档案的形成

根据成长经历分析、心理测验和行为分析等方式，收集、整理戒毒人员身心特征资料，评估和预测戒毒人员行为，围绕情绪管理、健全人格、促进心理健康以及提升戒毒效果等方面来提出矫治建议，形成戒毒人员心理档案。

（一）立卷

在对戒毒人员开展心理咨询和矫治活动中，将有保存价值的资料（含电子资料），按照内在的联系和规律组成案卷，就叫立卷。立卷的内容以反映戒毒人员的心理状况和心理特点的资料为主。戒毒场所的心理工作人员负责制定每年戒毒人员心理档案的立卷计划，并组织戒毒人员具体实施。

1. 立卷的要求。

（1）把应归档的资料收齐整理，正确分类立卷。

（2）区分资料价值，正确划分案卷的保管期限。

（3）案卷要便于保管和利用。

2. 立卷的步骤。

第一步，编制立卷类目。编制立卷类目是立卷前的准备工作。就是在实际的资料没有形成之前，根据戒毒场所开展的心理矫治活动和资料形成规律，对 1 年内可能产生的有关资料，按照立卷的要求和方法，事先编制成一个立卷方案。

第二步，平时归卷。工作人员以立卷类目为依据，根据立卷类目的条款，设置好卷宗，将相关资料随时归卷。对已归卷的资料，平时要进行定期检查，有不准确的地方，要及时纠正。立卷类目有不符实际的，及时修改补充。

第三步，组合案卷。将案卷内积累的资料进行全面、详细的检查调整，以便确定应组合的案卷。组合案卷一般于年终或次年的年初进行。其内容主要有两方面：一是进行卷内资料的排列。即卷内资料的系统化，要求保持卷内资料之间的内在联系，有条理地依次排列。二是拟写卷宗标题。卷宗的标题是卷宗的名称，是对卷内资料的概括，标题应做到内容概括确切，用语恰当。

第四步，编目定卷。编目定卷就是对卷宗进行一系列的加工编目和装订工作，使卷宗最后固定下来，这是立卷工作的最后步骤。包括：按资料位置或分类方法编写编号，填写卷内目录置于卷首，填写备考表以注明卷内资料的情况，纸质装订案卷（电子资料打包），填写案卷封面。

（二）归档

将整理好的戒毒人员心理案卷按规定的制度及时向档案保管部门移交集中保管，就叫归档。归档的范围，也就是立卷的范围。凡符合立卷范围的，一律归档；反之，经批准后可销毁。

1. 归档的要求。

（1）按照规定的时间向档案室移交案卷。

（2）所有归档的资料必须经过科学系统整理、准确分类、系统排列。

（3）经整理立卷必须进行技术编目加工，案卷封面的项目填写要准确、清楚，案卷要结实、整齐、美观。

2. 归档的步骤。

第一步，编制移交目录。移交目录是有关部门向档案室移交档案的清单，也是档案部门交接案卷的依据和凭证。编制移交目录时要认真、规范、系统，按要求填写好移交目录清单。

第二步，办理案卷移交。移交目录编写好后，有关部门即可与档案室商定移交案卷的具体时间，办理归档交接手续。档案室在接受案卷时要进行严格的检查，检查的内容主要是数量和质量，对不符合要求的案卷要退回返工。案卷经检查合格后，即可办理具体移交手续。交接时，移交目录要一式三份（管理部分一份，档案室两份），后附备考表，写明案卷总数、移交人、接收人、交接日期等。交收双方清点完毕后，履行签字手续。

三、建立戒毒人员心理档案时应注意的问题

戒毒人员心理档案从形式上来看，主要有文本档案和电子档案两种。文本档案又有档案袋和专项卡片两种方式。电子档案可以减少差错，防止资料丢失，保证资料管理的准确规范、安全可靠，进而提高工作效率。

（一）文本档案资料的书写要求

1. 对戒毒人员心理活动资料的记录、记载，应当客观、真实、准确、及时、完整。

2. 资料书写文字要工整，字迹清晰，表达准确，语句通顺，标点正确。书写过程中出现错别字时，应当用书写时的笔墨双线划在错别字上，不得采用刮、粘、涂等方法掩盖或去除原来的字迹。

3. 使用规范汉字和心理学术语，数字一般使用阿拉伯数字。

4. 资料书写应当使用蓝黑墨水、碳素墨水，需复写的资料可以使用蓝色或黑色油水的圆珠笔。

5. 记录、书写资料的人员应在资料上签名，以示负责。

（二）电子档案资料的使用要求

1. 电子档案系统须建立在国家认可的符合有关电子交易条例的电子安全平台的系统上。

2. 保证计算机记录的内容能正确反映录入者的真实意图，数据在网上录入

时能保证与原始录入内容的一致性。

3. 保持资料的完整性，所有信息的修改和删除必须留下痕迹。

4. 做好系统保密及安全措施，系统须有严格的权限设置，严格审查和管理资料的输入、处理、存储、输出，不允许档案资料通过电子系统非法扩散。

四、戒毒人员心理档案的使用

在使用戒毒人员心理档案时，结合戒毒场所和戒毒人员的特点来进行，把戒毒人员心理档案看作是一个彼此互相联系的系统。

1. 根据心理档案中所提出的建议，对戒毒人员做好针对性的个体心理咨询和矫治工作。

每份戒毒人员心理档案，都提供了戒毒人员的人格、心理健康以及戒毒心理特点等具体的矫治建议或心理干预策略，根据这些建议对戒毒人员进行个体心理咨询或矫治；对问题较多或较严重的戒毒人员应进行重点矫治。对其他戒毒人员进行个别辅导时，可以是某一方面问题进行辅导，也可以是多方面或全方面地进行辅导，这要视戒毒人员的实际情况而定。

2. 根据心理档案提供的信息，收集和整理有共性心理症状的戒毒人员，开展症状导向的团体心理辅导活动。

根据戒毒人员心理档案，可以发现戒毒场所的戒毒人员在人格特征和心理健康方面的总体情况。在进行管理教育时，对于戒毒人员群体存在的一些共性或倾向性的心理症状或问题，可以开展相应的团体心理辅导和心理健康教育活动。

3. 开展戒毒人员心理矫治方面的科学研究工作。

戒毒人员心理档案是一个动态发展的资料库，它反映了戒毒人员心理的改变轨迹。纵向来看，可以用来探索戒毒人员吸毒心理、戒毒心理的发生发展变化规律，也可以用来研究具体的心理行为干预方法对戒毒人员戒毒心理症状的干预效应。横向来看，可以通过戒毒人员心理档案提供的资料，来研究戒毒人员心理症状发生发展的原因、探索影响心理行为干预的因素等。

【单元小结】

1. 心理测验，即心理测量，是依据心理学理论，使用一定的操作程序，通过观察人的少数有代表性的行为，对于贯穿在人的全部行为活动中的心理特点做出推论和数量化分析的一种科学手段。

2. 心理测验具有间接性、相对性、客观性。

3. 心理测验包括测验功能及目的、实施心理测验、标准答案或记分方法、常模资料、项目难度和区分度、信度和效度等要素。

4. 在戒毒实践中，不同戒毒阶段，心理测验的应用情况有所不同。一般而言，入所初期的戒毒人员主要是运用 EPQ、SCL-90 等测验工具，进行心理健康状况的筛查。入所中期开展的心理测验主要是与具体的咨询工作、矫治工作紧密结合，以科学诊断、动态测评的方式促进心理工作的不断深入。回归前期开展的心理测验不仅可以与生理脱毒期或身心康复期的测试进行结果对照，检验矫治效果，还可以用于了解戒毒人员离开戒毒场所后对可能遇到的问题的心理准备程度，预测戒毒人员回归社会后的社会适应状态。

5. 戒毒人员心理测验报告一般包括戒毒人员的一般资料、心理状况及测验目的、测验过程、测验工具、测验结果、结果分析和综合建议七个部分。

6. 戒毒人员心理档案一般包括两大方面：一是影响戒毒人员心理发展的基本资料，二是反映戒毒人员心理状况和心理特征的资料。

【问题思考】

1. 为什么人们不能像对物理测量那样容易接受心理测量？

2. 案例：罗某[1]，女性，现年18岁，贵州省××市人，因吸毒被公安机关决定强制隔离戒毒2年。家族无精神疾病史。罗某出生在一个教师家庭，罗某为家中的独女，从小受家人宠爱，小学和中学学习成绩优秀，爱好唱歌，曾是校园十大歌手之一，是全家人的精神希望。罗某在参加完高考后，在 KTV 唱歌时酒后与朋友一起吸食冰毒，被公安机关抓获并决定强制隔离戒毒。罗某入所后不久，爷爷病亡，母亲又被诊断出乳腺癌早期。为此罗某情绪低落，精神恍惚，不能参加康复训练和完成正常的习艺矫治任务。

（1）请你根据罗某的情况，选择合适的心理测验工具，并说明选择的理由。

（2）请你对所选择的心理测验工具进行简要介绍。

3. 阐述给戒毒人员实施心理测验时应注意的问题。

4. 如何与戒毒人员正确解释测验分数的意义。

---

〔1〕　丁昌权主编：《戒毒人员心理健康教育》，北京师范大学出版社 2016 年版，第 10 页。

实训项目

项目一　心理测验前的准备

一、任务描述

心理测验前的准备工作是保证测试顺利进行和测验实施标准化的必要环节。通过对案例进行科学的分析，学生能根据受测者和目的选择适合的心理测验量表，且该量表符合心理测量学的要求，准备好量表的相关资料，如答题卡、记分键等，确定并告知受测者测试的地点与时间。

二、实例示范

【案例】

李某，男，26 岁，汉族，初中文化水平，去年 11 月因吸食冰毒被强制隔离戒毒 2 年。李某自述自到戒毒所以来，感觉自己特别笨、特别不好，大家都不喜欢自己，头胀痛，心情郁闷，没什么兴趣爱好，感觉什么事也做不好、做不了。即使民警找其谈话，李某也不想多说一句。心理咨询师 A 观察到李某有些邋里邋遢，话少但思维比较清晰。

（一）确定人员（WHO）

本次施测者为心理咨询师 A，受测者为李某，成年男性，有初中文化水平。

（二）选定量表（WHY）

从案例中李某的自述和心理咨询师的观察，可以得知，李某的主要心理问题属于情绪方面的问题，即有一定程度的抑郁症状。为了提高这种理解和判断的可靠性，可选择相应的量表，即抑郁自评量表（SDS），做进一步量化分析。

（三）准备量表资料（WHAT）

1. 抑郁自评量表（SDS）的结构和项目。抑郁自评量表（SDS）包括指导语、项目内容与反应选项三部分。为了收集受测者的个人信息，一般会在指导语的前面，增加人口学资料这一部分内容的填写。如下表所示。

抑郁自评量表（SDS）

姓名：_____   性别：_____   年龄：_____   编号：_____

地址（或所在大队）：_____

以下表格中列出了有些人可能会有的问题，请仔细地阅读每一条，然后根据最近一周您的情况及您的实际感觉，在符合您情况的数字上划一个"√"。"1"表示没有或很少时间有；"2"是小部分时间有；"3"是相当多时间有；"4"是绝大部分或全部时间都有。

	没有或很少时间有	小部分时间有	相当多时间有	绝大部分或全部时间都有
1. 我觉得闷闷不乐，情绪低沉	1	2	3	4
2. 我觉得一天中早晨最好	1	2	3	4
3. 一阵阵哭出来或觉得想哭	1	2	3	4
4. 我晚上睡眠不好	1	2	3	4
5. 我吃得跟平时一样多	1	2	3	4
6. 我与异性密切接触时和以往一样感到愉快	1	2	3	4
7. 我发现我的体重在下降	1	2	3	4
8. 我有便秘的苦恼	1	2	3	4
9. 心跳比平常快	1	2	3	4
10. 我无缘无故地感到疲乏	1	2	3	4
11. 我头脑和平常一样清楚	1	2	3	4
12. 我觉得经常做的事情并没有困难	1	2	3	4
13. 我觉得不安而平静不下来	1	2	3	4
14. 我对未来抱有希望	1	2	3	4
15. 我比平常容易生气激动	1	2	3	4
16. 我觉得做出决定是容易的	1	2	3	4
17. 我觉得自己是个有用的人，有人需要我	1	2	3	4
18. 我的生活过得很有意思	1	2	3	4
19. 我认为如果我死了，别人会生活得更好	1	2	3	4
20. 平常感兴趣的事我仍然感兴趣	1	2	3	4

如果准备在电脑上进行，需确保心理测评系统中 SDS 测试的正常运行。

2. 记分方法。若为正向评分题，依次评为粗分 1、2、3、4 分；若为反向评分题，则评为 4、3、2、1 分。项目中第 2、5、6、11、12、14、16、17、18、20 项目为反向评分题。把 20 个项目中的各项分数相加，得到总粗分。

将总粗分乘以 1. 25，取其整数部分，得到标准分。

（四）确定地点（WHERE）

SDS 测试在心理测评室（××号楼××室）里进行。

（五）确定时间（WHEN）

SDS 测试在下一次心理咨询开始时（××月××日××时××分）进行。

三、基础铺垫

（一）选择合适量表

选择心理测验工具，有很强的指向性。要了解戒毒人员的生理及心理症状，可选用症状评定量表，如 SCL – 90、SAS、SDS。戒毒人员有明显的焦虑情绪，可选用与情绪有关的量表。为寻找引发心理问题的原因，可选用病因探索性量表（如 EPQ、生活事件量表），查找两年以来是否有重大生活事件发生，或是否有应激的叠加效应发生等。当戒毒人员的症状表现超出心理问题常规表现时，若怀疑有精神疾病，可使用 MMPI；若觉得智力有问题时，可用智力量表。

（二）施测者自身的准备

1. 熟悉测验指导语。在纸笔测验中，对受测者的指导语一般印在测验的开头部分，由受测者自己阅读或施测者统一宣读。

施测者要熟悉测验指导语并能流利地用口语说出来，力求清晰、简明扼要且有礼貌。熟悉指导语会使测验进行得顺利，否则，测验的效果会受到一些影响。这也是对心理测验实施的最基本的要求之一。

2. 熟悉测试的具体程序。对于某些个别测验和团体测验来说，施测者在测验实施之前必须由受过专门的训练。例如，韦氏智力力量表包括言语、操作两大部分，操作部分的测试涉及物体如何摆放、如何示范等具体程序；而针对聋哑儿童使用的希内学习能力测验更为复杂，甚至包括手势语的应用；某些团体施测还涉及幻灯显示的问题。这些训练，通常包括讲解或阅读测验手册、观察演示和操作练习等，根据测验的种类及施测者的条件，训练时间长短不同。

3. 施测者必须做好应付突发事件及受测者提问的心理准备。在测试过程中，可能会有一些突发事件发生。如受测者在智力测验过程中由于过分紧张而晕倒或夏季中暑，精神病人突然发作，有人作弊或突然停电，等等。这些都需要施测者有良好的心理准备，并有一些应急措施。

（三）测验材料的准备

无论是个别测验还是团队测验，这一步都很重要。测验材料包括测验题目、答卷纸、记分键、指导书、纸、笔及计时表等必需材料、工具。根据受测者人数进行相应的准备，同时检查问卷或器材是否完整，有仪器时应该进行检查和效验，以保证良好的工作状态。施测者最好详细地模拟一遍测验，以观察材料是否准备齐全。

（四）预告测验

事先应当通知受测者，保证受测者确切知道测验的时间、地点、内容范围、试题的类型等，使受测者对测验有所准备，及时调整自己的情绪和生理状态。心理测验一般不搞突然袭击。当然，根据需要有时可以不告知真实目的。

（五）测验环境的准备

对于测验的环境条件，施测者必须完全遵从测验手册的要求。对测验时的桌椅间距、光线、通风、温度及噪音水平等物理条件做好安排，统一布置，使之对每一个受测者都保持相同。测验房门上最好有牌子，示意测验正在进行，不许随便进入。

四、学生实训

【案例】

对上个月 32 名新入所的戒毒人员使用 90 项症状清单（SCL – 90）进行心理普查，结果发现有李某、张某、刘某、王某、马某 5 名戒毒人员的焦虑症状得分偏高。心理咨询师 B 与这 5 名戒毒人员分别进行会谈，发现这 5 名戒毒人员均是第一次入所，对所内生活有不同程度的担忧，情绪均比较低落、紧张；张某的表情凝重，双眉紧锁，思维甚至有些紊乱；5 人智力均正常，自知力完整，场所适应性训练成绩偏低。

根据案例中所描述的内容，请你选择合适的心理量表并做好心理测验前的准备工作。

【提示】

1. 案例中戒毒人员表现出来的主要心理问题是焦虑情绪的问题。
2. 熟悉所选心理量表的指导语、项目内容及反应选项。
3. 掌握所选心理量表的记分规则。
4. 根据受测者人数准备适量的测验题目、答卷纸、笔等必需材料。
5. 初定于明天上午 10 点在心理测评室进行此次心理测验。

五、任务评估

评估要点：所选心理量表是否合适，测验对象是否正确，量表的指导语是否熟练，记分规则是否掌握，测验材料是否齐全，预告测验是否妥当等。

项目二　心理测验的具体施测

一、任务描述

选择好心理量表并做好充分准备后，就可以具体实施心理测验了。心理测验的实施要求标准化。施测者必须按照规定的程序施测，才能得到可靠的结果。通过学习，学生能掌握标准化心理测验的操作流程，与受测者建立良好的协调关系，尽可能地减少测量误差。

二、实例示范

以焦虑自评量表（SAS）的具体实施为例。受测者为 5 名戒毒人员。

（一）发放量表

将不适合进行团体测验的受测者挑选出来，如文化水平较低或听力受损的受测者等，安排其进行个别测验。视力轻微受损的受测者可以使用备用的近视眼镜或老花镜，继续进行团体测验。按照适合团体测验的受测者人数，发放焦虑自评量表（SAS）、笔等测验材料。焦虑自评量表（SAS）如下：

焦虑自评量表（SAS）

姓名：_____　　　性别：_____　　　年龄：_____　　　编号：_____

地址（或所在大队）：_____

以下表格中列出了有些人可能会有的问题，请仔细地阅读每一条，然后根据最近一周您的情况及您的实际感觉，在符合您情况的数字上划一个"√"。"1"表示没有或很少时间有；"2"是小部分时间有；"3"是相当多时间有；"4"是绝大部分或全部时间都有。

	没有或很少时间有	小部分时间有	相当多时间有	绝大部分或全部时间都有
1. 我觉得比平常容易紧张和着急	1	2	3	4
2. 我无缘无故地感到害怕	1	2	3	4
3. 我容易心里烦乱或觉得惊恐	1	2	3	4
4. 我觉得我可能将要发疯	1	2	3	4
5. 我觉得一切都很好，也不会发生什么不幸	1	2	3	4
6. 我手脚发抖打颤	1	2	3	4
7. 我因为头痛、头颈痛和背痛而苦恼	1	2	3	4
8. 我感到容易衰弱和疲乏	1	2	3	4

9. 我觉得心平气和，并且容易安静坐着	1	2	3	4
10. 我觉得心跳得很快	1	2	3	4
11. 我因为一阵阵头晕而苦恼	1	2	3	4
12. 我有晕倒发作或觉得要晕倒似的	1	2	3	4
13. 我呼气、吸气都感到很容易	1	2	3	4
14. 我手脚麻木和刺痛	1	2	3	4
15. 我因为胃痛和消化不良而苦恼	1	2	3	4
16. 我常常要小便	1	2	3	4
17. 我的手脚常常是干燥温暖的	1	2	3	4
18. 我脸红发热	1	2	3	4
19. 我容易入睡，并且一夜睡得很好	1	2	3	4
20. 我做噩梦	1	2	3	4

（二）说指导语

在实施测验时，施测者用流利的口语说出统一的指导语，力求清晰、简明扼要且有礼貌，不能占用太长的时间，以免引起受测者的焦急及反感情绪。焦虑自评量表（SAS）的指导语为："以下表格中列出了有些人可能会有的问题，请仔细地阅读每一条，然后根据最近一周您的情况及您的实际感觉，在符合您情况的数字上划一个'√'。'1'表示没有或很少时间有；'2'是小部分时间有；'3'是相当多时间有；'4'是绝大部分或全部时间都有。"

施测者念完指导语后，再次询问受测者有无疑问。如有疑问应当严格遵守指导语进行解释，不对测验作出额外的解释。施测者额外的暗示会对受测者造成影响，产生测量误差。

（三）观察测试现场

施测者需全程把控好测试现场，对任何意外的测验环境因素作出妥善应对并做好记录，确保心理测验的顺利进行。在解释测验结果时也必须考虑这意外因素。

（四）回收量表

等所有受测者完成测验后，回收量表，同时检查受测者有无漏填、多填现象。注意安抚好较早完成测试的受测者情绪，以免给未完成测试的受测者造成影响，产生测量误差。

三、基础铺垫

（一）误差的概念

测量误差指的是在测量过程中，那些与测量目的无关的因素所导致的测量结果不准确或不一致的效应。它是测量结果与真实值之间的差值。真实值是客观存在的，是在一定时间及空间条件下体现事物的真实数值，但在实际测量中是无法得到的。由与测量目的无关的偶然因素引起的误差，其大小和方向是随机的，变化无规律可循，称之为随机误差。而由与测量目的无关的因素引起的误差，其变化是恒定而有规律的，稳定地存在于每一次测量中，这种误差叫作系统误差。随机误差既会影响测验分数的一致性，也会影响测验分数的准确性。而系统误差却是恒定的，不会影响到测验分数的一致性，只能影响测验分数的准确性。

实施标准化测验的基本原则是努力减少无关因素对测验结果的影响，即尽可能地减少测量误差。

（二）误差的来源

心理测量的误差一般来自三个方面，分别是：测量工具、测量对象和测量过程。

1. 测量工具。测量自身引起的误差主要来自测验量表的编制过程。测验所要测量的内容是什么，测验的项目能否代表这些内容，是至关重要的。当测验的项目较少而取样缺乏代表性时，受测者的反应很难反映真实水平。对于有些类型的项目，例如是非题、选择题，受测者可能凭猜测作答，从而降低分数的可靠性。而主观题的评分标准较难掌握，再加上评分者的风格、情绪以及其他心理因素的干扰，因而很难保证分数的一致性。甚至项目用词模棱两可、对答题要求叙述不清等，会影响项目的难度，产生测量误差。

2. 测量对象。在测量对象方面，造成测量误差的主要原因是受测者的真正水平是否得到正常发挥。一般来说，受测者的某种心理特质水平是相对稳定的，但是在进行测量时其生理和心理状态会影响其水平的正常发挥。此外，受测者应试动机的强弱、测验焦虑的高低、测验经验的多寡、项目练习时间的长短、练习内容的多少、答题反应的快慢偏好、甚至生理变因等，都会产生测量误差。这类误差也是测量工作中最复杂和最难控制的一类。

3. 测量过程。测量过程的误差是最容易控制和检验的。误差主要体现在测试环境、测试时间、主试因素、意外干扰、评分记分等方面。气温、噪音、照明、测试桌椅舒适程度等影响受测者对刺激感知或主观舒适程度的因素，以及停电、生病、作弊、突发事件等意外干扰，这些常常是造成误差的重要因素。施测者自身的特点和素质，如年龄、性别、外表、言谈举止、表情动作、对测验过程的熟悉程度、建立和维护与被试良好关系的经验和能力、不按测验的标准化要求施测、时限不统一、评分标准不一致、起点或停测错误等，都能影响测验的结果。

四、学生实训

【案例】

某戒毒所心理咨询中心将使用艾森克人格问卷（EPQ），对上个月32名新入所戒毒人员的人格特征进行测量，帮助心理咨询师了解戒毒人员的人格特征，更深入地理解戒毒人员的心理问题产生的原因，以便能针对性地开展心理咨询工作。心理咨询中心现已准备好了32份测验材料，32名戒毒人员已在心理测评室门外集合完毕。

根据案例中所描述的内容，请你组织实施这32名戒毒人员的EPQ测验。

【提示】

1. 你作为此次EPQ测验的施测者，同时还有一名心理咨询师作为你的助手。

2. 筛选出不适合参加团体测验的戒毒人员，并对他们做出妥善的处理。

3. 熟悉艾森克人格问卷的指导语、项目内容及反应选项。

4. 全程把控好测试现场，对任何意外的测验环境因素作出妥善应对并做好记录。

五、任务评估

评估要点：施测者和助手是否分工明确；指导语是否流利、清晰、简明扼要且有礼貌；组织实施是否顺利；测试过程是否标准化；突发状况的应对是否妥善；等等。

项目三　心理测验的记分

一、任务描述

记分的标准化关键是使评分的方法尽量客观化，使得不同评分者对同一测验反应（答案）赋予相近的分数，力求客观、准确、经济、实用。通过学习，学生能对心理测验进行客观、公正的评分，正确合成计算各分测验分数和测验总分数，达到准确无误的记分要求。还要能根据最合适常模团体的某些特征，找出受测者原始分数所对应的导出分数，对测验结果进行有意义的解释。

二、实例示范

以戒毒人员王某（男，27岁）完成的艾森克人格问卷（EPQ）为例。

（一）问卷构成与答题卡

1. 问卷构成。本次王某的EPQ测验选择的是我国龚耀先教授主持修订的成人问卷，由 88 个项目构成。具体内容如下：

艾森克人格问卷（EPQ）

姓名：_____　　性别：_____　　年龄：_____　　编号：_____

地址（或所在大队）：_____

　　本问卷共有 88 个问题，请根据自己的实际情况作"是"或"否"回答，并在相应的选项前画"√"。每题都要作答。不要去猜测怎样才是正确的回答，因为这里不存在正确或错误的回答，也没有捉弄人的问题，看懂问题意思就尽快作答，不要花太多时间去想。

1. 你是否有许多不同的业余爱好？ 　　　　是　　否
2. 你是否在做任何事情以前都要停下来仔细思考？ 　　　　是　　否
3. 你的心境是否常有起伏？ 　　　　是　　否
4. 你曾有过明知是别人的功劳而你去接受奖励的事吗？ 　　　　是　　否
5. 你是否健谈？ 　　　　是　　否
6. 欠债会使你不安吗？ 　　　　是　　否
7. 你曾无缘无故觉得"真是难受"吗？ 　　　　是　　否
8. 你曾贪图过分外之物吗？ 　　　　是　　否
9. 你是否在晚上小心翼翼地关好门窗？ 　　　　是　　否
10. 你是否比较活跃？ 　　　　是　　否
11. 你在见到一小孩或一动物受折磨时是否会感到非常难过？ 　　　　是　　否
12. 你是否常常为自己不该做而做了的事，不该说而说了的话而紧张吗？ 　　　　是　　否
13. 你喜欢跳降落伞吗？ 　　　　是　　否
14. 通常你能在热闹联欢会中尽情地玩吗？ 　　　　是　　否
15. 你容易激动吗？ 　　　　是　　否
16. 你曾经将自己的过错推给别人吗？ 　　　　是　　否
17. 你喜欢会见陌生人吗？ 　　　　是　　否
18. 你是否相信保险制度是一种好办法？ 　　　　是　　否
19. 你是一个容易伤感情的人吗？ 　　　　是　　否
20. 你所有的习惯都是好的吗？ 　　　　是　　否
21. 在社交场合你是否总不愿露头角？ 　　　　是　　否
22. 你会服用奇异或危险作用的药物吗？ 　　　　是　　否
23. 你常有"厌倦"之感吗？ 　　　　是　　否
24. 你曾拿过别人的东西吗（哪怕一针一线）？ 　　　　是　　否
25. 你是否常爱外出？ 　　　　是　　否
26. 你是否从伤害你所宠爱的人中感到乐趣？ 　　　　是　　否

27. 你常为有罪恶之感所苦恼吗？ 是 否

28. 你在谈论中是否有时不懂装懂？ 是 否

29. 你是否宁愿去看书而不愿去多见人？ 是 否

30. 你有要伤害你的仇人吗？ 是 否

31. 你觉得自己是一个神经过敏的人吗？ 是 否

32. 对人有所失礼时你是否经常要表示歉意？ 是 否

33. 你有许多朋友吗？ 是 否

34. 你是否喜爱讲些有时确能伤害人的笑话？ 是 否

35. 你是一个多忧多虑的人吗？ 是 否

36. 你在童年是否按照吩咐要做什么便做什么，毫无怨言？ 是 否

37. 你认为你是一个乐天派吗？ 是 否

38. 你很讲究礼貌和整洁吗？ 是 否

39. 你是否总在担心会发生可怕的事情？ 是 否

40. 你曾损坏或遗失过别人的东西吗？ 是 否

41. 交新朋友时一般是你采取主动吗？ 是 否

42. 当别人向你诉苦时，你是否容易理解他们的苦哀？ 是 否

43. 你认为自己很紧张，如同"拉紧的弦"一样吗？ 是 否

44. 在没有废纸篓时，你是否将废纸扔在地板上？ 是 否

45. 当你与别人在一起时，你是否言语很少？ 是 否

46. 你是否认为结婚制度是过时了，应该废止？ 是 否

47. 你是否有时感到自己可怜？ 是 否

48. 你是否有时有点自夸？ 是 否

49. 你是否很容易将一个沉寂的集会搞得活跃起来？ 是 否

50. 你是否讨厌那种小心翼翼地开车的人？ 是 否

51. 你为你的健康担忧吗？ 是 否

52. 你曾讲过什么人的坏话吗？ 是 否

53. 你是否喜欢对朋友讲笑话和有趣的故事？ 是 否

54. 你小时候曾对父母粗暴无礼吗？ 是 否

55. 你是否喜欢与人混在一起？ 是 否

56. 你若知道自己工作有错误，这会使你感到难过吗？ 是 否

57. 你患失眠吗？ 是 否

58. 你吃饭前必定洗手吗？ 是 否

59. 你常无缘无故感到无精打采和倦怠吗？ 是 否

60. 和别人玩游戏时，你有过欺骗行为吗？ 是 否

61. 你是否喜欢从事一些动作迅速的工作？ 是 否

62. 你的母亲是一位善良的妇人吗？ 是 否

63. 你是否常常觉得人生非常无味？　　　　　　　　　　　　　　是　否
64. 你曾利用过某人为自己取得好处吗？　　　　　　　　　　　　是　否
65. 你是否常常参加许多活动，超过你的时间所允许？　　　　　　是　否
66. 是否有几个人总在躲避你？　　　　　　　　　　　　　　　　是　否
67. 你是否为你的容貌而非常烦恼？　　　　　　　　　　　　　　是　否
68. 你是否觉得人们为了未来有保障而办理储蓄和保险所花的时间太多？　是　否
69. 你曾有过不如死了为好的愿望吗？　　　　　　　　　　　　　是　否
70. 如果有把握永远不会被别人发现，你会逃税吗？　　　　　　　是　否
71. 你能使一个集会顺利进行吗？　　　　　　　　　　　　　　　是　否
72. 你能克制自己不对人无礼吗？　　　　　　　　　　　　　　　是　否
73. 遇到一次难堪的经历后，你是否在一段很长的时间内还感到难受？　是　否
74. 你患有"神经过敏"吗？　　　　　　　　　　　　　　　　　是　否
75. 你曾经故意说些什么来伤害别人的感情吗？　　　　　　　　　是　否
76. 你与别人的友谊是否容易破裂，虽然不是你的过错？　　　　　是　否
77. 你常感到孤单吗？　　　　　　　　　　　　　　　　　　　　是　否
78. 当人家寻你的差错，找你工作中的缺点时，你是否容易在精神上受
挫伤？　　　　　　　　　　　　　　　　　　　　　　　　　是　否
79. 你赴约会或上班曾迟到过吗？　　　　　　　　　　　　　　　是　否
80. 你喜欢忙忙碌碌地过日子吗？　　　　　　　　　　　　　　　是　否
81. 你愿意别人怕你吗？　　　　　　　　　　　　　　　　　　　是　否
82. 你是否觉得有时浑身是劲，而有时又是懒洋洋的吗？　　　　　是　否
83. 你有时把今天应做的事拖到明天去做吗？　　　　　　　　　　是　否
84. 别人认为你是生气勃勃吗？　　　　　　　　　　　　　　　　是　否
85. 别人是否对你说了许多谎话？　　　　　　　　　　　　　　　是　否
86. 你是否容易对某些事物容易冒火？　　　　　　　　　　　　　是　否
87. 当你犯了错误时，你是否常常愿意承认它？　　　　　　　　　是　否
88. 你会为一动物落入圈套被捉拿而感到很难过吗？　　　　　　　是　否

2. 答题卡。为了节约、方便，受测者一般不直接在量表或问卷上进行答题，而是会使用答题卡。答题卡根据使用目标进行设计，没有固定的格式。王某的艾森克人格问卷（EPQ）答题卡及作答反应如下：

艾森克人格问卷（EPQ）答题卡

姓名：__王某__　性别：__男__　年龄：__27__　编号：__1846__
地址（或所在大队）：__三队__

题号	选项	题号	选项	题号	选项	题号	选项
1	是 √否	23	是 √否	45	是 √否	67	是 √否
2	√是 否	24	√是 否	46	√是 否	68	是 √否
3	√是 否	25	是 √否	47	是 √否	69	是 √否
4	是 √否	26	√是 否	48	是 √否	70	是 √否
5	是 √否	27	√是 否	49	是 √否	71	是 √否
6	是 √否	28	√是 否	50	是 √否	72	是 √否
7	√是 否	29	是 √否	51	√是 否	73	是 √否
8	√是 否	30	√是 否	52	√是 否	74	√是 否
9	是 √否	31	是 √否	53	是 √否	75	是 √否
10	√是 否	32	√是 否	54	是 √否	76	是 √否
11	是 √否	33	是 √否	55	是 √否	77	是 √否
12	√是 否	34	是 √否	56	是 √否	78	√是 否
13	√是 否	35	√是 否	57	是 √否	79	是 √否
14	是 √否	36	是 √否	58	√是 否	80	是 √否
15	是 √否	37	√是 否	59	是 √否	81	是 √否
16	是 √否	38	是 √否	60	√是 否	82	√是 否
17	√是 否	39	√是 否	61	√是 否	83	√是 否
18	√是 否	40	是 √否	62	√是 否	84	√是 否
19	是 √否	41	是 √否	63	√是 否	85	√是 否
20	√是 否	42	是 √否	64	√是 否	86	是 √否
21	√是 否	43	√是 否	65	√是 否	87	是 √否
22	是 √否	44	√是 否	66	√是 否	88	√是 否

（二）计算原始分数

EPQ由P（精神质）、E（内外向）、N（神经质）和L（掩饰性）四个分量表构成，它们的记分方式如下，其中选"是"得1分，选"否"得0分，反向记分题（即负号题）相反。

表2-1 EPQ记分方式

序号	量表名称	记分项目
1	P量表 （23）	-2，-6，-9，-11，-18，22，26，30，34，-38，-42，46，50，-56，-62，66，68，-72，75，76，81，85，-88
2	E量表 （21）	1，5，10，13，14，17，-21，25，-29，33，37，41，-45，49，53，55，61，65，71，80，84，
3	N量表 （24）	3，7，12，15，19，23，27，31，35，39，43，47，51，57，59，63，67，69，73，74，77，78，82，86
4	L量表 （20）	-4，-8，-16，20，-24，-28，32，36，-40，-44，-48，-52，-54，58，-60，-64，-70，-79，-83，87

通过计算，戒毒人员王某EPQ测验4个分量表的原始分数分别为：P量表12分，E量表9分，N量表11分，L量表10分。

（三）转换为导出分数

查阅转换表，即常模表，将原始分数转换为导出分数，从而与常模团体进行比较，作出有意义的分数解释。最后EPQ测验4个分量表的导出分数分别为：P量表75分，E量表45分，N量表50分，L量表45分。

（四）绘制量表剖面图与EN分析图

为了更好地解释EPQ测试的结果，可以绘制剖面图和EN分析图。王某的剖面图和EN分析图如图2-1、2-2所示。

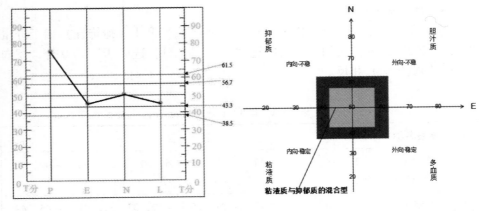

图2-1   EPQ 剖面图   图2-2   E 和 N 的关系图

三、基础铺垫

(一) 记分时的注意事项

1. 对受测者的反应给予及时、清楚而详细的记录，特别是对口试和操作测验，此点尤其重要，必要时可录音和录像。对于测验的环境及测验时的一些突发事件，记分与结果解释时也要考虑到。

2. 评分者应当熟练掌握记分键，特别是非客观题目的记分要求，不得随意记分。标准化测验在手册中都有关于记分原则和方法的说明。例如，在韦氏智力测验中，对于什么样的反应得 1 分、2 分、3 分都有详细解释，并举了一些例子。作为施测者，应当以客观、公正的态度严格依据记分键或评分标准记分。

3. 在个别施测时，评分者不应让受测者看到记分，可用纸板等物品遮挡。这样做：一是避免影响受测者的测验情绪，二是避免分散受测者的注意力。

(二) 常模分数的表示方法

1. 转换表法。转换表是最简单而且最基本的表示常模的方法。一个转换表显示出一个特定的标准化样组的原始分数与其对应的等值分数——百分位、标准分数、T 分数或其他任何分数。如表 2-2 所示。利用转换表可将原始分数转换为与其对应的导出分数，从而对测验的分数作出有意义的解释。简单的转换表就是将单项测验的原始分数转换成一种或几种导出分数。复杂的转换表通常包括几个分测验或几种常模团体的原始分数与导出分数的对应关系。

表 2－2　EPQ 测验 P 量表的 T 分数转换表

T分	男性 16—	20—	30—	40—	50—	60—	女性 16—	20—	30—	40—	50—	60—	T分
120				23		20	23			20	23	20	120
115				22		19	22	23		19	22	19	115
110		22~23		20~21		18	21	22		18	21	18	110
105		21	23	19	23	17	19~20	20~21	22~23	17	19~20	17	105
100		19~20	22	18	22	16	18	19	21	15~16	18	15~16	100
95		18	20~21	17	20~21	14~15	17	18	19~20	14	16~17	14	95
90	23	17	18~19	15~16	19	13	15~16	16~17	17~18	13	15	13	90
85	21~22	15~16	17	14	17~18	12	14	15	16	12	14	12	85
80	19~20	14	15~16	13	15~16	11	12~13	13~14	14~15	11	12~13	11	80
75	17~18	12~13	13~14	11~12	14	10	11	12	12~13	9~10	11	9~10	75
70	14~16	11	12	10	12~13	9	10	10~11	11	8	9~10	8	70
65	12~13	10	10~11	9	10~11	7~8	8~9	9	9~10	8	8	7	65
60	10~11	8~9	8~9	8	9	6	7	7~8	7~8	6	6~7	6	60
55	8~9	7	7	6~7	7~8	5	6	6	6	5	5	4~5	55
50	6~7	5~6	5~6	5	5~6	4	4~5	4~5	4~5	3~4	3~4	3	50
45	3~5	4	3~4	4	4	3	3	3	2~3	2	2	2	45
40	1~2	2~3	2	3	2~3	2	2	1~2	1	1	1	1	40
35		1	1	1~2	1	1	1						35

2. 剖面图法。剖面图是将测验分数的转换关系用图形表示出来。可以很直观地看出被试在各分测验上的表现及其相对位置。如本小节前面所绘制的"EPQ 剖面图"。从王某的 EPQ 剖面图里可以发现：王某的精神质（P）得分非常高，可能是孤独，不关心他人，难以适应外部环境，不近人情，感觉迟钝，与他人不友好，喜欢寻衅搅扰，喜欢做奇特的事情，并且不顾危险；内外向（E）、神经质（N）和掩饰性（L）得分居中，性格既不外向也不内向，情绪反应适中，回

答比较真实，测验结果可供参考。

四、学生实训

在学生中进行症状自评量表（SCL－90）团体测验，测验后同桌交换量表或答题卡，完成测验的记分。SCL－90测验问卷如下：

90 项症状清单（SCL－90）

姓名：_____　　性别：_____　　年龄：_____　　编号：_____
地址（或所在大队）：_____

以下列出了一些在日常生活中可能会出现的问题，请仔细阅读每一条，然后根据最近一周自己的实际感觉，选择最符合您的1种情况，在相应的数字上划"✓"。

	没有	很轻	中等	偏重	严重
1. 头痛	1	2	3	4	5
2. 严重神经过敏，心神不定	1	2	3	4	5
3. 头脑中有不必要的想法或字句盘旋	1	2	3	4	5
4. 头晕或昏倒	1	2	3	4	5
5. 对异性的兴趣减退	1	2	3	4	5
6. 对旁人求全责备	1	2	3	4	5
7. 感到别人能控制你的思想	1	2	3	4	5
8. 责怪别人制造麻烦	1	2	3	4	5
9. 忘记性大	1	2	3	4	5
10. 担心自己的衣饰整齐及仪态的端庄	1	2	3	4	5
11. 容易烦恼和激动	1	2	3	4	5
12. 胸痛	1	2	3	4	5
13. 害怕空旷的场所或街道	1	2	3	4	5
14. 感到自己精力下降，活动减慢	1	2	3	4	5
15. 想结束自己的生命	1	2	3	4	5
16. 听到旁人听不到声音	1	2	3	4	5
17. 发抖	1	2	3	4	5
18. 感到大多数人都不可信任	1	2	3	4	5
19. 胃口不好	1	2	3	4	5
20. 容易哭泣	1	2	3	4	5

21. 同异性相处时感到害羞不自在	1	2	3	4	5
22. 感到受骗，中了圈套或有人想抓住你	1	2	3	4	5
23. 无缘无故地突然感到害怕	1	2	3	4	5
24. 自己不能控制的大发脾气	1	2	3	4	5
25. 怕单独出门	1	2	3	4	5
26. 经常责怪自己	1	2	3	4	5
27. 腰痛	1	2	3	4	5
28. 感到难以完成任务	1	2	3	4	5
29. 感到孤独	1	2	3	4	5
30. 感到苦闷	1	2	3	4	5
31. 过分担忧	1	2	3	4	5
32. 对事物不感兴趣	1	2	3	4	5
33. 感到害怕	1	2	3	4	5
34. 你的感情容易受到伤害	1	2	3	4	5
35. 旁人能知道你的私下想法	1	2	3	4	5
36. 感到别人不理解你，不同情你	1	2	3	4	5
37. 感到人们对你不友好，不喜欢你	1	2	3	4	5
38. 做事情必须做得很慢以保证做正确	1	2	3	4	5
39. 心跳得厉害	1	2	3	4	5
40. 恶心或胃不舒服	1	2	3	4	5
41. 感到比不上别人	1	2	3	4	5
42. 肌肉酸痛	1	2	3	4	5
43. 感到有人在监视你、谈论你	1	2	3	4	5
44. 难以入睡	1	2	3	4	5
45. 做事必须反复检查	1	2	3	4	5
46. 难以做出决定	1	2	3	4	5
47. 怕乘电车、公共汽车、地铁或火车	1	2	3	4	5
48. 呼吸有困难	1	2	3	4	5
49. 一阵阵发冷或发热	1	2	3	4	5
50. 因为感到害怕而避开某些东西、场合或活动	1	2	3	4	5
51. 脑子变空了	1	2	3	4	5
52. 身体发麻或刺痛	1	2	3	4	5
53. 喉咙有梗塞感	1	2	3	4	5
54. 感到前途没有希望	1	2	3	4	5
55. 不能集中注意力	1	2	3	4	5
56. 感到身体的某一部分软弱无力	1	2	3	4	5

57. 感到紧张或容易紧张	1	2	3	4	5
58. 感到手或脚发重	1	2	3	4	5
59. 想到死亡的事	1	2	3	4	5
60. 吃得太多	1	2	3	4	5
61. 当别人看着你或谈论你时感到不自在	1	2	3	4	5
62. 有一些不属于你自己的想法	1	2	3	4	5
63. 有想打人或伤害他人的冲动	1	2	3	4	5
64. 醒得太早	1	2	3	4	5
65. 必须反复洗手、点数目或触摸某些东西	1	2	3	4	5
66. 睡得不稳不深	1	2	3	4	5
67. 有想摔坏或破坏东西的冲动	1	2	3	4	5
68. 有一些别人没有的想法或念头	1	2	3	4	5
69. 感到对别人神经过敏	1	2	3	4	5
70. 在商场或电影院等人多的地方感到不自在	1	2	3	4	5
71. 感到任何事情都很困难	1	2	3	4	5
72. 一阵阵恐惧或惊恐	1	2	3	4	5
73. 感到在公共场合吃东西很不舒服	1	2	3	4	5
74. 经常与人争论	1	2	3	4	5
75. 单独一个人时神经很紧张	1	2	3	4	5
76. 别人对你的成绩没有做出恰当的评论	1	2	3	4	5
77. 即使和别人在一起也感到孤独	1	2	3	4	5
78. 感到坐立不安心神不定	1	2	3	4	5
79. 感到自己没有什么价值	1	2	3	4	5
80. 感到熟悉的东西变陌生或不像真的	1	2	3	4	5
81. 大叫或摔东西	1	2	3	4	5
82. 害怕会在公共场合昏倒	1	2	3	4	5
83. 感到别人想占你便宜	1	2	3	4	5
84. 为一些有关性的想法而苦恼	1	2	3	4	5
85. 认为应该因为自己的过错而受惩罚	1	2	3	4	5
86. 感到要赶快把事情做完	1	2	3	4	5
87. 感到自己的身体有严重问题	1	2	3	4	5
88. 从未感到和其他人很亲近	1	2	3	4	5
89. 感到自己有罪	1	2	3	4	5
90. 感到自己的脑子有毛病	1	2	3	4	5

SCL－90 的每一个项目均采取"1～5"的 5 级评分制，其统计指标主要为两项，即总分和因子分。

90 项症状清单（SCL-90）的记分结果

姓名：_____　性别：_____　年龄：_____　编号：_____
地址（或所在大队）：_____

1. 总分
（1）总分：_____。
（2）总均分：_____。
（3）阳性项目数：_____个。
（4）阴性项目数：_____个。
（5）阳性症状均分：_____。

2. 因子分

序号	因子名	计算公式	因子分
1	躯体化	（1＋4＋12＋27＋40＋42＋48＋49＋52＋53＋56＋58）/12	
2	强迫	（3＋9＋10＋28＋38＋45＋46＋51＋55＋65）/10	
3	人际关系敏感	（6＋21＋34＋36＋37＋41＋61＋69＋73）/9	
4	抑郁	（5＋14＋15＋20＋22＋26＋29＋30＋31＋32＋54＋71＋79）/13	
5	焦虑	（2＋17＋23＋33＋39＋57＋72＋78＋80＋86）/10	
6	敌对	（11＋24＋63＋67＋74＋81）/6	
7	恐怖	（13＋25＋47＋50＋70＋75＋82）/7	
8	偏执	（8＋18＋43＋68＋76＋83）/6	
9	精神病性	（7＋16＋35＋62＋77＋84＋85＋87＋88＋90）/10	
10	其他	（19＋44＋59＋60＋64＋66＋89）/7	

【提示】

1. 总分、总均分、阳性项目数、阴性项目数、阳性项目均分的记分方式见本单元"学习任务二 戒毒人员心理测验的应用"。

2. 通过因子分可以了解受测者的症状分布特点，可作廓图进行直观分析。

五、任务评估

评估要点：评分是否客观、公正；总分和因子分（或分量表分）的计算是否准确无误；所选常模团体是否最合适；原始分数转换为导出分数的操作是否正确；分数的表示方式是否清晰、直观；等等。

项目四　心理测验结果的解释

一、任务描述

心理测验的结果解释非常重要，是测验最后一个环节，主要包括了测验分数的综合分析和报告分数的具体建议等内容。通过学习，学生能了解测验分数的解释与报告的基本原则和方法，能进行合理的测验分数解释与报告。

二、实例示范

以"实训项目三　心理测验的记分"中戒毒人员王某（男，27 岁）完成的艾森克人格问卷（EPQ）为例，对王某的 EPQ 测验进行结果解释。

（一）王某测验分数的综合分析

王某的掩饰性（L）量表得分 45 分，居中，回答比较真实，测验结果可供参考。精神质（P）量表得分 75 分，典型精神质，表现出孤独，不关心他人，难以适应外部环境，不近人情，感觉比较迟钝，与他人不友好等。内外向（E）量表得分 45 分，居中，为内外向的中间型，性格既不非常外向，也不非常内向。神经质（N）量表得分 50 分，居中，情绪反应适中。从 E 和 N 的关系图得知，王某的气质类型属于粘液质与抑郁质混合型，兼有粘液质和抑郁质两种气质类型的特点，但每种特点都没有那样典型。

（二）报告分数时的具体建议

这是性格倾向及类型的测试，并不能说明有什么心理或行为问题。精神质也并非暗指精神病，它在所有人身上都存在，只是程度不同。请参照日常生活中的实际表现来理解本报告的结果。同时，人的大多数能力和性格特征都是可能改变的，测评结果仅是评价个人情况的一个参考因素，请不要把本测验的结果看成是"标签"。

三、基础铺垫

（一）综合分析测验分数时的注意事项

1. 根据心理测验的特点进行分析。由于测验误差的影响，受测者的测验分数会在一定范围内波动，所以要把测验分数视为一个范围而不是一个确定的点。

2. 不能把分数绝对化，不能仅根据一次测验的结果轻易下结论。在心理测验中，有太多因素会对测验分数产生影响。

3. 解释测验分数时，要结合最合适的常模资料，还必须参考测验的信度和效度资料。

（二）报告分数时的注意事项

1. 应告知对于测验分数的解释，而非仅仅报告测验分数。

2. 要避免使用专业术语。

3. 要保证阅读报告的人知道这个测验测量或预测什么。

4. 要使阅读报告的人知道是和什么团体在进行比较。

5. 要使阅读报告的人知道如何运用该分数。

6. 要考虑测验分数将给受测者带来的心理影响。

7. 要让受测者积极参与测验分数的解释。

四、学生实训

根据"学习任务三　戒毒人员心理测验报告的撰写"这一节当中的张某案例，请您对张某进行测验的结果解释。

【提示】

1. SCL－90 测验结果解释中，筛选阳性只能说受测者可能有心理疾病，并不能说受测者一定有心理疾病。要做出心理疾病的诊断，必须由专业人士进行面谈并参照相应疾病的诊断标准。

2. SAS 和 SDS 测验结果解释中，量表分值仅能作为一项参考指标而不是绝对标准。若要对焦虑或抑郁症状进行临床分级，除参考量表分值外，还需要专业人士根据临床症状特别是要害症状的程度来划分。

五、任务评估

评估要点：是否把测验分数视为一个范围；是否把分数绝对化，轻易下结论；解释分数时是否结合常模、信度、效度等资料；是否不当使用专业术语；受测者有无参与到分数解释中来；等等。

学习单元三　戒毒人员的心理评估与诊断

学习目标

　　知识目标：了解戒毒人员心理评估的基本程序与方法；熟悉戒毒人员人格评估；掌握戒毒人员心理诊断。

　　技能目标：根据戒毒人员诊断的基本流程和诊断标准，综合分析戒毒人员行为表现，挖掘背后的症状，逐步鉴别诊断和确诊。

　　态度目标：尊重、共情、认真、严谨。

重点提示

　　心理评估　判断标准　心理诊断　操作流程　鉴别诊断　依据

【案例】

　　某社区服刑人员，男，1993年3月出生。大学毕业，曾参加硕士研究生入学考试，由于备考不充分成绩不太理想。

　　来访者3年前无明显诱因开始特别关注身边的"清洁"问题。每次上课时都尽可能选择没有破损的桌椅才肯就座，如果遇到桌上有划痕或椅子上有墨迹都尽力避开。否则，脑子里就会被这些"脏"现象纠缠而无法安心上课。有时路上有陈旧的油污或地板上有剥落的痕迹，明知不会沾染鞋底，也会绕道而行。

　　后病情逐渐加重，害怕得传染病，因而不跟陌生人接触，在路上行走时总是和别人保持较远的距离。如果不小心被擦身而过的人碰到，或别人大声说话自己正处于顺风时，就会担心很长一段时间：病毒可能已经传染给了我，我会得什么病呢？因而害怕到公共场所和人多的地方去。在公共汽车上总是很小心，不跟别人发生身体接触（直接接触和间接接触）。如果车上太拥挤就会紧张、焦虑、心跳加快、出汗等。对熟悉的同学和家人则没有顾虑。

　　近一年来特别害怕艾滋病，因为得艾滋病就等于宣判了一个人死刑。他认为城市里非常肮脏，有太多的夜总会、发廊等娱乐场所，这些都是艾滋病的滋生地。每天都有很多人到这些地方去，他们的身上如手上、脚上、衣服上就会接触到艾滋病毒；他们到哪里，自然会将病毒带到哪里。于是，他们坐过的椅子、扶过的栏杆等都会成为可怕的传染源。有一次来访者的行李包被旁边的一位中年男子踩了一脚，这使他非常恐惧，认为艾滋病毒已经通过那只脚传到了行李包上。从此，尽量避免外出，尽量不坐公共汽车，尽可能不到公共场所去。同时通过各种途径收集有关艾滋病的知识，如发病机理、临床表现、传播途径、病毒存活条件及存活时间等。但这些知识并不能解除他心中的疑虑：艾滋病毒虽然离开人体后只能存活几分钟，但是刚好在这个时候我接触到了会怎么样呢？伤口和粘膜是艾滋病毒侵入人体的重要途径，若我坐公共汽车时不慎划破了皮肤，艾滋病不就很容易传染给我了吗？……

第一，根据"病与非病"三原则，可以判断该来访者心理属于不正常范畴。

第二，来访者没有精神病性症状，有求助动机，自知力存在，可以排除精神疾病，属于心理障碍范畴，不是精神疾病。

第三，以恐惧、焦虑及回避行为为主要症状表现，病程迁延，且自知力完整，有强烈的求助动机，符合神经症的一般特点，故属于神经症没有疑义，可以排除人格障碍（核心症状为人际关系适应不良）等。但究竟是强迫症还是恐惧症，在诊断上还须认真鉴别。

第四，根据CCMD－3R的分类，神经症主要包括恐惧症、焦虑症、强迫症、躯体形式障碍、神经衰弱及其他或待分类的神经症。本例来访者的表现特征：①以恐惧为主要临床表现，且恐惧的程度与实际危险不相符；②发作的时候伴随明显的自主神经功能紊乱的症状；③因为恐惧，有明显的回避行为；④知道恐惧不合理，自己又没有办法控制。与恐惧症临床表现相符，故诊断为恐惧症，且是对传染病（艾滋病）的单一恐惧症。

第五，和其他神经症相鉴别。一是和强迫症相鉴别，排除强迫症的诊断。虽然来访者有一定的强迫观念，但此症状出现在发病早期，反强迫特征不明显，且强迫与反强迫导致的内心矛盾冲突及痛苦体验不存在。另外，强迫症导致的恐惧是源于自身内部的强迫观念或强迫意向，而本例的恐惧是源自外在特殊对象（陌生人），"对熟悉的同学和家人则没有顾虑"。也就是说，离开特定的对象其恐惧症状自然缓解。最后，此案例表现为由外而内的主动回避行为而不是由内而外的强迫行为，其目的是避免引起恐惧。二是与焦虑症相鉴别。本例来访者的焦虑症状和恐惧症状是在面对特定对象（陌生人——来访者主观认定的艾滋病患者）时诱发的，即是继发性的焦虑症状而非原发性的，故能排除焦虑症。三是与疑病症相鉴别。本案例来访者是害怕得艾滋病，其真正的关注点是害怕得艾滋病而非怀疑自己已经得了艾滋病，故能排除疑病症。

【思考】

1. 如何理解人格水平和人格特征相互作用对行为的影响？

2. 如何根据心理诊断的定位采取合理的矫正机制和策略？

3. 常见心理障碍的诊断与鉴别要点有哪些？

 学习任务一　戒毒人员心理评估

　　戒毒人员心理评估是进行心理咨询与矫治的重要前提。心理评估不仅包括对心理障碍（疾病）的性质、名称、严重程度、病因、预后等基本信息的评估，而且还包括对影响咨询与矫治效果的相关要素的评估，如内在人格水平、求助动机、社会支持系统、影响或促进改善的社会资源等。评估越准确，越有利于制订矫治方案，治疗实施就越顺利，疗效可能就越好。

　　人的内在人格决定了外在行为，人格特征决定了行为模式，人格水平决定了行为效应，动力结构决定了行为的表达。个体习惯于使用相应水平的防御机制。不同人格特征和人格水平决定了相应的行为表现，因而评估戒毒人员的内在人格状况，能更好地预测他们的外在行为。

一、人格特征评估

　　人格是一个统一的整体，为了便于观察、分析和交流，可以把人格分为很多维度，如"内倾—外倾"维度、"支配—被支配"维度、"严谨—随意"维度、"冒险—退缩"维度、"适应—焦虑"维度……从不同的维度将来访者分为不同的等级，以标识其人格特征。如从"支配—被支配"维度可以把人分为五个等级，一端是典型支配，另一端是典型顺从，中间是独立，介于中间点与支配端部分则是比较支配，介于中间点与顺从端部分则是比较顺从。明确了戒毒人员在多个维度的特征，整合起来，便可推测其内隐的行为模式，如果能够洞察其动力结构，更能科学地预测其未来的行为表现。如外向的、典型支配特征的、敢于冒险的个体在人际交往中可能是有魄力的，积极主动的，具有较强的影响力。

　　人格特征的评估一般都依赖于戒毒人员当下或以前的行为表现，从多个生活情境或事件中提炼其典型表现，由表及里地推断。常用的评估方法有观察法、访谈法、测量法等。观察法可以得到当下的第一手资料；测量法可以得到更丰富的信息，且不限于当前；访谈法能相对灵活地把握主题，不仅能看到外在表现，还能获得内在感受，也便于在互动中深入。

　　人格维度的内涵及特征参见人格理论相关内容或心理测验操作理论。

二、人格水平评估

人格是一个连续变化的过程，人格水平一般会随着"经历、体验、领悟、成长"的环节而发生变化，随着年龄的增长而提升，整个人格不断完善。也有极少数人因为遗传、脑外伤、童年创伤等因素使人格发展受阻，停留在一个较低的水平。心理矫正的最终目的就是提升来访者人格水平，促进其在现实生活中的良好适应。究竟如何评估人格水平的高低呢？因为人格的内隐性，我们只能借助其外显的行为表现进行适度地推断。

（一）边界清晰程度

1. 人格水平低的人边界不清。我是谁？什么是我的？我想要什么样的生活？……这些基本问题不确定，受趋利避害的本能驱使，只关注自身需要，自我中心，从自己的兴趣、爱好和价值观念出发，有利的就要，有害的就推。习惯运用分裂的防御机制，认为世界是全好或全坏的。他们偏爱只有获取没有付出、只要权利不要义务、只有表扬没有批评的绝对"好"的生活，生活中出现任何问题和困难都是不应该的，都是别人导致的，因而，承担责任的永远是别人。缺乏安全感，因而疯狂地攫取，通过从外界不停地抓取来填满空虚的内在，"我的是我的，你的也是我的，所有都是我的"。精力向外投注，向外突破别人的边界。

2. 人格水平较高的人虽然边界清晰，但缺乏柔韧性，树立疆界。人格水平较高的人虽然边界清晰，但缺乏柔韧性，非常机械。"我的是我的，谁都不允许碰！你的是你的，不稀罕！"把自己的和别人的完全对立起来，缺乏双赢理念和合作意识。自己的利益，一丝一毫都不愿分享；自己的责任，履行起来即使再吃力也不愿麻烦别人。同样，别人的利益，即使别人非常乐意分享自己也不去碰，往往生硬地拒绝，拒人于千里；别人的义务，即使自己举手之劳就能搞定也不愿意搭手，因为害怕别人得寸进尺带来更大的麻烦。习惯于过度防御，强烈地捍卫，总担心别人占自己的便宜，似乎只有跟别人划清界限才能确保自己的利益不受损失，也是缺乏安全感的表现。

3. 人格水平高的人边界清晰，柔和而有力，具有充分的意志自由。人格水平高的人安全感十足，采取开放、信任、积极、有力的方式适应外界。首先，对客观认识深刻，内在确定感强，自己的就是自己的，别人的就是别人的，知道我和别人的边界，但不一定机械固守。其次，有充分的安全感，开放度高，防御性低。不害怕被外力挤压而丧失边界，不担心自己的东西被外界掳走，"我的是我的，我的地盘我做主；你的是你的，尊重意愿好商量"。再次，遵从自己的意愿而不是外界压力自如地处理问题。当别人需要自己的资源时，有足够的力量不被绑架，拒绝或借让都在合情合理的框架下自然地决策和执行，不因压力而变形，不因诱惑而失控，坦然应对。能根据自己的意志作出决策，享有充分的意志自由。最后，能在自己的边界之外寻找合理的资源，让边界之内和边界之外流动起来，更好地适应生活。如果自己需要别人的帮助时，愿意表达自己的愿望，请求别人的帮助，但也尊重对方的意志自由，不绑架不纠缠，不因对方的拒绝而猜忌或心存芥蒂，也会在感激对方施以援手之后提供合理的交换情境。维护边界，不以破坏别人的边界为目的，柔韧地坚持，达到双赢或多赢。

（二）防御机制水平

个体在婴儿时期，存在着一对基本的矛盾：为保障生物个体存在的生存需求、对爱（亲近）的需求与自己无法满足自己的这些基本需求之间的矛盾。这种需求不能得到恰当满足所带来的焦虑是所有焦虑的源头，被称为"原始性焦虑"。随着个体的发育，在个体面临各种现实危险时，便会诱发原始性焦虑，为抵御这种焦虑的行为模式就是防御机制。人格水平和防御机制之间存在千丝万缕的联系，防御机制可以有不同的层次，个体人格水平的高低决定了他/她最常使用相应水平的防御机制。因而，从个体经常的、核心的防御机制也能推断人格水平的高低。

1. 自恋性防御机制。这类防御机制常见于精神分裂症的病人中。运用这类防御机制可以在主观世界营造一个符合自身意愿的"客观世界"，通过幻想等防御机制改变现实，自我满足与陶醉，但却使运用者看上去与"疯子"无异，无法得到绝大多数人的理解与共鸣。

2. 不成熟的防御机制。这类防御机制常见于人格与情感障碍的病人中。通常是由于受到来自人际间亲密关系的威胁或害怕体验这种关系的丧失而作出的改变。疑病、被动攻击、见诸行动等，其表现形式通常为不被社会接纳的错误行为。

3. 神经症性防御机制。这类防御机制常见于各类神经症患者中，也可见于成人的应激性反应之中。使用这类防御机制的目的在于能改变自身的感觉或本能的表达，常常以个性化的方式表现出来，难以被常人理解。

4. 成熟的防御机制。这类防御机制通常见于10岁以后的正常个体，整合了外界评判与自我观念、客观现实与自我需求、自身意愿与他人需求等出现于恰当的场合。包括升华、利他、幽默等。

（三）适应外界的层次

1. 恐慌。缺乏积极的自我观念和应付环境的能力，对现实判断严重失真，失去了对自己和环境的控制，内心恐慌而出现冲动行为，很可能伤害自己或他人，需要严密的保护和管束。

2. 迟钝。个人稍能控制环境，但仅仅是在面对困难或化解危机时被动应付。

缺乏自主性目标和自发性行为，更缺乏克服困难的意志行为，责任感低于正常水平，像一个永远长不大的孩子。缺乏主见，生活被动，客观上通常需要帮助，主观上却得过且过。缺乏动力，依赖他人，往往生活在别人的督促下。

3. 努力。个人能控制不良的情绪反应，努力面对困难，行为有一定的计划，生活有目标，但目标水平太低，只求摆脱危险，不求进一步的发展。缺乏安全感，自我评价低，开放度低，不敢真实表达自己。决策犹豫不决，行为尽量稳妥，效率低下。人际交往被动，在领导和权威面前局促不安，与陌生人交往羞怯。因为太在意自己在别人心目中的形象而期待别人好的评价，害怕失败、出丑、被拒绝、被嘲笑等，因而极端努力想表现得更好。

4. 应对。个体目标明确，计划长远，积极向上，成就动机强烈，行动高效。不甘平庸，努力攀登，把生活作为挑战而不是危机，有克服困难的毅力，不达目的誓不罢休。因为不知道自己真正需要什么，不能确信自己的成功，行动的支点源于跟别人比较时的优越感，在比较中前行。不允许自己落后，不接受别人比自己强，总在打败别人、取得优势的时候寻找存在感，这种优势会带来欣喜和满足。但心灵深处确定感不强，总担心长江后浪推前浪、江山辈有人才出，努力获取的优势转瞬即逝，焦虑感驱使自己不停地投入到下一个竞争中去……行为的动力聚焦于向别人和自己证明自己的成功，是背负成功包袱的成功者。

5. 熟练。自我接纳，内在确定，对自己和外界有清楚的认知。个人目标笃定，动力聚焦，行为稳定，在人生理想或目标的引领下有效行动，不为无谓的小事而分心，很少感到不适宜。成功来自于自我目标的逐步实现而不是跟别人比较的优越感，不因别人的成功而倍感压力，能发自内心地欣赏别人的成绩。安全感十足，能被他人认同，也能认同他人。偶尔失败也不丧失其积极的自我观念，是永远享受生活的淡定者。

（四）内在确定感和自我价值感

1. 内在自我的确定。人格水平高的人自我确定感强，自我认知清晰。知道我是谁，我想要什么，我在做什么，我要到哪里去。我型我秀，我就是我，不一样的烟火。我的行动遵从于我的意志，而跟外界评价关系不大。如果我的某一方面很差，别人说我好我也不会盲目相信，依然确定这些不足是存在的；如果我的某些东西好，别人再怎么否定也改变不了。独立意识强，受暗示性差，对外界评价的依赖性较低。内在需要确定，动力聚焦而持久，"需要—决策—行动—结果"的每一个环节都有相对的确定感。内在规则确定，能就是能，不能就是不能；要就是要，不要就是不要。不怕外来诱惑，不因外来强大诱惑而惶恐不安，不过分防御。

2. 情绪的稳定性。人格水平越高，情绪越趋于稳定。能有力地维护自己的边界，不因拿不到额外的利益而懊恼，不因维护不了自身的利益而愤怒，不因控制不了而气馁，不因意志自由被剥夺而郁闷，不被过去的不甘而纠缠，不因未来的不确定而焦虑……把自己放在一个合理的位置，顺应自然，为所当为。有了情绪能觉察情绪来自哪里，能分辨哪些是别人的问题，哪些是自身的不足，有澄清冲突的心智、摆脱情绪困扰的能力。情绪的稳定性是一个连续的，也是一个变化的过程，因而评估情绪的稳定性也应留意情绪变化的趋势，如持续低水平和偶尔退行的低水平反映的人格水平是有差异的。

3. 开放度高低。开放度较高，防御性低，愿意跟外界积极地、适度地互动，不逃离现实环境，不回避自身敏感问题。不因担心自身缺点威胁到自恋满足而过分掩藏，内在真实状况和外在表达相对一致，不仅仅以好的部分示人。不因自身的缺点而自怨自怜，背负沉重的包袱。开放度低、防御性高的人则与之相反，生活、工作和学习中总是选择性与人交往，害怕被人关注，有的隐居家里不出门甚至逃到虚拟世界寻求补偿。开放度高低与自我接纳程度相关。人格水平高的人自我接纳程度高，自我意象确定，知道"我"有优点、有好的部分，也知道"我"有缺点、有不足的部分，能将两部分较好地整合为一个整体。开放度又影响个体人格的成长，"越开放，越成长"，愿意面对自身问题并解决问题而不是掩耳盗铃，在人际关系上愿意跟人交往，有情感流动和相对稳定的连接，形成良性循环。

三、动力系统评估

动力系统是以需要为核心，包括动机、需要、兴趣、爱好、价值观和信仰等在内的个体内在动力结构，是个体所有行为的发起者和人格发展的原动力。

动力系统评估主要从动力的聚焦性、动力的持久性、动力的指向性、动力的强度等维度进行。动力的聚焦性是指动力的专注程度，个体是否愿意屏蔽无意义刺激而专注到特定对象上。表现为优势需要、核心兴趣等，如聚精会神、漫不经心、迷茫无助等。动力的持久性则是指动力维系的时间长短，如需要的确定性、动机的明确性、兴趣的持久性、观念（立场）的坚定性等，表现为患得患失、容易放弃等。动力的指向性指动力指向的对象，以个体为分界可以将动力分为指向内或者指向外。动力指向内部时个体倾向于与自身互动，如内敛、喜欢独处、自省、孤僻、冷漠、攻击转向自身等。动力指向外时个体是外向的、热情的、爱热闹、喜欢刺激和冒险的。动力的强度表现为需求达成的强烈程度以及满足与否时情绪表达的激烈状态。如当动力系统被严重破坏时的抑郁状态和动力十足的激情状态等。

动力系统决定了个体行为的表现，影响人格发展的状况。对戒毒人员动力状况进行评估，有利于发掘戒毒和成长的积极动力并加以保护和利用，化解阻碍戒毒和成长的阻力；同时将戒毒人员的动力引导到适应社会的现实领域中去，边发展边戒毒。

总之，人格具有相对稳定性，因而是可以评估的；人格具有内隐性，评估只能间接进行，增加了评估的难度；人格具有发展性和连续性，评估要参照过往的重要线索才能更好地看清当下，评估的结论也不是绝对不变的；内在人格各要素是协同作用的，具有整体性，在评估人格时要注意在整个人的背景下进行，不能只见树木不见森林。

 ## 学习任务二　戒毒人员心理诊断

一、心理状况分类

人的心理现象纷繁复杂，人类一直在不停地自我探索。什么是正常？什么是异常？很难找到合适的标准将它们区分开来，即使从理论上能够做出判断，在实践中依然会碰到无法区分的情境。为了便于交流，一般倾向采用如下分类体系。

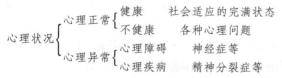

图 3-1　心理状况分类体系

采用二分法，将人的心理状况分为心理正常和心理异常两大类，是标明和讨论"有病"或"没病"等问题的一对范畴。

心理正常分为心理健康和心理不健康两种。"健康"和"不健康"是另外一对范畴，是在"正常"范围内，用来讨论"正常"的水平高低和程度如何。健康和不健康是一个正常个体在现实中常有的两种状态，这两种状态会相互转换。心理健康是个体社会适应的完满状态，指心理形式协调、内容与现实一致和人格相对稳定的状态。心理不健康又称心理亚健康或心理问题，是由现实因素诱发的内心冲突，表现为不同程度的情绪困扰。根据情绪反应的程度、持续时间长短以及内容是否泛化等又可以分为一般心理问题和严重心理问题。轻者情绪不泛化，紧紧围绕最初事件和当事人，转移注意时情绪即刻恢复正常；重者情绪可以泛化，波及相关的人和类似事件。情绪持续时间不长，随事件的解决而消失。

心理异常根据严重程度不同又可以分为心理障碍和精神疾病。心理障碍是一大类，包括神经症、癔症、人格障碍、冲动控制障碍、心理因素引起的生理功能障碍及儿童和青少年期的品行障碍和情绪障碍等。心理障碍属于心理异常的范畴，每种心理障碍都有自己独特而稳定的症状，如强迫症状、回避行为、恐惧症状等。与心理亚健康的核心表现为情绪困扰及相关生理症状不同，心理障碍患者内心都会有冲突，内在感受痛苦，因而会主动寻求他人（特别是心理医生等专业人员）的帮助，也就是说自知力存在，有主动求医行为，这一点不同于精神疾病。精神疾病也是一大类，包括精神分裂症、情感性精神障碍（双相障碍、抑郁发作等）、偏执性精神病（偏执狂）等。这类患者有病理性错觉、幻觉、妄想及其他思维障碍等精神病性症状，这些症状使得患者对客观世界的认知、评判出现偏差，从而引发与环境不相符的情感倒错、行为怪异等；同时，精神疾病患者自知力丧失，他们不觉得自己有病，不会主动求医。

二、诊断基本流程

心理诊断是应用心理学的理论和技术，是对来访者的心理活动和人格特征进行评估和鉴定的过程，目的是确定其心理变化的程度和性质。无论戒毒人员的心理状况如何，心理工作者都不用预先假定，只需依据线索进行分析，逐渐排除，缩小范围，最后根据症状标准、病程标准、严重程度标准和排除标准进行确诊。

（一）排除躯体疾病

有一些躯体疾病会导致精神症状，如肝病、脑中毒等可能会引起意识障碍，如注意不能集中、情感茫然、反应迟钝、理解困难、判断出错等；甲亢会引起失眠、话多、情绪不稳、易激惹、烦躁、精神运动性兴奋；长期药物依赖、慢性躯体疾病可能导致人格改变、智能降低等。这些精神症状与原发躯体疾病在病情上有平行关系，在时间上有先后关系，在起源上有从属关系。这些精神症状躯体疾病的伴随症状，具有一过性或情境性，随着躯体疾病的好转而消失，因而在诊断时主要倾向生理疾病。

如果精神症状严重且持续时间较长，可以考虑合并诊断。

（二）区分心理正常与心理异常

依据"病与非病"三原则来进行鉴别，三原则都没破坏则为心理正常，破坏任何一个原则就为异常。

1. 主、客观世界（个体与环境）统一性原则。个体要生存和发展，必须适应外界规律，跟外界环境良性互动，从外界获取资源满足自身需要。人的精神或行为只要与外界环境失去同一，必然不能被人理解。譬如，因各种幻觉、妄想等精神症状的干扰，精神分裂症患者容易丧失现实检验能力，破坏这一原则。

2. 精神活动内在一致性原则。一个人的内在知、情、意达到协调一致，才能获得内心的宁静和意志自由。对外界事物或他人有什么样的认知评价，就会产生适应性意志行为，行为的效应与自身需要契合与否从而产生相应的情绪体验。神经症如强迫症、恐惧症患者容易破坏这一原则。

3. 个性的相对稳定性原则。一个人的个性（人格）是逐渐形成的，尤其是成年后具有相对稳定性，在没有外界重大变革的情况下，个性突然改变，行为习惯变得不同寻常，预示着个体可能出现了异常心理。

（三）如果正常，则区分其状态是心理健康还是不健康（各种心理问题）

许又新教授（1988年）提出心理健康可以用三类标准（或从三个维度）去衡量，即体验标准、操作标准、发展标准。他同时指出，不能孤立地只考虑某一类标准，要把三类标准联系起来综合地加以考察和衡量。郭念锋教授于1986年在《临床心理学概论》一书中提出评估心理健康水平的十个标准包括：心理活动强度、心理活动耐受力、周期节律性、意识水平、暗示性、康复能力、心理自控力、自信心、社会交往和环境适应能力，并作了相应的描述，也可以参考。心理健康与不健康是正常人的两种不同生活状态，可以相互转化，人格水平高低、外来刺激事件会影响转换的频率。鉴别两种状态的关键点是内心有没有纠结、外在有没有负性的情绪，健康是社会适应的完满状态，没有负性情绪；而不健康则是内心冲突导致的情绪困扰。不健康则要鉴别是一般心理问题还是严重心理问题，最重要的鉴别点是看情绪反应是否泛化。情绪反应没有泛化、紧紧围绕最初事件和当事人，可以判定为一般心理问题；如果情绪反应泛化，对类似的事和类似的人都有情绪反应，则为严重心理问题。

（四）如果心理异常，则要鉴别是心理障碍还是精神疾病

鉴别心理障碍与精神疾病的关键点有两个，即精神病性症状是否存在、自知力是否存在。如果既没有精神病性症状自知力又存在，则为心理障碍的范畴；如果存在精神病性症状，或者自知力丧失，则为精神疾病的范畴。

（五）各种心理障碍和精神疾病的确诊

1. 确诊标准。依据症状标准、病程标准、严重程度标准和排除标准这四大标准，尤其是症状标准来确诊。

2. 确诊的内容。包括心理问题的性质和名称、病情的严重程度与病程长短、心理问题产生和发展的原因（内因、外因、主因、诱因）、人格水平如何或其他问题、来访者的人格特征及领悟力等影响治疗进程的因素如何、家庭经济状况、人际资源如何等。

3．确诊技巧及步骤。

（1）找到表现背后的症状（不主张直接用表现做诊断）。

（2）分析症状（群）。通过对特征性症状、核心症状、主要症状及伴随症状的分析，确认来访者的主要病情及严重程度等。

（3）与诊断标准对比，确定心理障碍的性质及名称。如果当前信息尚不充分，没有达到诊断标准，则需要进一步核实而不是妄下结论。

（4）鉴别诊断，排除或确认是否合并其他心理障碍。

（5）明确诊断，及时转入治疗阶段。

三、几种常见异常心理的临床表现与诊断

（一）精神分裂症

精神分裂症是一种病因未明的常见精神疾病，具有感知、思维、情感、意志和行为等多方面的障碍，以精神活动的不协调或脱离现实为特征。通常意识清晰，智能多完好，可出现某些认知功能损害。多起病于青壮年，常缓慢起病，病程迁延，部分患者可发展为精神活动的衰退。发病期间自知力基本丧失（经过治疗自知力可以恢复）。临床上可分为以下几种常见类型：

1．青春型。以联想障碍，精神活动全面紊乱，思维松散破裂，行为愚蠢、恶作剧以及性轻浮为主要症状表现。

2．偏执型。以妄想、幻觉为主要症状表现。

3．紧张型。以精神运动性抑制障碍、紧张性木僵和紧张性兴奋交替出现为主要症状表现。

4．单纯型。以起病缓慢，持续发展，意向逐渐减退、退缩、懒散为主要症状表现，治疗困难，愈后不良。

诊断标准如下：

1．症状标准：至少有下列 2 项并非继发于意识障碍、智能障碍、情感高涨或低落，单纯型分裂症另有规定：

（1）反复出现的言语性幻听。

（2）明显的思维松弛、思维破裂、言语不连贯，思维贫乏或思维内容贫乏。

（3）思维被插入、被撤走、被播散、思维中断，或强制性思维。

（4）被动、被控制，或被洞悉体验。

（5）原发性妄想（包括妄想知觉、妄想心境）或其他荒谬的妄想。

（6）思维逻辑倒错、病理性象征性思维，或语词新作。

（7）情感倒错，或明显的情感淡漠。

（8）紧张综合征、怪异行为，或愚蠢行为。

（9）明显的意志减退或缺乏。

2．严重标准。自知力障碍并有社会功能严重受损或无法进行有效交谈。

3．病程标准。

（1）符合病症标准和严重标准至少已持续1个月，单纯型另有规定。

（2）若同时符合分裂症和情感性精神障碍的症状标准，当情感症状减轻到不能满足情感性精神障碍症状标准时，分裂症状需继续满足分裂症的症状标准至少2周以上，方可诊断为分裂症。

4．排除标准。排除器质性精神障碍及精神活性物质和非成瘾物质所致精神障碍。尚未缓解的分裂症病人，若又罹患本项中前述两类疾病，应并列诊断。

（二）偏执性精神病（偏执狂）

偏执性精神病的典型特征表现为偏执型人格及系统性妄想。以偏执型人格为基础，病前有偏执型人格缺陷。个人中心，主观固执，敏感多疑，嫉妒心强，记仇，报复欲强烈，强词夺理。由于主观固执，敏感多疑，常曲解别人言行的实质，按本人的主观臆测赋予特定意义，而逐渐形成偏执观念，在偏执观念的支配下，常与周围人发生矛盾冲突，强化形成妄想并随生活事件的增多不断巩固、系统化，恶性循环，导致偏执性精神疾病。

持续的系统性妄想是偏执性精神疾病的典型症状。其妄想症状不同于精神分裂症的妄想，具有如下特征：①现实性。内容都具有一定的现实基础。②固定性。每个患者妄想的内容千差万别，但一般都比较固定。③渐进性。内容在不断丰富和发展。④系统性。内容前后联系，相互印证和加强。⑤妄想的发生还具有隐蔽性。

常以被害妄想开始，认为有人要陷害他，做事都是针对他，故意在整他，不断扩大自己的对立面，从最初的单个对手扩展到团伙、部门、社会，故在被害妄想的同时存在关系妄想。在被害妄想的影响下，与周围环境发生冲突和矛盾，加上关系妄想和人格障碍，容易把冲突和矛盾作为进一步迫害他的证据，这种恶性循环使妄想更牢固、更系统。被害妄想常与诉讼妄想相伴随，为了摆脱"压迫"，患者可以散发传单，一次次、一级级上告，不达目的誓不罢休。部分患者存在嫉妒妄想、钟情妄想等。很少出现幻觉，也不出现被控制感。

（三）心境障碍

心境障碍又称情感性精神障碍，是以明显而持久的心境高涨或心境低落为主的一组精神障碍。伴有相应的认知和行为改变，严重者可有幻觉、妄想等精神病性症状。大多有反复发作倾向，治疗缓解后或发作间期精神状态基本正常，但部分患者有残留症状或转为慢性。

1．躁狂发作。其典型表现为"三高"：情绪高涨、思维奔逸、精神运动性兴奋。

（1）情感高涨。患者主观感觉特别愉快，感到无比快乐和幸福，自我感觉良好，整天兴高采烈，得意洋洋，笑逐颜开，"春风得意马蹄疾"，认为一切都非常美好。是协调性的，具有一定的感染力，常博得周围人的共鸣，引起阵阵笑声。情绪不稳，变幻莫测，时而欢乐愉悦，时而激动暴怒，部分患者临床上以情绪不稳为主要表现，以愤怒、易激惹、敌意为特征，暴跳如雷，怒不可遏，甚至出现破坏及攻击行为，但常常很快转怒为喜或赔礼道歉。在情感高涨的同时，可出现夸大观念，自我评价过高，表现为高傲自大、自命不凡，认为自己是最成功的，能力是最强的，是最正确的。

（2）思维奔逸。表现为联想过程（速度）明显加快，自觉思维非常敏捷，思维内容丰富多变，头脑中的概念不断涌现，有时觉得舌头在和思维赛跑，言语跟不上思维的速度。言语增多、滔滔不绝、手舞足蹈、眉飞色舞，即使口干舌燥、声音嘶哑，仍要讲个不停。严重者音联、意联、随境转移。

（3）精神运动性兴奋。精力旺盛，兴趣广泛，动作快，速度敏捷，活动明显增多，且忍耐不住，整天忙忙碌碌，做事常常虎头蛇尾、有始无终、一事无成。对自己的行为缺乏正确的判断，常常随心所欲，不考虑后果，如任意挥霍钱财、十分慷慨、随意将礼物赠送同事或路人。注重打扮装饰，并不得体，招引周围人的注意，甚至当中表演，乱开玩笑，好接近异性。爱管闲事，乱指挥别人，训斥同事，认为自己有过人的才智，可解决所有的问题，故任何事都想参与但毫无收获。严重时，自我控制能力下降，甚至有冲动毁物行为。

2. 抑郁发作。典型表现为"三低"伴明显的躯体症状：情绪低落、思维缓慢、精神运动性抑制及躯体症状。

（1）情绪低落。显著而持久的情感低落，抑郁悲观。终日忧心忡忡，郁郁寡欢，愁眉苦脸，长吁短叹。轻者兴趣减退，闷闷不乐，无愉快感；重者痛不欲生，悲观绝望，有度日如年、生不如死之感，如"活着没意思""心里难受"等。部分患者伴有焦虑、激越症状。在情感低落的影响下，自我评价过低，自感一切不如人，产生无用感、无希望感、无助感、无价值感，并将所有的过错归咎于自己。在悲观失望的基础上，产生自罪自责甚至罪恶妄想、疑病观念、幻觉等。

（2）思维迟缓。思维联想速度缓慢，反应迟钝，思路闭塞，自述"脑子像生了锈的机器""开不动了"。表现为言语减少，语速明显减慢，音调变低。思考问题困难，工作和学习能力下降。

（3）意志活动呈显著持久的抑制。表现为行为缓慢，生活被动、懒散，不想做事，不愿和周围人接触，常独坐一旁，严重时可发展为"抑郁性木僵"。严重者有消极自杀的观念和行为，成功率高。

（4）躯体症状。很常见，主要有睡眠障碍、食欲减退、性欲减退、阳痿、闭经、便秘、全身乏力、疼痛等。特征性睡眠障碍为早醒，也有入睡困难者。

所有症状有个共同的节律特点：晨重夜轻，即在早晨最为恶劣，傍晚则有所减轻。

3. 双相障碍。表现为情绪高涨与情绪低落交错发作，有间歇期，单次发作时间内只有躁狂或抑郁，症状表现与单相相似，一般症状严重程度比单相要轻。

（四）人格障碍

人格障碍是指人格内在各种特性的异常或整个人格的不协调，人格明显偏离正常，形成了一贯的反映个人生活风格和人际关系的异常行为模式。这种模式明显影响其社会功能，造成对社会环境的适应不良，病人为此感到痛苦。

人格障碍的共同特征为：一般开始于童年或青少年时期；行为偏离正常，尤其在待人接物方面突出；行为常受本能欲望、偶然动机的驱使，自制力差，缺乏目的性、计划性、完整性；无自知之明，难以从失败中吸取教训；给别人带来痛苦，给社会带来不良影响。

临床常见的人格障碍有：偏执性人格障碍，以猜疑和偏执为特点；反社会性人格障碍，以行为不符合社会规范、经常违法乱纪、对人冷酷无情为特点；冲动性人格障碍，以情感爆发伴明显行为冲动为特征；分裂样人格障碍，以观念、行为和外貌装饰的奇特、情感冷漠及人际关系明显缺陷为特点；表演性人格障碍，以过分的感情或夸张言行吸引他人的注意为特点；强迫性人格障碍，以过分的谨小慎微、严格要求与完美主义及内心的不安全感为特征；焦虑性人格障碍，总感到不安全、紧张与提心吊胆、自卑，需要被人喜欢和接纳，对拒绝或批评过分敏感，爱夸大日常生活中的潜在危险而回避某些活动；依赖性人格障碍，以过分依赖为特征。

1. 症状标准。个人的内心体验与行为特征在整体上与其文化所期望的和所接受的范围明显偏离，这种偏离是广泛、稳定和长期的，起始于童年和青少年时期，至少有下列一项症状：

（1）认知（感知解释人和事物，由此形成对自我和他人的态度和行为方式）的异常偏离。

（2）情感（范围、强度及适切的情感唤起和反应）的异常偏离。

（3）控制冲动及满足个人需要的异常偏离。

2. 严重标准。使病人感到痛苦或社会适应不良。

3. 病程标准。始于童年、青少年、成年，已持续2年以上。

4. 排除标准。非躯体疾病引起非特种障碍的表现及结果。

（五）神经症

神经症是一组精神障碍的总称，共同特征为：病前有一定的人格基础；起病常与社会心理因素有关；意识的心理冲突，有自知力；疾病痛苦感明显，有求治要求；症状表现为脑功能失调症状、情绪症状、强迫症状、疑病症状、分离或转换症状、多种躯体不适等（具有心因性特征）；一般没有相应的器质性病变；无精神病性症状；影响心理功能或社会功能，学习、工作和生活受影响，行为一般保持在社会规范允许的范围内。

1. 焦虑症。焦虑症以广泛持续性焦虑或反复发作的惊恐不安为主要特征，常伴有自主神经功能紊乱、肌肉紧张与运动性不安，临床分为广泛性焦虑障碍与惊恐障碍两种形式。

广泛性焦虑症是焦虑症最常见的表现形式。①以原发性焦虑症状为主要临床表现。②行为方面表现为运动性不安：坐卧不宁、来回走动、辗转反侧。③心理生理症状：入睡困难和慢性疼痛。④伴自主神经功能紊乱症状和其他继发症状。

惊恐发作的表现：①无特殊的处境或对象而出现惊恐体验，伴濒死感或失控感。②惊叫、呼救、全身发抖或全身瘫软等。③严重的自主神经功能紊乱症状，如心动过速、大汗淋漓、气喘吁吁、胸闷等。④突然起病，迅速终止，一般持续5～20分钟，可复发。

2. 强迫症。强迫症是以强迫症状为主要表现的神经症，其诊断要点为：①以强迫症状为核心表现。强迫观念、强迫意向、强迫行为，一种为主，也可几种均存在。②自我强迫与有意识的反强迫同时存在。③（二者的尖锐冲突使）患者焦虑和痛苦。④自知力完好，求医心切。

3. 恐惧症。恐惧症是以恐怖症状为主要表现的神经症，患者对某特定的客体或处境或与人交往时，发生了强烈恐惧，并采取主动回避的方式来解除焦虑不安。分为场所恐惧症、社交恐惧症、单一（特定）恐惧症。①以恐惧为主要临床表现，且程度与实际危险不相符。②有明显的回避行为。③发作时伴明显的自主神经功能紊乱的症状。④知道恐惧不合理，但没有办法控制。

4. 神经衰弱。神经衰弱主要表现为疲劳、头痛、食欲差以及其他各种各样的躯体和心身的症状，其中核心症状是易疲劳。大多缓慢起病，症状呈慢性波动性，症状的消长常与心理冲突有关。核心表现为：①脑功能失调的症状，表现为精神易兴奋与易疲劳交替出现，前为因，后为果。②情绪症状主要为烦恼、易激惹与紧张。③心理生理症状表现为躯体不适症状，最常见有睡眠障碍（失眠）与紧张性头痛，有的表现为浑身酸痛、慢性疼痛等。

5. 疑病症。疑病症是怀疑自己得了某种严重的疾病甚至不治之症，为确诊而反复求医反复检查。诊断要点为：①过分关心自己的健康，怀疑自己有病，不易被说服。②反复求医，反复检查。③往往有躯体症状或特殊经历作为诱因。④无器质性病变作为基础。

 学习任务三 戒毒人员心理评估的基本方法

心理评估是通过访谈、测验、观察、个案、问卷等方法来收集当事人的信息，并运用分析、推论、假设等手段对其心理问题的基本性质加以判定的过程。利用各种途径充分地收集第一手信息，去伪存真，并有效地加以分类。通过分析确定问题的性质、名称和严重程度。通过假设和验证，确定影响来访者心理健康的相关因素，是评估问题的主要目的。所以，评估问题既影响着心理干预目标的最终确立，也影响着干预策略的选择与实施。心理诊断的基本方法主要是各门学科都常用的方法，主要包括：观察法、会谈法、测量法、产品分析法和综合分析法等。

一、观察法

（一）观察法概述

观察是一种有目的、有计划、比较持久的知觉活动。观察法是心理工作者通过感官或借助科学的观察仪器与装置，对戒毒人员的行为和活动进行系统的观察，以取得第一手资料的实践活动。观察常与思考紧密联系。观察内容包括：外表、行为、语言特点、思维内容、认知功能、情绪、灵感与判断等。

观察时必须尊重人性，遵守法律和道德原则，不能伤害到被观察者。应注意客观地观察，不干预被观察对象，让事件自然而然地发生（危机事件则应警惕，谨防不良后果发生）。应尽量从多方面、多角度、不同层次进行观察，搜集翔实可靠的第一手资料。密切注意各种细节，不遗漏偶然事件，详细做好观察记录；积极开动脑筋思考，加强与理论的联系，用理论指导观察。

观察所获得的资料比较客观、真实，能够真实地反映个体及群体心理现象。资料越多越翔实，供分析、推理、验证的功能越强大，如果利用大数据进行分析就越能由表及里、由感性到理性，结论就越科学。

（二）观察法的实施

1. 明确观察主题，选择观察对象。明确观察主题即选择和确定研究问题，如危机风险、工作适应、团体关系等，根据不同的主题确定观察内容。在选定观察主题的同时，也基本上确定了观察对象。因为问题的选择和确立必须考虑到在某一特定的情境里观察者是否能进行自然观察。从观察者和观察对象数量关系角度可以分为多对一观察、一对一观察、一对多观察和多对多观察等。无论哪一种观察方式观察者都应该确保收集到观察对象的某些特征，能把他从背景人群中有效地分离出来而不至于迷失目标。在多对多观察时更应该提前将观察对象分配给观察者，以免对象遗漏或者被忽略。

2. 制订观察计划。在观察计划中要根据观察主题明确观察内容、重点、范围；收集的材料；观察的次数；观察的时间；采用的仪器；制订表格以及填写的要求等。

3. 做好观察准备。观察准备是否充分，往往影响观察的成败，只有周密的观察准备，才有可能准确地收集观察材料。观察前应确定观察的项目和指标、选择合适的途径和方法、进行科学的观察取样、设计记录表格及记录方法等。

4. 按照计划进入现场实施观察并做好记录。进入现场要注意两点，一是选好观察位置，有较好的角度和光线以保证观察有效、全面、精确；二是不惊扰观察对象，以免被观察者产生戒备心理。实施观察要注意看、听、问、思、记等互相配合，以达到最佳效果。

5. 整理与分析观察资料。观察记录的材料要加以整理和分析，准备下一步撰写研究报告论文。检查材料是否充分，特别核实是否遗漏或错误，以便及时补充和修正。

6. 提出观点并撰写研究报告。根据对观察资料的分析研究，提出自己的认识，并加以理论的论证，最后撰写成研究报告。

二、访谈法

访谈法是指通过心理工作者和戒毒人员面对面地交谈来了解戒毒人员的心理和行为的心理学基本工作方法。因研究问题的性质、目的或对象的不同，访谈法具有不同的形式。摄入性会谈是收集资料常用的方法，通过以问题为中心的会谈，了解背景资料、健康状况、戒毒状况和家庭状况，以及来访者当前的感受、状态、咨询动机和期望等。其操作步骤分为：

（一）建立咨询关系

咨询关系是进行心理矫治的前提，好的咨询关系使戒毒人员感到安全、温暖、值得信赖，有利于提高他们的开放程度，戒毒人员才能放下防御，敞开心扉，将内心真实的想法和感受表达出来。建立咨询关系是心理矫治的核心内容，建立咨询关系既受戒毒人员的求助动机、合作态度、期望程度、自我觉察水平等因素影响，也受心理咨询师的亲和程度、人性观、咨询理念和态度的影响，因而，咨询师应具有尊重、热情、真诚、共情、积极关注等特质。

（二）确定谈话主题

会谈的主题随着矫治的进程而不同，早期重点目标是认清个体，明白问题是什么，以收集资料为中心。收集资料的顺序一般为"是什么—为什么—怎么办"。以当前问题为中心，挖掘核心症状、主要表现、内心感受等；向前追溯，第一次发病是怎样出现的，当时的表现如何；从第一次到现在，症状发展、变化的趋势怎样；童年早期经历怎样（生活史、学习史、出生状况）；家族史如何；智力、领悟力怎样；求助动机如何；人格水平如何；社会支持系统如何（家人、亲戚、朋友）等。矫治后期重点目标是矫正不良行为、澄清不合理认知观念并构建合理的认知观念、帮助来访者成长等，以治疗为中心。

每次会谈的谈话主题是来访者自主和咨询师引导两方面相互协调的结果，不是机械的、一成不变的。咨询师从总体上把握整个矫治的逻辑流程，而每次谈话的主题和进程以来访者的意愿和节奏为主，适度引导，不过分干预，给来访者足够的自由度。将前期收集的资料进行分析、整理，根据需要补充、核实的信息再进一步确定后期的主题。

（三）确定提问形式

1. 尽量选用开放式提问。开放式提问常常采用包括"什么""怎么""如何"等词在内的语句发问，没有预设答案，让来访者对有关事件、问题进行较为详细的反应，使对方有更多的自我暴露，能收集更多的信息。

2. 尽量少用封闭式提问。封闭式提问通常使用"是不是""愿不愿""要不要""有没有"等词，而回答也是"是""否"式的简单答案。这种询问常用来收集资料并加以条理化，澄清事实，获取重点，缩小讨论范围；有时候也用来表示强调；当来访者的叙述偏离正题时，用来适当地中止其叙述，并避免会谈过分个人化。封闭式提问信息量少，削弱来访者倾诉的积极性，容易导致沉默，因而在使用的时候要注意关系、频率和内容，尽量跟开放式提问结合使用。

3. 慎用选择式提问。表现为"是……还是……还是……"等方式，如"你说你睡眠不好，是很难入睡，还是醒得很早，还是睡得不安神？"。选择式不适合多重选择性情境，不仅表达起来过于繁琐，而且还有漏掉真实选项的风险，这样就永远问不到真实答案。如，来访者说其6岁时爸爸妈妈就离婚了，咨询师问："你后来跟谁一起过呢，是爸爸，还是妈妈？"来访者答："我跟着奶奶长大的。"即使获得了真实信息，咨询师形象也会受到一些影响。

4. 合理使用"万能式提问"。如"有什么我们可以聊聊？""能谈谈当时的情况吗？""后来呢？"等。在很多场合、很多内容、很多前提下都可以这样问，因而称为"万能式提问"。看似没有任何限制，事实上提供了一个来访者自由表达的平台，使来访者能够自由地表达自己在当下最想表达的想法，往往能收集到最有价值的信息。

5. 切忌诱导式提问。如"你头疼不疼？""每次洗手时你都很矛盾，内心挣扎，很痛苦吧？"等。这种问题带有很强的暗示性和诱导性，很可能收集到虚假信息，从而影响评估和诊断。

（四）认真仔细倾听

倾听是指在接纳的戒毒人员现状的基础上积极关注、认真倾听、及时回应。倾听技术包括澄清、释义、情感反应、总结等。澄清是指对于含糊、模棱两可或意义隐藏的语句给予进一步叙述，让来访者表达更清楚，信息传递更准确，心理工作者理解更准确。除了准确地澄清来访者信息外，还要抓住重要情境和重大事件对来访者的影响，即倾听生活事件的深层含义，戒毒人员的内心感受和对相关事件的解读如何。释义是心理工作者把倾听到的主要内容进行概括、综合、整理，再反馈给来访者，以达到加强理解、促进沟通的目的。情感反应主要针对来访者目前的情绪、情感进行整理，从咨询师的视角进行解读并反馈给来访者，进一步理解来访者的情绪、情感反应，进而可以了解或体验来访者的认知和态度等。情感反应可以鼓励来访者对特殊情境、人物或者事件表达出更多的情感，尤其是更深层次的情绪、情感，帮助来访者准确地理解、区分不同的情绪感受，更好地跟自己的情绪待在一起。如果情感反应使用恰当的话，会让来访者感到被咨询师理解和接纳，他们就会更自由地与尝试理解自己的人进行交流。总结是对来访者多元信息的更为浓缩的归纳、整理，或者是整个咨询过程中的两个或两个以上释义或情感反应的合成。通过一次或几次访谈的总结可以从单个信息源到对事件的综合解读、再到对来访者人格特征、行为模式、防御机制甚至关系模式的把握，是对来访者更深入、更本质的认识。

（五）控制会谈方向

有些来访者过于话多、被动、防御、动力不足；儿童或某些来访者对会谈的理解和配合不够等可能会导致会谈停滞不前，因而，需要控制会谈的方向，提高咨询效率，保证咨询的效果。技术包括引导、释义、中断、情感反射等。

（六）注意事项

1. 态度保持中立。心理咨询师在与来访者谈话时注重来访者的边界，持非评判性态度，尊重并接纳来访者当下的人格状况、认知水平、价值观念、行为模式等，而不是去批判、改变。让来访者拥有自主的探索和自由的行动，在轻松、开放的环境里获得领悟和成长。如果在某些特殊情境下，来访者迫使心理咨询师非要表明态度不可，心理咨询师的态度必须是中性的。始终把握助人自助的咨询理念，坚持边界清晰，表示理解。

不同理论流派对态度中立的要求不尽相同。认知心理学强调教育的功能，治疗的前提是指出来访者"错误"的认知观念，输出咨询师认定的正确的观念，这就有了立场，无法真正中立。在精神分析治疗体系中，强调移情与反移情的发生并与之工作是有重要价值的，咨询师由来访者移情（非自身原因）而出现的反移情成分就带有主观色彩；自体心理学强调共情，要求抛开客观真相理解来访者的主观真实，态度偏向来访者。因而，态度中立是相对的。

2. 善于倾听。会谈技术包括听和说两个方面，善于听要比说更重要。耐心细致地听当事人谈论问题，表达自己的感受，获得丰富的信息，从而认清问题是什么、原因是什么、来访者怎么样，为探索科学的矫治方案奠定基础。倾听时尽量不干扰来访者，让他自由自主地表达，开放度越高、防御越少，信息越有价值。

3. 可接受。所谈的内容符合主流文化和来访者适应的亚文化，并在良好的咨询关系中合理呈现。来访者排斥的或无法面对的内容可以适当调整。因而，在咨询过程中应根据来访者的年龄、性别、价值取向、信仰等选择合适的谈话内容，这种选择性并不影响咨询目标的达成。

4. 积极有效。咨询的短期效应是保障来访者适应能力的提升，长期目标是自我接纳和人格完善。咨询师以自身人格来影响来访者，使之体验到咨询师的人格魅力和安全关系之下的情感流动，促进来访者的觉察与调整。

三、身心测量

身体检查和心理测量能够获取来访者目前的生理和心理相关信息，对来访者心理状况做出评估和诊断。

人的身心是一体的，生理是心理的基础，心理又影响生理的反应。内在心理一般通过外在情绪、行为或体征表达。不敢表达的东西被压抑下来后并没有消失，会寻求转换表达，这就是躯体化。表达是必然的，现实事件诱发内心冲突之后，人们必然流露出各种情感，情感是人们对所接触的事物生理反应的自然流露。而人的情感一旦产生，它将唤起各种生理反应，如呼吸、心脏、血管、肠胃、内分泌等都开始工作，并通过皮肤电压、血压、心跳、腺体分泌等生理指标表现出来。它们是最原始、最简单、最直接的。因而可以通过对生理指标的测查来推断心理状况。心理测量可以包括人格测验、症状测验和智力测验等，参见本书有关章节。

【单元小结】

个体内在人格状况决定外显行为表现，本章从内在人格状况评估和外在症状诊断两方面来认识戒毒人员。人格评估的内容包括人格特征评估、人格水平评估及动力系统评估等。戒毒人员心理诊断的重点涉及心理状况分类、诊断基本流程及常见异常心理的诊断。最后简单介绍了戒毒人员心理评估基本程序与方法。

【问题思考】

1. 人格水平有高低之分，如何评估戒毒人员人格水平？
2. 心理诊断的操作流程如何？
3. 心理状况分为哪几类？
4. 常见心理障碍的诊断与鉴别要点有哪些？

实训项目

项目一　16PF 记分与结果解读

一、任务描述

通过对卡特尔 16 种人格因素问卷（16PF）记分与结果的分析，推断戒毒人员人格特征、行为模式和人格水平，预测其未来的行为表现和风险。

二、实例示范

通过案例，展示分析过程。

（一）测验的记分

1. 每一题各有 A、B、C 三个答案，可得 0 分、1 分或 2 分。聪慧性（因素 B）量表的题目有正确答案，每题答对 1 分，不对 0 分。

2. 卡特尔 16 种人格因素测验一般采用计算机程序自动记分或手动模板记分。若是手动模板记分，则通常有两张模板，每张可为 8 个量表记分。利用模板记分，只能得到各个量表的原始分数。但各量表题目数量不等，因此需要通过查常模表将原始分数换算成标准 10 分（平均数为 5.5、标准差为 1.5），再绘制人格剖面图。

3. 次元人格因素的确定方法。依据 16 种人格因素结果推算出次元人格因素。

（1）适应与焦虑性。低分者生活适应顺利，通常感觉心满意足，但极端低分者可能缺乏毅力，事事知难而退，不肯付出努力；高分者通常易于激动、焦虑，对于自己的境遇常常感觉不满意，高度的焦虑不但减低工作的效率，而且也会影响身体的健康。

（2）内向与外向性。低分者内倾，通常羞怯而审慎，与人相处拘谨不自在；

高分者外倾，通常善于交际，不拘小节，不受拘束。

（3）感情用事与安详机警性。低分者情绪多困扰不安，常感觉挫折气馁，遇到问题需经反复考虑才能决定，平时较含蓄敏感，温文尔雅，讲究生活艺术；高分者安详警觉，果断刚毅，有进取精神，但常常过分现实，忽视生活的情趣，遇到困难有时不经考虑，便贸然行事。

（4）怯懦与果敢性。低分者常常人云亦云，优柔寡断，依赖性强，因而事事迁就，以获取别人的欢心。高分者独立，果敢，有气魄，常常自动寻找可施展才能的环境或机会，充分表现自己的独创能力。

（5）心理健康状态。心理健康的主要因素是：情绪稳定（高 C），轻松兴奋（高 F），有自信心（低 O），心平气和（低 Q_4）。心理健康者的标准分通常介于 0 ~ 40 分之间，均值为 22 分，一般不及 12 分者情绪颇不稳定，仅占分布的 10%。

（6）从事专业而有成就者的人格特征。某些人格因素，如知己知彼、自律严谨（高 Q_3），工作负责（高 G），情绪稳定（高 C），好强固执（高 E），自立、当机立断（高 Q_2）以及自由、批评、激进（高 Q_1），是取得专业成就的重要成分。

（7）创造力强者的人格特征。高创造力的人格特征：缄默孤独（低 A），聪慧富有才识（高 B），好强固执（高 E），严肃审慎（低 F），冒险敢为（高 H），感情用事（高 I），幻想（高 M），坦白直率（低 N），自评激进（高 Q_1），自立、当机立断（高 Q_2）。

（8）在新环境中成长能力的个性特征。在新环境具有顽强成长能力者的个性特征一般是：聪慧富有才识（高 B），办事有恒心负责（高 G），自由、批评、激进（高 Q_1），严谨审慎（低 F）。在新环境下有成才能力者，其平均分一般为 22 分，17 分以下者（约占 10%）不太适应新环境，27 分以上者有成功的希望。

（二）人格状况分析

1. 高分特质和低分特质分析，确定被测者一般人格特征。特殊要素如 G 有恒性、L 怀疑性、H 敢为性等特征解读，分析戒毒人员的特质特征。

2. 相近或相关要素联合分析，推断戒毒人员行为模式，如解决问题模式（G – E – L – Q_2 – M – B）、人际交往模式（A – E – L – F – N）、决策模式（H – I – M – Q_2）。

3. 整体人格水平及心理健康分析，如心理健康及情绪情感状态（C – O – Q_4）、自我人格协调性（E – H – Q_1 – Q_2 – Q_3 – G – N）等。

（三）人格状况评估及建议

三、基础铺垫

16种人格特质的内涵及高低分特征是进行结果解读的基础，但不能孤立地进行解释，因为16种因素的分数所表现出来的意义，有赖于其他各因素的分数高低或全体因素的组合方式。先分析单个特质，再综合分析，最后对个体总体人格状况进行评估。

四、学生实训

卡特尔16种人格因素测验结果解读（以某学生测试结果为例）。

×××16pF 测试结果表

人格因素	原始	标准	低分特征	标准分										高分特征
				1	2	3	4	5	6	7	8	9	10	
乐群性 A	15	8	缄默孤独	☆	☆	☆	☆	☆	☆	☆	★	☆	☆	乐群外向
聪慧性 B	6	3	迟钝、学识浅薄	☆	☆	★	☆	☆	☆	☆	☆	☆	☆	聪慧、富有才识
稳定性 C	21	8	情绪激动	☆	☆	☆	☆	☆	☆	☆	★	☆	☆	情绪稳定
恃强性 E	13	6	谦逊顺从	☆	☆	☆	☆	☆	★	☆	☆	☆	☆	好强固执
兴奋性 F	21	10	严肃审慎	☆	☆	☆	☆	☆	☆	☆	☆	☆	★	轻松兴奋
有恒性 G	11	4	权宜敷衍	☆	☆	☆	★	☆	☆	☆	☆	☆	☆	有恒负责
敢为性 H	17	9	畏怯退缩	☆	☆	☆	☆	☆	☆	☆	☆	★	☆	冒险敢为
敏感性 I	15	7	理智、着重实际	☆	☆	☆	☆	☆	☆	★	☆	☆	☆	敏感、感情用事
怀疑性 L	8	4	信赖随和	☆	☆	☆	★	☆	☆	☆	☆	☆	☆	怀疑、刚愎
幻想性 M	14	6	现实、合乎常规	☆	☆	☆	☆	☆	★	☆	☆	☆	☆	幻想、狂放不羁
世故性 N	12	7	坦白直率、天真	☆	☆	☆	☆	☆	☆	★	☆	☆	☆	精明能干、世故
忧虑性 O	9	4	安详沉着、有信心	☆	☆	☆	★	☆	☆	☆	☆	☆	☆	忧虑抑郁、烦恼多端
实验性 Q₁	9	4	保守、服膺传统	☆	☆	☆	★	☆	☆	☆	☆	☆	☆	自由、批评激进
独立性 Q₂	5	2	依赖、随附群众	☆	★	☆	☆	☆	☆	☆	☆	☆	☆	自立、当机立断

续表

自律性 Q$_3$	14	6	矛盾冲突、不明大体	☆	☆	☆	☆	☆	★	☆	☆	☆	☆	知己知彼、自律谨严
紧张性 Q$_4$	10	5	心平气和	☆	☆	☆	☆	★	☆	☆	☆	☆	☆	紧张困扰

适应与焦虑型：4.0　　　　　　　　　心理健康者人格因素：31
内向与外向型：10.4　　　　　　　　创造力强者人格因素：65
情感用事与安详机警型：5.3　　　　专业有成就者人格因素：55
懦弱与果敢型：3.4　　　　　　　　　新环境中有成长力因素：14

五、任务评估

评估要点：①手动记分的流程及操作。②掌握 16 个特质内涵及高低分特征。③结果解释能否从单个特质到多个特质联合。④撰写测评报告。

项目二　戒毒人员心理评估报告的撰写

一、任务描述

分析戒毒人员的日常行为表现，推断戒毒人员人格特征和心理状况，预测戒毒人员在未来某些情境下可能的行为表现，整理形成文字报告反馈相关部门，为管理和矫治提供科学依据。

二、实例示范

一般来说，综合性的测评报告通常应包括以下内容：戒毒人员基本信息（姓名、性别、服刑监区、出生日期）；戒毒人员不同来源的信息状况〔会谈信息、心理测量、查阅卷宗、360°访谈（管教民警、其他戒毒人员、家属等访谈）〕；对戒毒人员日常行为表现（当前外在表现、内心感受、人际效应、社会适应）的综合分析；对戒毒人员的印象及人格特征、行为模式、需要（动力）结构及人格水平评估结论；注意事项和建议等。

1. 确定戒毒人员基本信息。

2. 戒毒人员心理状况分析。

（1）戒毒人员主诉、主要表现、内心感受、人际效应等情况分析。

（2）戒毒人员量表测评结果情况分析。

（3）戒毒人员学习史、生活史、成长史及既往咨询史情况分析。

3. 戒毒人员人格特征及人格水平评估。

4. 注意事项及建议。

5. 撰写评估报告。

三、基础铺垫

人的内在人格决定了外在行为，你是什么人就有相应的行为模式，习惯于使用相应水平的防御机制。人格特征决定了行为模式：内向的人习惯独处，喜欢反省，与人打交道时偏向冷漠；外向的人在人群中感到快乐，待人热情，喜欢边说边做。支配的人有主见爱决策，喜欢影响他人；顺从的人审时度势，依赖权威，愿意接受别人的建议，听从别人的安排……人格水平决定了行为效应：高水平的人边界清晰，确定感强却又具有适度的弹性；人格水平偏低的人边界僵硬，对外界突破自己的边界敏感而反应强烈；人格水平低的人边界模糊，习惯突破别人的边界，拿不该拿的，动不该动的，给别人带来麻烦。动力结构决定了行为的表达：优势需要、核心需要成为行为的主要发起者，行为的强度和（或）频率偏高；个体不看重的需要则很少激发相应的行为。

评估戒毒人员的内在人格状况，能更好地解读戒毒人员的日常行为表现，预测他们未来的行为表现。

四、学生实训

教师自备案例，引导学生进行心理评估。

五、任务评估

评估要点：①基本信息收集无误。②分析过程符合逻辑，由外在表现到内在特征推断合理。③人格特征、需要结构和行为模式描述清晰。④人格水平定位科学合理。⑤文字表达流畅。

项目三　制作《案例分析报告》

一、任务描述

案例分析报告是指把自己对案例的分析以简明的书面形式表达出来的案例分析材料。通过分析戒毒人员的主要表现和核心症状（当前外在表现、内心感受、病程特点、既往史、家族史等），形成初步诊断意向。

二、实例示范（制作案例分析报告）

（一）案例分析报告的写作步骤

第一步：仔细阅读案例，明确写作目的。要想将一篇案例分析报告写好，对案例的透彻理解是十分重要的，因为给出的案例描述是作者进行写作的依据，报告的所有分析论述都应与其密切相关。

一般来讲，对案例要进行泛读和精读。泛读是对对整个案例有初步认识，而精读则是在比较分析后动笔写作的基础。对案例进行泛读不是漫无目的地浏览案例梗概，而是要对整个案例有一个全面的认识。在阅读过程中，不仅要阅读文字叙述，还要阅读其中的图表、数字以及附录资料。更为重要的是，要将案例中的重要事项进行确认，如案例的主题、案例中机构的成功之处、存在问题、发展趋势、所涉及的人物及人物间的关系等，最好用笔勾画出来加以明确。对案例有所认识后，再回过头来仔细阅读报告的具体要求，尤其是在报告中要加以回答的问题，以确定整篇报告的写作目的，再结合报告呈送对象等确定报告的写作框架。

第二步：明确案例分析需要的相关理论和观点。在阅读过程中，最好将收集到的资料归类，可以将理论、观点或案例分别记载在报告中的各个标题之下，以方便在编排提纲及进行写作时使用。人们常说理论联系实际，案例分析报告的写作则要求将实际与理论相联系，因此这一步骤在写作中非常关键。

第三步：注重细节，精读案例并加以分析。这一阶段的阅读就是前面提到的对案例进行的精读，反复、细致地阅读，透彻理解整个案例的详细情况，从中获取报告所需的定量和定性信息。

第四步：拟订详细的写作方案。制订一个详细的写作方案是保证报告顺利写作的前提，而写作方案的制订必须要考虑报告的写作目的、需要回答的问题以及书写的格式和结构。首先，要将案例中的信息以及阅读中收集的资料组织起来，去粗取精。其次，编写主次标题，然后按照一定的逻辑顺序进行安排。起草报告的草稿时，可将这些标题看作问题一一作答。最后，将相关资料信息（包括案例和相关理论中的支持性证据）进行分类，然后划分到各级标题之下，为报告拟订初步的写作方案。

第五步：撰写案例分析报告的初稿。将整理的资料进一步归纳整理成段落，形成初稿。每段开头要写出概括整个段落中心意思的主题句，然后展开分析和论述，合理运用论据支持自己的论点。注意把握案例中的事实与相关理论之间的逻辑关系，经过层层推进，形成自己的观点。

第六步：编辑校对初稿，打印上交作业。对报告的初稿进行编辑，让通篇结构合理，论点科学，论据充分。并认真校对，替换错别字。

最后附上参考资料。

（二）案例报告的呈现内容

1. 封页。注明案例分析的题目、参与人员、时间等必要事项。

2. 主题。

（1）案例分析概述（小型的案例一般省略）。案例本身的特点、经过仔细研究分析的关键点。

（2）案例陈述。可以全盘陈述，也可以删节陈述，但是，要严格保留案例的实际性，要全面、翔实。时间、地点、人物、事件，尤其是真实情境中的关键因素不可遗漏，特别要突出要素间的冲突——人物间的冲突、行为与结果的冲突、决策中的困境和困惑。

（3）案例分析策略方法。这是案例分析报告的关键部分。案例分析是案例写作中的关键部分，要注意由案例透视理念的冲突与变化，透视深藏于行为背后的乃至潜意识中的意义是什么。分析要注意条理清晰、将行为的意图和结果以及当时的情景反复比照，联系相关理论，进行客观、深入的分析，在反思中提升经验。分析中要注重问题解决策略的情景适宜性和合理性。

（4）结论。根据案例分析的目的得出的关于诊断评估、咨询设置、治疗方案等的结论。

三、基础铺垫

案例分析报告的注意事项：

1. 有个人的见解。要防止单纯复述或罗列案例提供的事实，用所学过的理论和知识对案例表现、症状、病因、病情发展规律、早期治疗及疗效等加以分析，得出诊断结论。

2. 要重视方案的可操作性。在分析案例时，有些方案过于脱离实际（如要求对艾滋病恐惧的来访者跟艾滋病患者一起生活半年）、目标定得过高、不从来访者实际出发（让一个内向的人练习跟陌生人熟练地交往），有时难以操作，这样就失去实际意义，也缺乏说服力。因此，需要对实现目标所需要的条件加以说明。

3. 对你的假设或虚拟的条件要作必要的说明。案例中所给的信息，有时是不完全的，需要作一些必要的假设。例如，如果还出现哪些症状可以确诊为什么，如果来访者求助动机不足治疗上可以怎么应对等。

4. 提出的建议要具有科学性。分析哪些资源是可以利用的、哪些现实因素是阻碍来访者成长的等，再给出具体的、针对性的、有利于成长的、综合的建议。

5. 文字表达要开门见山。在案例分析中，为使论点突出，要将来访者的主诉及表现与诊断标准进行对比分析，思路清晰、逻辑性强，便于他人理解和接受。

四、学生实训

根据老师准备的案例，经过小组讨论和分析，独立制作一份《案例分析报告》。

五、任务评估

评估要点：①格式符合标准。②主题明确，案例分析逻辑缜密。③方法科学。④推理有客观依据，相关理论和观点明确。⑤结论可信。

【拓展阅读】访谈录

访谈录就是访问交谈记录，可以是文字记录，可以是录音，也可以是视频录像如东方卫视"杨澜访谈录"，一般提到的访谈录是指据访谈记下的文字记录。可以分为名人访谈录、文化访谈录、读书访谈录和客户访谈记录等。

访谈录主要用来记录一些名人重要的对话。人物的数量通常是两个人，形式是一问一答。根据访谈而写的访谈录要在访谈内容上作一番整理，把里面的精华部分摘录出来，做成一篇文章，如实反映采访的内容，并加入少许对访谈人物的描述。

采访步骤和注意事项：①取得采访人的联系电话，约定时间地点（可根据实际情况临时作变动）。②事前对采访对象的背景了解和资料收集。③采访内容的拟定，包括问题的准备。④采访进行时对主题的把握（尽量不要离题）控制好时间。⑤注意自己的表情和语速，说话要清晰明了。⑥清楚的问题要及时间，绝对避免主观编造和添加。⑦采访后可咨询是否可以提供相关材料。⑧整理文字和录音资料写稿。⑨要清楚被采访人的邮箱以便把采访稿回馈给被采访人，请其过目并可适当让其修改。⑩发表稿件。

下面的访谈录，载 https：//wenku. baidu. com/view/6432316fa45177232f60a21a. html，访问时间：2018 年 5 月 5 日。

访谈时间：2012 年 4 月 3 日

访谈方式：面对面

被访谈人：黄先生，大学本科学历，计算机专业，工作时间 3 年，现任海明公司旗下益成茶行采购部主任问题1：刚参加工作时会有什么培训？

答：刚进入工作，公司会对企业文化和公司产品经行培训，而且产品推新的时候，也会有培训。

问题2：平常在工作方面您每天都干些什么？

答：在办公室中处理各个经销商的问题与销售业绩统计。根据最新的市场销售信息反馈，判断消费者的需求，定期组织市场调研、收集市场信息、分析市场动向、特点和发展趋势，从而确定销售策略，建立销售目标，制定销售计划。

问题3：男女工作者在这份工作上机会均等吗？

答：现在的工作基本是男女平等的了。工作嘛，都是有能者居之。只要自己有这个实力就去勇敢拼搏，你就能够争取到自己想要的。

问题4：觉得现在实现您的人生价值了么？家庭对您的工作满意么？

答：我觉得我已经实现了人生价值，我的人生价值并不多么伟大，只是想让家人温暖就好，只要满足这一点我就心满意足了。家里对我的工作也很满意，我们公司的休假和国家颁布的放假是一致的，这使我有充足的时间来陪伴我的家人。

问题5：您对我们大学生有什么建议吗？

答：在学业上，把自己的专业知识学好，无论什么专业，只要它存在就有它的价值，所以不要浑浑噩噩地度过大学时光。在生活中，要吃苦耐劳，勇于实践，要知道实践出真知。

问题6：您是如何找到工作的？

答：是通过熟人介绍的。经过数月实习，通过自己的努力，从销售一步一步干到了主管。

问题7：您认为具有什么样的精神品质、性格和能力对工作来说是重要的？

答：坚持。经验都是需要用时间来积累的。坚持一份工作，就会不断积累经验，从而会有更大的发展。还需要踏实的性格，毕竟这种工作并不会短时间就能有一个很满意的收入，所以需要踏实。其实做这行还需要对市场有敏锐的观察力，因为每一个行业都有竞争，如果做不好，那么只能被淘汰。只有抢先抓住市场的动向，知道顾客需要什么，才能离成功越来越近。

问题8：这项工作所需要的个人品质、性格和能力在同别的工作要求的有什么不同？

答：首先是有与人沟通的能力，而且最好是这种能力特别强，因为在卖场销售的时候，就是面对面地与顾客交流，如果沟通不好的话，可能会影响你的销售业绩，甚至会引发矛盾，遭到投诉，工作不保。沟通能力是一方面，还要有像上一个问题中提到的坚持、踏实和耐心，这些既是所有工作顺利进行的前提，也是我这份工作的成功因素。像我现在的工作，还需要善于发现问题，解决并将其总结，把每一个店在销售中的问题，归纳汇总，制成文字材料经典案例，在日后给所有的销售讲课的时候教授给他们怎样解决这些问题。提到给销售讲课，我的工作还需要一些勇气，不能怯场。当然也需要日积月累的经验，如果我没有在基层的销售经验，管理工作中也许会与销售们有距离。所以也许有基层的锻炼。

问题9：我们专业在大三的时候有一个大学实习，在实习之前我们需要在哪些方面有所准备？

答：首先，梳理自己已有的专业知识能力，客观地评价自己的优势和劣势，尽可能做到扬长补短。其次，有目的地提前锁定一些目标实习单位，有针对性地进行一些关注和调研，做到有的放矢。最后，可以阅读一些人际交往或社交礼仪的知识，力求在细节方面也做到位，也可以向往届师兄师姐讨教实习的一些鲜活的经验，以利于较快地适应角色和心态的转变。

心得体会：我通过此次采访的感受进行以下几点总结：①首先需要定位自己做什么合适，要有一个职业生涯的规划。②积极争取学习和进步的机会。③积累个人的信誉。从你的职业生涯的第一天，就要按照诚信的原则办事。要做到，当人们提起你的名字的时候，说，这人还不错，做事还行。④注意利用资源。如果你有有钱的亲戚、成功的长辈或者朋友，可以充分利用这些机会，得到更加顺利的发展前景。⑤注意人脉的积累。最终，事业要靠在社会上的人脉的资源。

学习单元四　戒毒人员心理咨询

【拓展阅读】登天的感觉[1]

1985年12月25日，我乘坐中国民航 CA981 班机飞往美国求学。

那一天，正值西方的圣诞节，所以乘客非常之少。

偌大的一架波音 747 飞机，300 来个座位只稀稀拉拉坐了不到 50 人。我在飞机上随意调换了两个位置，与人搭讪聊天。

说来，我就要去波士顿读书啦，心里好不兴奋！

在座位上乏了，我起身又伸胳臂又踢腿儿，来回走动着。可还没走两步，望着周围有限的空间，只好又返回座位。

在机舱过道上，我遇见一位教授模样的长者。他似乎也在活动筋骨，我们聊了起来。他果真是一位教授，现在加州的一所大学任教心理咨询的课程。

"什么是心理咨询？"我不解地问。

"你从来没有听说过心理咨询？"他皱着眉头看着我。

"我为什么要听说过心理咨询？"我半开玩笑地反问他。

---

〔1〕　岳晓东：《登天的感觉》，上海人民出版社 2008 年版，第 1 页。

"嗯——"他吁了一口气，眯着眼睛问我，"那你现在的感觉怎么样？"

"你指的是什么感觉？"我也皱着眉头问他。

"我是指你此时此刻乘飞机的感觉。"

"我感到非常高兴呀，因为我就要去波士顿读书啦。"我兴奋地答道。

"是呀，你感到很高兴，因为你就要去美国读书了。但你此时此刻乘坐飞机的感觉又如何呢？"那老教授很潇洒地挥了一下手。

"我——我感到在腾云驾雾。"我想了想。

"对啦，你是不是感到自己站在世界之顶了？"他狡黠地回答。

"啊哈，你说对啦。"那老教授用食指点一点我，晃着脑袋接着说，"这就是心理咨询要给人的感觉。心理咨询就是要使人对自我感觉良好，犹如登天一样。"

"心理咨询就是使人对自我感觉良好，犹如登天一样。"我重复着他说的话，心里不明白世界上居然还有这样一门有意思的学问。

不想如此，那老教授忽然对我说："对不起，我想回去睡一会儿啦。"说完，就径直走回他的座位。

望着他离去的背影，我心想，这美国人也真怪，聊得正起劲时就走了，一点儿面子也不给……

这便是我第一次听说"心理咨询"这个字眼。

尽管我当时还不能完全想象出，心理咨询究竟怎样可以使人产生登天的感觉，但我对那老教授所讲的话非常感兴趣。他这样渲染一门学问的特点和重要性，是我从未见过的，恐怕也只有美国人才会想得出。

带着这样一份疑惑，我也回座位休息去了。

望着窗外的滚滚云海，我实实在在地享受着那"登天的感觉"，渐渐地进入了梦乡。

……

【思考】

1. 作为心理咨询师，你期待心理咨询给来访者提供哪些帮助？

2. 学习心理咨询后，你打算怎样提升自己的幸福感？

 学习任务一　心理咨询概述

有西方学者曾经指出，21世纪是自我认同扭曲、压力四伏、身份撕裂、突发事件和心理疾患猛增的世纪。心理咨询作为提高人们心理生活质量的有效途径早已为大众所熟悉。但是，究竟什么是心理咨询，心理咨询的流程等问题仍然需要澄清和探讨。

一、心理咨询的概念

美国研究者帕特森（C. H. Patterson）是较早对咨询进行定义的学者，他认为咨询是一种人际关系，在这种关系中，咨询人员提供一定的心理氛围和条件，使咨询对象发生变化，作出选择，解决自己的问题，并形成一个有责任感的独立个体，从而成为一个更好的人和更好的社会成员。1984年美国出版的《心理学百科全书》提出心理咨询有两种模式，即教育的模式和发展的模式。该书称：咨询心理学始终遵循着教育的模式，而不是临床的、治疗的或医学的模式。咨询对象被认为是在应付日常生活中的压力和任务方面需要帮助的正常人。咨询心理学家的任务就是教会他们模仿某些策略和新的行为，从而能够最大限度地发挥其已经存在的能力，或者形成更为适当的应变能力。该书还指出：咨询心理学强调发展的模式，它试图帮助咨询对象得到充分的发展，扫除其成长过程中的障碍。

心理咨询这一概念有广义和狭义之分。广义概念，涵盖了临床干预的各种方法或手段；狭义概念主要是指非标准化的临床干预措施。也就是说，广义的"心理咨询"这一概念，包括了"狭义的心理咨询"和"心理治疗"这两类临床技术手段。

研究者多从操作性的定义入手。如人本主义的代表人物罗杰斯认为，心理咨询是通过与个体持续的、直接的接触，向来访者提供心理帮助并力图促使其行为态度发生变化的过程。我国学者马建青在《辅导人生——心理咨询学》中指出，心理咨询是运用有关心理科学的理论和方法，通过解决咨询对象（即来访者）的心理问题（包括发展性心理问题和障碍性心理问题），来维护和增进身心健康，促进个性发展和潜能开发的过程。

总结国内外关于心理咨询定义的代表性观点，我们认为心理咨询是心理咨询师协助来访者解决各类心理问题的过程，即心理咨询师运用心理学的原理和方法，通过认知、情感、行为或系统性的介入方式，帮助来访者发现并分析自身的问题，积极探索与挖掘来访者自身潜在的能力，来改变原有的认知结构和行为模式，以提高其对生活和周围环境的适应力。

二、心理咨询的对象

心理咨询的主要对象可分为三大类：一是精神正常，遇到了与心理有关的现实问题并请求帮助的人群；二是精神正常，心理健康出现问题并请求帮助的人群；三是特殊对象，即临床治愈的精神疾病患者。其中，心理咨询最一般、最主要的对象，是健康人群，或者是存在心理问题的亚健康人群，而不是人们常误会的

"病态人群"，病态人群例如精神分裂症、躁狂等患者是精神科医生的工作对象。

健康人群总会面临婚姻、家庭、择业、亲子关系、人际关系、学习、性心理、自我发展等问题，他们会期待做出理想的选择，顺利地度过人生的各个阶段，发挥自身最大潜能并提高生活质量。因此，他们需要心理咨询的帮助。

三、戒毒人员心理咨询

戒毒人员心理咨询是指戒毒场所的心理咨询师运用心理学的理论和方法，帮助戒毒人员发现自身的心理问题及其根源，积极探索与挖掘其内在潜力，改变他们原有的认识结构和不良的行为模式、完善人格，以提高他们对戒毒生活的适应性和应付各种不幸事件的能力。简言之，就是心理咨询师运用心理学的理论和方法给戒毒人员提供心理帮助的过程。

四、心理咨询形式

根据咨询的内容，心理咨询可以分为发展咨询和健康咨询；根据咨询的规模，可分为个体咨询与团体咨询；根据咨询采用的形式，可分为门诊咨询、电话咨询和互联网咨询。

（一）按咨询的内容

1. 发展咨询。为了适应现代化的工作和生活节奏，人们越来越重视对自身的认识和关注。发展性心理咨询，可以帮助人们挖掘心理潜力，提高自我认识的能力。当自我认识出现偏差或障碍时，可以通过心理咨询得以解决。

随着人类物质文明和精神文明水平的不断提高，人们渐渐关注如何全面提高生活质量，比如提高学习和工作能力、保持最佳工作状态、维护安宁的生活环境、协调家庭成员和社会成员的人际关系。心理咨询作为一种专业技能，可以帮助人们调整内心世界，提高生活质量。

发展心理咨询常涉及以下内容：社会适应问题、为事业突破个人弱点；孕妇的心理状态、行为活动和生活环境对胎儿的影响；儿童早期智力开发；儿童发展中的心理问题；青春期身心发展的不平衡；性心理知识咨询；男女社交与早恋；青年独立性和依赖性的矛盾；友谊与恋爱；成就动机与自我实现性问题；择偶与新婚；人际关系；择业、失业与再就业；中年及更年期人际冲突、情绪失调、工作及家庭负荷的适应；家庭结构调整；更年期综合征；老年社会角色再适应；夫妻、两代、祖孙等家庭关系；身体衰老与心理衰老；老年性生活；等等。

2. 健康咨询。凡是因为外界刺激而引起心理紧张，并明确体验到躯体或情绪上困扰的个体，都是健康心理咨询的对象。健康心理咨询的工作范围大致如下：

（1）各种情绪障碍，如焦虑恐惧、抑郁悲观等。

（2）各种不可控制性的思维、意向、行为、动作的解释。

（3）各类心身疾病，如冠心病、高血压病、支气管哮喘、溃疡病，以及性功能障碍等。

（4）长期慢性躯体疾病，久治不愈，既对咨询不满意、又丧失信心，因而需进行心理上的指导者。

（5）精神病康复期来访者的心理指导。

（6）对于有来访者的家庭，应如何进行处理、护理问题等。

（二）按咨询的规模

1. 个体咨询。咨询者与来访者一对一的咨询活动。既可以采用面谈的方式，也可以通过电话，信函等途径进行。具有保密，易于交流，触及问题深刻，便于个案积累和因人制宜等优点，但这种咨询形式也有费时和社会影响较小等缺点。

2. 团体咨询。团体咨询要求心理咨询师事先对来访者进行筛选，把有相同心理问题的来访者组成同质性的团体。然后按照团体咨询的方案给来访者作团体心理辅导。团体心理咨询能够在很多方面提供成员发展成长的机会，团体内个体间的冲突与他们在现实生活中的经历相似。团体成员的多样性会带来成员间非常丰富的信息反馈，个体可以通过这些形形色色人的眼睛来全面地了解自己、反思自己，认识他人。

（三）按咨询形式

1. 门诊心理咨询。通过咨询人员和来访者的会谈活动，弄清来访者的心理问题症结，作出准确的病情诊断，并施以相应的心理矫治。门诊咨询的对象主要是各种神经症、心身疾病、人格障碍、性心理障碍、情绪失调的患者和存在心理困扰的正常人。门诊心理咨询具有较好的隐蔽性、系统性，是心理咨询中最主要和最有效的方法。

2. 电话心理咨询。电话咨询也是心理咨询的一种常见形式，电话缩短了咨访双方心理上的距离，具有匿名性的特点，让来访者有足够的安全感。心理咨询师通过语言来表达自己的接纳、共情和理解，让来访者感受到关怀和温暖。电话心理咨询中心理咨询师和来访者相互见不到，咨询者只能通过来访者的叙述内容来搜集信息，无法捕捉到来访者的肢体语言和面部表情，这也在一定程度上削弱了心理咨询师的影响力。

3. 书信心理咨询。多用于路途较远或不愿暴露身份的来访者。心理咨询师根据来访者来信中所描述的情况和提出的问题，进行疑难解答和心理指导。书信心理咨询的优点是较少避讳，缺点是不能全面的了解情况，只能根据一般性原则提出指导性的意见。

4. 互联网心理咨询。来访者通过网络，进行的心理咨询活动。对于那些由于个人躯体条件、地域环境的限制不能直接寻求心理咨询，以及由于个人风格不愿意面对心理学家的人们来说，网络心理咨询显示出其独特的优势。网络心理咨询可以凭借有效的软件程序，进行心理评估；咨询过程全程记录，便于反复思考和温习，以及进行案例讨论。但是，网络心理咨询也有不足，例如双方真实身份不易识别咨询师不在现场所造成的影响力不足，因信息交流不充分可能引起的误会、投射等。

5. 专栏心理咨询。专栏心理咨询是通过报纸、杂志、电台、电视等传播媒体，介绍心理咨询、心理健康的一般知识，或针对一些典型问题进行分析、解答的一种咨询方式。目前，国内有许多报纸、出版物都有心理咨询的专栏，包括一些专门的心理咨询、心理卫生的刊物、医学杂志、科普读物等。许多电台、电视台也有相关的节目。专栏心理咨询的作用更多的是普及和宣传相关的知识，不是真正的心理咨询，它的优点是覆盖面大，科普性强，缺点是针对性不强。

　学习任务二　**心理咨询的主要理论流派**

【拓展阅读】心理咨询的另类比较[1]

三月，春光烂漫，众心理咨询师结伴出游，正于桃花林中流连忘返，忽见前方黄沙漫漫，原来是一群恶狗飞奔而来。若是寻常人等，估计早已闻风丧胆，然而这不是一群普通人，只见：

厌恶疗法咨询师首先发话："给我拿根大点的电棒来！谁咬人就电谁，让它在咬人的时候感觉很难受，这样它们就会放弃咬人的恶习了。"众狗愕然，止步。

精神分析学派的催眠咨询师接着说："你们很紧张吧，不要紧。现在跟我念：'汪——汪——汪——'，很好……注意你们嘴部放松的感觉，'汪——放松'……"众狗昏然欲睡。

系统脱敏咨询师有条不紊地说："看来你们都已经学会放松技巧了，现在你们想一下，这里有10个人，你们先把人从最愿意到最不愿意吃依次排列出来……"众狗望天苦思。

精神分析师开始解释狗的咬人行为："其实，你们并不想咬人，只是因为你们的口欲期没有发展好，造成了口欲期的固着，所以才用咬人来释放你们的焦

---

〔1〕 "当狗遇见咨询师"，载人人网，http://blog.renren.com/share/227901160/8754164403，访问时间：2017年11月6日。

虑，是你们的狗爸爸妈妈没有抚养好你们，现在你们对我们出现了负性移情，你们的防御机制是转移、投射、否认……总之，你们童年有创伤。"众狗凄然泪下。

来访者中心咨询师见此情景，不由眼圈一红说："别哭了，我能感觉到此时此刻的悲伤难过，我也有你们这样的感受，实际上，人性和狗性是相通的。你们不要这样迷茫地看着我，我不想告诉你们怎样做，我相信，人有选择自己行动的自由，啊，错了，是狗。狗也有让自己人格——狗格——走向健康的能力。相信我，没错的。"（深情注视）众狗号啕大哭。

心理咨询虽然是实践性很强的一门学科，但是理论指导对于心理咨询的效果具有至关重要的作用。下面介绍当代主要的心理咨询与治疗理论流派。

一、精神分析理论

罗曼·欧·布郎认为，"被迫接受这些伟大思想的黑暗面，确实有着对人的某种侮辱……去体验弗洛伊德的理论，犹如人类的第二次分尝禁果。"精神分析理论在心理学、社会学和人类学的影响之大，以至于心理学史家波林在评价弗洛伊德时说，在今后的三个世纪，没有人可以写心理学通史而不提到他的名字。

（一）精神分析疗法的理论基础

精神分析疗法的创立者是奥地利精神病医生、心理学家弗洛伊德。其主要内容包括潜意识理论、人格理论、性欲理论及自我防御理论等方面。

1. 人的心理活动分为意识、前意识和潜意识（又称无意识）三个部分。意识指人能够知觉到的心理活动；前意识指人平时感觉不到，却可以经过努力回忆和集中精力而感觉到的心理活动；潜意识指人感觉不到，没有被清除而是被压抑了的心理活动。弗洛伊德认为许多心理障碍的形成，是那些被压抑在个体潜意识当中的本能欲望或意念没有得到释放的结果。

弗洛伊德自己曾对其关于意识、无意识和压抑的关系做过如下形象的说明"……把无意识的系统比作一个大的前庭，在这个前庭内，各种精神的冲动，作为个别的存在物，彼此摩肩擦踵，拥挤在一起。从这个前庭通向另一个较小的房间，类似一个会客室，意识就居住于此。但在这两个房间之间的门槛上，却站着一个看守人：他传递个别的精神冲动，检查他们，如果他们没有得到他的许可，他就不让他们进入会客室……在无意识的前庭内的各种冲动不可能被住在另一个房间的意识看到，因此，他们当时必然继续是无意识的。当他们已经成功地向前挤到门槛，但却又被看守人遣送回去时，那他们就是不属于意识，于是我们就能把他们称之为被压抑的。然而那些已被看守人准许跨过门槛的冲动，也并非必然会变为有意识的；因为这只有当他们已经成功地吸引意识顾盼他们一眼时，才会发生。因此我们就正当地把这第二个房间称之为前意识系统。对任何个别的冲动来说，压抑就在于未能通过看守人从无意识的系统进入前意识的系统。"

2. 人格是由"本我""自我"和"超我"三个部分组成。"本我"是个人原始、本能的冲动，如食欲、性欲、攻击欲、自我保护欲等，它依照"快乐原则"行事。"自我"是个人在与环境接触中由"本我"衍生而来的，它依照"现实原则"行事，并调节"本我"的冲动，采取社会允许的方式行事。"超我"是道德化的自我，它依照"理想（或道德）原则"行事，是人格的最高层次，也是良知与负疚感形成的基础。弗洛伊德认为，"本我""自我""超我"之间的矛盾冲突及协调构成了人格的基础。要维持心理健康，就必须协调好三者的关系。

3. 自我防御机制。人在维护心理平衡和健康时，常对生活中的烦恼和精神痛苦采取某种自圆其说或自欺欺人的方法，以求心灵的慰藉。弗洛伊德将这些认识方法称作"自我防御机制"，通常包括压抑、投射、合理化、否认、躯体化、退行、理智化、升华及置换等方式。弗洛伊德认为，这些自我防御活动多是无意识的，它们对人体的心理健康有时起积极作用，有时起消极作用。

（二）精神分析疗法的具体操作

为了探究心理问题的根源，心理咨询师通常使用自由联想、移情、消除阻抗、解释等方法来疏解"本我"与"超我"的冲突，减轻"自我"的压力，让来访者更好地面对现实。

1. 自由联想。心理咨询师不给予来访者任何思路限制或指引的联想，让来访者在觉醒状态下，身心放松、随意思想，把想到的念头立即毫无保留地说出来。自由联想以放松为基础，既是精神分析的一种咨询手段，同时也是揭示潜意识的途径，在一定程度上能起到精神宣泄的作用。特别是当来访者所谈的内容出现停顿或避而不谈时，有可能成为使用精神分析疗法咨询时的突破口。

在对来访者使用自由联想时，可作如下操作：

（1）在来访者清醒状态下，身心放松。

（2）任凭浮想的出现或耐心等待来访者联想的呈现。

（3）倾听来访者对联想的叙说。

（4）心理咨询师采取被动静观的态度，只是在来访者发生联想困难时予以提示，给来访者接上联想线索。

（5）自由联想结束后，回忆并分析来访者的联想内容。

2. 移情。移情是来访者将自己过去对生活中某个重要人物的情感、态度转移到心理咨询师身上，并相应地心理咨询师作出反应的过程。

这一概念在精神分析理论中具重要意义，它实质上就是把压抑在潜意识中的情绪内容（对某人的喜爱恶憎等）转向心理咨询师，把心理咨询师当成发泄的对象。如来访者将其童年的经验转移到心理咨询师身上。因为移情的出现，能够充分而清晰地展现来访者的重要生活经历，心理咨询师有了对来访者实施再教育的机会。移情能够感来访者所感，想来访者所想，在很大程度上决定了精神分析矫治的效果。

3. 阻抗。阻抗是指来访者在心理咨询过程中，以公开或者隐蔽的方式否定心理咨询师的分析，拖延、对抗心理咨询师的要求，从而影响咨询的进展，甚至使咨询难以进行的一种现象。弗洛伊德将阻抗定义为来访者在自由联想过程中对于那些使人产生焦虑的记忆与认识的压抑，因此，阻抗的意义在于增强个体的自我防御。弗洛伊德对阻抗的定义强调了潜意识对于个体自由联想活动的能动作用。

当来访者有如下表现时，咨询就遇到了阻抗。回避心理咨询师深入探索，强烈要求心理咨询师给予解决问题的具体办法；滔滔不绝、反复诉苦，阻止心理咨询师进行解释；态度不主动，常以沉默的方式应答心理咨询师；进行理论交谈和直接辩论，为自己的症状辩护；把原因归于别人，强调自己是受害者。这些表现反映了来访者不愿否定自我，不敢面对困难；不愿放弃各种既得利益，企图以失调行为掩盖深层冲突；有时也反映出他们把心理咨询看作是声讨某些人的法庭；想证实自己与众不同或心理咨询师对自己也无能为力。

这时，心理咨询师要辨别来访者的表现是源于对自己的不信任还是出现了阻抗。心理咨询师要及时调整自己，以诚恳助人的态度应对阻抗，调动来访者主动积极地面对阻抗，并在适当的时候予以阐释。

4. 解释。解释是要揭示症状背后的无意识动机，消除阻抗和移情的干扰，使来访者对症状的真正含义达到领悟。解释的目的就是让来访者正视他所回避的东西或尚未意识到的东西，使无意识之中的内容变成有意识的。

精神分析疗法的理论深奥，技术复杂，在大多数心理咨询中不太常用。它在分析来访者人格特点的成因、认识他们存在于无意识中的心理冲突是有积极意义的。心理咨询师如果能熟练操作精神分析疗法，帮助领悟能力高的来访者，会取得较好的疗效。

二、行为主义理论

行为主义理论由美国心理学家华生在巴甫洛夫条件反射学说的基础上创立的，他主张心理学应该屏弃意识、意象等太多主观的东西，只研究所观察到的并能客观地加以测量的刺激和反应。

行为疗法因1954年斯金纳运用操作性条件反射的原理去矫治精神疾病而得名，是以减轻患者的症状或改善不良行为为目标的一类心理咨询技术的总称。它的主要理论来自行为主义的学习理论，包括三个部分：经典的条件反射原理、操作条件作用原理和模仿学习原理。

（一）行为疗法的理论基础

1. 学习和强化。人的所有行为都是通过学习而获得的，其中强化对该行为的巩固和消退起决定性作用。强化可采取嘉奖或鼓励（正强化）的方式，也可采取批评或惩罚（负强化）的方式。由此，学习与强化，是改变个人不良行为的关键。

2. 心理矫治的目的，是利用强化使来访者模仿或消除某一特定行为，建立新的行为方式。它通过提供特定的学习环境促使来访者改变自我，摒弃不良行为。行为主义疗法很注重心理矫治目标的明确化和具体化，主张对来访者的问题采取就事论事的处理方法，不必追究个人潜意识和本能欲望对偏差行为的作用。

（二）行为疗法的种类

"行为疗法"中的"系统脱敏疗法""代币疗法""厌恶疗法"等，核心都是利用控制环境和实施强化使来访者习得良好行为，矫正不良行为，重塑个人形象。因此在戒毒人员心理咨询中被广泛使用。

1. 系统脱敏疗法。系统脱敏疗法又称交互抑制法，是由美国学者沃尔帕创立和发展的。有机体的肌肉放松状态与焦虑情绪状态是一种对抗过程，一种状态的出现必然会对另一种状态起抑制作用。"系统脱敏法"就是通过一系列步骤，按照刺激强度由弱到强，由小到大逐渐训练心理的承受力、忍耐力，增强适应力，最后对刺激不再产生"过敏"反应。

采用系统脱敏疗法进行矫治应包括三个步骤：

第一步：建立恐怖或焦虑的等级层次。这一步包含两项内容：①找出所有来访者感到恐怖或焦虑的事件；②将来访者报告出的恐怖或焦虑事件按等级程度由小到大的顺序排列。

第二步：放松训练。一般需要 6～10 次练习，每次历时半小时，每天 1～2 次，达到全身肌肉能够迅速进入松弛状态。

第三步：系统脱敏练习。

（1）进入放松状态。首先选择一处光线柔和、气温适度的环境，然后让来访者坐在舒适的座椅上，随着音乐的起伏开始进行肌肉放松训练。训练依次从手臂、头面部、颈部、肩部、背部、胸部、腹部以及下肢部训练，过程中要求来访者学会体验肌肉紧张与肌肉松弛的区别，经过这样反复长期的训练，来访者能灵巧运用到日常生活中。

（2）想象脱敏训练。让来访者想象着某一等级的刺激物或事件。当他们能清晰的想象并感到紧张时停止想象并全身放松，之后重复以上过程，直到他们不再对想象感到焦虑或恐惧，这个等级的脱敏就完成了。以此类推做下一个等级的脱敏训练。一次想象训练一般 6 个等级左右，如果训练中某一等级出现强烈的情绪，则应降级重新训练，直到适应时再往高等级进行。当通过全部等级时，可从模拟情境向现实情境转换，并继续进行脱敏训练。

（3）现实体验训练。这是矫治最关键的地方，仍然从最低级开始至最高级，逐级放松、脱敏训练，以不引起强烈的情绪反应为止。为来访者布置家庭作业，要求他们每周在矫治指导后把学到的技能运用到现实中去，从最低级到最高级，逐级进行现实脱敏。每周 2 次，每次 30 分钟。

2. 代币疗法。代币疗法通过某种奖励系统，在来访者做出预期的良好行为时，马上给予奖励，即正强化，使来访者所表现的良好行为得以形成和巩固，同时消退不良行为。

代币作为阳性强化物，可以用不同的形式表示，如记分卡、筹码和购物券等象征性的方式。代币应该具有现实生活中"钱币"的功能，可换取多种多样的奖励物品或是提供来访者所感兴趣的活动，让他们在活动中获得价值。代币作为强化物的优点在于不受时间和空间的限制，使用起来极为便利，还可进行连续的强化；只要来访者出现预期的行为，就立即予以强化；他们可以用代币去换取不同的实物，满足自己的某种需求。当来访者出现不良行为时，心理咨询师可扣回代币。代币疗法不仅可用于个体，也可在集体行为矫治中实施。

3. 厌恶疗法。通过惩罚手段抑制或消除来访者不良行为的矫治方法。将厌恶刺激（负强化的刺激物）作为惩罚性的无条件刺激，使之与引起不良行为的条件刺激相结合，如让电击与抽烟行为同时出现，引起来访者对原有条件反应（抽烟）的厌恶、恐惧或回避。经多次应用惩罚性刺激，使来访者消除已形成的不良行为。该疗法是行为矫治中最早和最广泛被应用的方法之一，多用于戒除吸烟、吸毒、酗酒、各种性行为异常和某些适应不良性行为。

厌恶刺激可采用疼痛刺激（如橡皮圈弹痛刺激和电刺激）、催吐剂（如阿朴吗啡、吐酒石、吐根碱）和令人难以忍受的气味或声响刺激等，也可以采取食物剥夺或社会交往剥夺等，还可以通过想象的作用使人在头脑中出现极端憎厌或无法接受的想象场面。

来访者中的各种瘾癖行为都可以用这种方法来矫治。行为主义疗法不探讨来访者的动机、情绪和生活史，往往会忽略来访者的感受和体验。因此，在咨询中，心理咨询师应及时了解来访者的感受和想法，并不断鼓励和赞扬他们的表现，接纳他们的想法，以人性化的方法使用行为主义疗法。

三、来访者中心疗法理论

人本主义疗法中，以卡尔·罗杰斯开创的来访者中心疗法影响最大。他认为，人都有积极的、奋发向上的、自我肯定的成长潜力。当人的自身体验受到闭塞，或者自身体验的一致性丧失、被压抑、发生冲突时，人的成长潜力受到削弱或阻碍，就表现为心理病态和适应困难。来访者中心疗法就是人为地创造一种完全无条件的积极尊重气氛，使来访者能在这种气氛下修复其被歪曲和受损的自我实现潜力，重新自我实现和自我完善。

（一）"来访者中心疗法"的理论基础

1. 人都有能力发现自己的缺陷和不足，并加以改进。心理咨询的目的，不是操纵一个消极被动的人，而是创造一个良好的环境，协助来访者自省自悟，充分发挥其潜能，最终达到自我的实现。

2. 人都有两个自我：现实自我和理想自我。现实的自我是个人在现实生活中获得的自我感觉，理想的自我则是个人对"应当是"或"必须是"等的自我概念。两者之间的冲突导致了人的心理失常。人在交往中获得的肯定越多，则其自我冲突越少，人格发展也越正常。

3. 强调建立具有矫治作用的咨询关系。罗杰斯认为，以真诚、尊重和理解为基本条件的咨询关系存在时，个人对自我的矫治就会发生作用，而其在行为和人格上的积极变化也会随之出现。所以，心理咨询师应该与来访者建立相互平等、相互尊重的关系。这样即可使来访者处于主动的地位，学会独立决策。

4. 在操作技巧上，反对操纵或支配来访者。这一疗法主张在谈话中采取不指责、不评论、不干涉的方式，鼓励来访者言尽其意，直抒己见，以创造一个充满真诚、温暖和信任的气氛，使来访者无忧无虑地开放自我。

（二）来访者中心疗法的具体操作

1. 无条件积极关注。这意味着要把来访者作为一个独立自主的人予以接纳和关注，即使是戒毒人员，也要允许他们拥有自己的情感和体验，并允许他从中发现属于他自己的意义。作为心理咨询师，我们之所以帮助来访者，是因为相信来访者具有成长的潜力，相信他们具有自我指导的能力，支持他们去发展自己的潜力，支持他们发展其独特的自我。因此，在矫治的每一刻，心理咨询师都有要乐于接受来访者可能出现的各种各样的情感。

2. 共情理解。感受来访者的私人世界就好像感受你自己的世界，这叫作共情。心理咨询师应设身处地为来访者考虑，不仅能感受到他们的情绪，并能将这种情绪转换成深层的情感表达出来，让来访者注意到。当来访者体验到或感受到心理咨询师的真诚、接纳、理解与共情，他们就会产生积极的变化。共情理解要求心理咨询师应克服以往指导者、教育者和训导者的角色，深入体会来访者的内心世界，不责备、不质问、不评价，提供给来访者一种自我开放的氛围，让他们对自身问题有所领悟，从而能够利用自身潜能促进人格的成长。

四、理性情绪疗法理论

理性情绪疗法，由美国心理咨询专家艾利斯（Albert Alice）创立于20世纪50年代。它强调认知、情绪和行为三者有明显的交互作用及因果关系，并强调认知在其中的作用。

（一）理性情绪疗法理论基础

1. 人既是理性的，又是非理性的。人的精神烦恼和情绪困扰大多来自于思维中不合理、不符合逻辑的信念。它使人逃避现实，自怨自艾，不敢面对现实中的挑战。当人们长期坚持某些不合理的信念时，会导致不良的情绪体验。当人们接受更加理性的信念时，焦虑与其他不良情绪就会得到缓解。

2. 人的不合理信念主要有三个特征：

（1）绝对化要求。指对人或事都有绝对化的期望与要求。

（2）过分概括。指对一件小事做出夸张、以偏概全的反应。

（3）糟糕透顶。指对一些挫折与困难做出强烈的反应，并产生严重的不良情绪体验。

凡此种种，都易使人对挫折与精神困扰做出自暴自弃、自怨自艾的反应。

3. "ABC"理论。在诱发事件A（Activating event）、个人对此所形成的信念B（Belief）和个人对诱发事件所产生的情绪与行为后果C（Consequence）这三者关系中，A对C只起间接作用，而B对C则起直接作用。也就是说，一个人情绪困扰的后果C，并非由事件A造成，而是由人对事件A的信念B造成的。所以B对于个人的思想行为方法起决定性的作用。

4. "ABCDEF"理论。艾利斯又完善了"ABC"理论，拓展为六个部分。其中D是指劝导干预，E指咨询效果（新的信念B），F指咨询后的新感觉。当人们产生不合理的信念时，就要对其进行劝导干预（D），用理性观念取而代之；等劝导干预（D）产生了效果（E），人们就会有积极的情绪和行为了，心理困扰消除，继而愉快、充实的新感觉（F）就产生了。

（二）理性情绪疗法的具体操作

"理性情绪疗法"的目的在于帮助来访者认清思想中的不合理信念，建立合乎逻辑、理性的信念，以减少个人的自我挫败感，对个人和他人都不再苛求，学会容忍自我与他人。对不合理的信念进行辩论是关键。

1. 找到不合理信念。利用"ABC"的理论模型与之进行有效的辩论。辩论中的积极提问能促进来访者的主动思维，从提问的形式看，可以分为质疑式和夸张式两种：质疑式是心理咨询师直截了当地向来访者的不合理信念发问；夸张式是心理咨询师针对来访者信念的不合理之处故意提出一些夸张的问题，使来访者感到自己的想法是不合理的、幼稚的、可笑的、不可取的。

2. 合理的情绪想象技术。在心理咨询师的指导下，帮助来访者进行想象。通过想象不适当和适当的情绪反应，体验它们之间的差异，及时纠正某些不合理的信念，强化来访者新的合理的信念。

3. 认知的家庭作业技术。布置家庭作业，让来访者与自己的不合理信念进行辩驳，并通过 RET 自助表和合理的自我分析向心理咨询师进行报告。

在运用理性情绪疗法时，心理咨询师要时刻注意对来访者的启发，让其获得领悟。否则，一旦他们成为心理咨询中的配角与观众，即使心理咨询师分析得再鞭辟入里，理性情绪疗法也会显得苍白无力。

表 4 - 1 　RET 自助表

（A）诱发事件（紧临我感到情绪困扰或产生自损行动之前发生的事件、思想或感受）：	
（C）后果或情况（在我身上出现的，也是我想要改变的情绪困扰或自损行为）：	
（B）信念〔导致我产生情绪困扰或自损行为的非理性信念（IBS）〕：圈出所有你应用于诱发事件的 IBS	
（D）辩论（与每一圈出的非理性信念辩论）：例："为什么我必须干得非常棒？""哪儿写着我是个笨蛋？""何以证明我必须受人赞赏？"	
（E）有效的理性信念〔取代非理性信念的理性信念（RBS）〕：例："我希望干得很棒，但并非非如此不可。""我是个行动有些差劲的人，但我这个人不是笨蛋。""尽管我喜欢受人赞赏，但没有理由必须如此。"	
1. 我必须干得棒或非常棒！ 2. 如果我做事蠢笨，我就是个笨蛋或一无是处的人。 3. 我必须受到我看重的人的赞赏。 4. 如果我被人拒绝，我一定是个不好的、不可爱的人。 5. 为什么老天总是待我不公平，总是不满足我的要求！ 6. 老天一定要惩罚那些无德的人，否则就没有天理良心。 7. 人绝不能辜负我的期望，否则就太可怕了。 8. 我的生活为什么就不能够一帆风顺，没有麻烦呢？	9. 对真正糟糕的事和难以相处的人，我不能忍受。 10. 当遇到重大的不顺心的事时，那是极其糟糕可怕的。 11. 生活中若遇到的确不公平的事，我不能忍受。 12. 我必须被我看重的人所爱。 13. 我必须总是心想事成，否则就必然要感到痛苦伤心。 补充的非理性信念： 14. 15. 16. ……

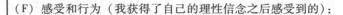
续表

（F）感受和行为（我获得了自己的理性信念之后感受到的）：
备注：我将在大量场合作出很大努力，有力地对自己重复我的有效理性信念，这样我就能使自己在现在减轻情绪困扰，在将来减少自损行为。

以上我们介绍了心理咨询和治疗中比较经典的学派。其实随着后现代主义的兴起，新的咨询和矫治技术层出不穷，其中最具特色的、可操作性强的咨询方法有两种，即叙事疗法和焦点解决短期疗法。

五、叙事疗法

叙事疗法是受到广泛关注的后现代心理咨询方式，它摆脱了传统上将人看作为问题的矫治观念，透过"故事叙说""问题外化""由薄到厚"等方法，使人变得更自主、更有动力。透过叙事心理咨询可以让当事人的心理得以成长，同时还可以让心理咨询师对自我的角色有重新的定位与反思。

（一）叙事疗法的理论基础

1. 人≠问题。叙事的观点提倡对人的尊重，将问题和人分开，问题是问题，人是人。谈话的方向即是支持个体在问题和自我之间建立合适的关系。

2. 每个人都是自己的问题的专家。叙事疗法相信，每个人都是自己的问题的专家。人的成长不是一件容易的事，要面对那么多的问题。但我们仍然能够走到今天，这表明一定是有一些资源在支撑我们，这些资源本来就蕴藏在我们自己的生活之中，将这些积极资源调用起来，我们就有可能找到不一样的生命故事，之前的问题也就融化了，所以我们都是面对自己的问题的专家。

3. 放下主流文化的量尺。叙事疗法的创始人麦克怀特说："个人问题的形成，有很大因素与主流文化的压制有关。"社会文化通过引导社会评价体系来塑造社会成员的行为，如：什么样的人才是成功的？什么样的行为才是适当的？什么样的生活才是幸福的？社会成员间的相互对比成为个体社会化的主要途径。文化主流总是有一定的压迫性，其忽略了个体生活的丰富性，将原本丰富多彩的生活压缩为单薄的"例行公事"，很多人对自己的消极结论就是在文化的大背景形成的，换一个背景，该结论将不复存在。

4. 较期待的自我认同。当个体完全用主流文化价值观作为评判自己行为的唯一标准时，个体往往只能看到那些符合或者不符合主流文化标准的行为，将其他行为视而不见。如个体认为自己的行为长期都不符合（达不到）社会主流标准，那么就有可能形成消极的自我认同，认为自己是不好的，认为自己是有问题的。但是实际上，任何生活事件都有多元的意义价值，一件事情可能既是消极的又是积极的，将生活事件的多元意义的丰厚性展示出来，个体会选择符合自己价值判断的意义，进而感到自己人生是主动的，改变自身被动面对问题的策略，形成适合的符合自身体验的自我认同。

5. 寻找生命的力量。主流文化影响我们，这是叙事流派的主轴，我们认为自己就是问题，认为自己是没有力量的。叙事疗法就是帮我们把问题和人剥离开，将问题"外化"，解构主流文化对我们的影响。它认为每个人都是面对自己的问题的专家，都是生命的主人。虽然很多问题还没有找到答案，但是慢慢地去走、去看，我们一定会找到属于生命的力量。

（二）叙事疗法的具体操作

1. 故事叙说——重新编排和诠释故事。故事叙说主要是让来访者先讲出自己的生命故事，以此为主轴，再透过心理咨询师的重写，丰富故事内容。好的故事可以产生洞察力，或者使得那些本来只是模模糊糊的感觉与生命力得以彰显出来，为自我或我们所强烈地意识到。面对日常生活的困扰、平庸或是烦闷，把来访者的人生、历史用不同的角度来"重新编排"。

2. 叙事疗法问题外化——将问题与人分开。叙事疗法的另一个特点是"外化"，也就是将问题与人分开，把贴上标签的人还原，让问题是问题、人是人。如果问题被看成是和人一体的，要想改变相当困难，心理咨询师与来访者都会感到相当棘手。问题外化之后，问题和人分家，来访者内在本质会被重新看见与认可，转而有能力与能量反身去解决自己的问题。

3. 叙事疗法由薄到厚——形成积极有力的自己观念。一般来说，人的经验有上有下。上层的经验大多是成功的经验，形成正向积极的自我认同，下层的经验大多是挫折的经验，形成负面消极的自我认同。如果来访者消极的自我认同远多于积极的自我认同，他就会失去支撑其向上的力量，使他沉沦下去。

叙事疗法认为，来访者积极的资产有时会被自己压缩成薄片，甚至视而不见。如果将薄片还原，在意识层面加深自己的觉察，这样由薄而厚，就能形成积极有力的自我观念。比如当他们觉得自己不受到别人的重视而感到挫折、沮丧、自卑，当他讲述自己生命故事，觉得一无是处时，心理咨询师要求他回忆过去生命中哪个人对他"还不错"，原本脑中空白的来访者，勉强回忆起一个小学老师的名字。心理咨询师鼓励他打电话给老师，结果却得到一个"意外的惊喜"。这名老师虽然已经忘了他的姓名和长相，但还是向他连连道谢，并且表示，因为他的电话，让老师也感到了自己的存在是有价值的，对教学工作已经深感疲惫的老师，又重新获得了动力。通电话的结果是，来访者不仅帮助了老师，也意识到自己的生命原来也是这么重要。

六、焦点解决短期疗法理论

焦点解决短期疗法主要是由 Steve de Shazer 及 Insoo Berg 夫妇在短期家族治疗中心（Bride Family Therapy Center，BFTC）发展出来的一种心理咨询模式。

（一）焦点解决短期疗法基本理念

1. 事出并非有因。"了解原因"在焦点解决短期疗法过程中是不必要的，重要的是"解决"的历程。有时候原因和结果间的关系似乎很难认定；问题往往是互动下的产物。心理咨询师要用"此时此刻我们可以做些什么"的问句，取代探讨过去原因的问句。

2. "问题症状"有时也有其正向功能。问题的存在，不见得只呈现出病症或弱点，同时也存在有正向功能。如小孩在学校打架滋事、问题不断，看起来这个孩子真是问题学生。但是深入探究其家庭背景之后，老师发现孩子的父母早已离婚，互不往来，只有在孩子出事时，父母双方才会一同来到学校，而孩子的幻想中仍然希望父母有一天能重归于好，所以他只有通过打架滋事来完成他的愿望。在案例中，心理咨询师不仅要看到问题的症状，更要看到它背后的正向功能，以求用更好的解决方法，同时又能保有其正向的期待。

3. 合作与沟通是解决问题的关键。咨询中，来访者和心理咨询师一直处于积极的互动。通过倾听，心理咨询师进入来访者的世界进行积极的行动引导，然后经由邀请，促使来访者作进一步改变，协助他们搜寻新的意义，产生新的想法与行为。心理咨询师是解决问题"过程"的专家，而来访者是最了解问题的专家，两者只有信任合作才使问题迎刃而解。

4. 不当解决方法是造成问题的根本。假设症状或问题通常是人们试图解决问题，但却"形成不适当的习惯模式"。问题本身不是问题，而是由于解决问题的方法不当，导致问题的出现，甚至会带来更大的问题。面对每个问题，心理咨询师应尽可能地考虑问题的多面性及特殊性，发展出弹性的问题解决方法，并且相信来访者有能力、有责任发展出适宜的解决方法、克服困境。

5. 来访者是解决自身问题的专家。强调来访者自身的资源，更强调尊重他们自身解决问题的能力，心理咨询师只是"引发"来访者运用自己的能力及经验改变，而不是"制造"改变。

6. 从正向的意义出发。强调来访者的正向力量，而不是去看他们的缺陷；强调他们成功的经验，而不是失败；强调来访者的可能性，而不是他们的局限性。

7. 雪球效应。看重小的改变，当小的改变发生，系统就和原来的不同了，只要维持小改变，就会累积成大改变。心理咨询师要引导来访者看到小改变存在、看中小改变的价值，而愿意促进小改变的发生和持续。

8. 凡事都有例外，有例外就能解决问题。首先心理咨询师问来访者："你在生活中想要些什么？"这样可使他们停止抱怨，正视问题的解决，以带出行动的目标。然后心理咨询师建构一个问题得以解决的情境，和来访者讨论出不止一种解决方案，找出最有效的行为，鼓励他们多做一点。

（二）焦点解决短期疗法的具体操作

作为一种专业的介入，焦点解决短期疗法流程与步骤清晰明了，且具有单次咨询的精神，即视每一次的咨询与矫治是第一次也是最后一次，因此每一次的咨询构架都是一样的。整个焦点解决短期疗法的咨询次数可为一次或连续多次（平均为 5 次左右）。每次咨询的时间约为 60 分钟。第一阶段约为 40 分钟，其余两个阶段皆为 10 分钟。

1. 建构解决的对话阶段。这一阶段是会谈的主轴，所以我们称之为建构解决的对话阶段，在对话的过程中，心理咨询师通过"建设性预设问句"所选取的方向的和所使用的语言产生的暗示和教育作用，影响来访者改变其认知，引导出正向解决问题的思考方式。因此，咨询的过程是注重"改变"的对话历程，在这一过程中，强调正向的、积极的、建设性的取向，解决之道自然会被引发而成。

（1）准备阶段。在这个阶段中，心理咨询师与来访者寒暄，简介一下咨询的流程。在心理咨询师说明的同时，即引导他们进入正向的、未来的及解决导向的会谈中。

（2）问题抱怨阶段。在这个阶段，心理咨询师以倾听、接纳、同理的态度，收集来访者的抱怨。同时，心理咨询师除了反映他们的感受之外，更会暗示事情是有其他可能性存在的，以企图松动负面感受，使来访者从抱怨提升为希望改变的目标。

（3）设定目标阶段。这一阶段，心理咨询师会协助来访者发展出具体可行的目标，因为有了目标就会有改变的动力。这里所强调的具体可行的目标指的是正向的、具体的、一小步的、在他们"可控"范围内的、实际可行的目标。目标的形成是心理咨询师与来访者合作的过程，可以使用奇迹式问句、循环式问句、排序、评量式问句等技巧。

（4）探寻解决方案阶段。一旦设定了正向的目标，接着心理咨询师就会协助来访者探索自己的资源，以达到所求的目标。焦点解决学派典型的做法将焦点集中在问题不发生的时间、地点、活动等细节上，运用例外式问句、奇迹式问句、评量式问句等引出例外及其解决问题的弹性，并开发内在资源，让来访者发现那时自己是如何做到的，从而引出解决之道。

2. 休息阶段。通常在第一阶段进行 40 分钟之后，心理咨询师告知来访者休息 10 分钟，并稍后回馈。这时，心理咨询师会暂时跳出咨询的情境，回顾本阶段咨询过程并加以整理，而后给来访者回馈。

3. 正向回馈阶段。

（1）给予赞美和肯定。赞美的意义在于赋能，通过心理咨询师对于来访者自身和其正向资源、能力的鼓励，使得他们注意到自己原本存在但被忽视的内在力量，改变主观认知，从而提升他们为自己负责的意愿与能力，进而鼓舞来访者持续行动以寻求改变。

（2）提供讯息。讯息的提供，可能是专家的观点或理论，也可能是来访者目前正在做而且有效的行动，或是其他一些想法。目的在于将他们的问题一般化，或是对问题提供不同的意义和观点，同时提供形成家庭作业的脉络。

（3）布置家庭作业。家庭作业就是来访者于下次会谈前必须完成的作业或任务，旨在巩固矫治效果、增强改变信心、实现预定目标。

学习任务三 戒毒人员心理咨询的流程与原则

【拓展阅读】 咨询感受分享[1]

我读书时曾经做过学校心理咨询中心的预约员，片段 A、B 和 C 是我以"来访者"身份亲历咨询时和咨询老师的谈话，片段 D 是我想往心理咨询师身份发展时和咨询老师的一段谈话。

片段 A

我：现在感觉有个糖做的壳在我外面，家长和男朋友都不断地往上面粘糖，说我多幸运，多幸福，不要想那些不开心的事。这个壳于是越来越厚。其实我很辛苦，老师你相信吗？

老师：我相信。

我的感受：换了谁都会说相信的吧，可是那个时候的我仿佛看到了圣母玛丽亚，心情立刻平静了好多。我对他的信任、他对我的倾听和投入，在那一刻形成了某种深度的共情。

片段 B

老师：……就像你在过十字路口，有些人会左看看右看看，看看行人看看红

---

〔1〕 如是师太："答'心理咨询过程是怎样的'"，载知乎网 https://www.zhihu.com/question/21017701/answer/20627328，访问时间：2017 年 10 月 31 日，有改动。

绿灯，而你是什么都没看，直接就走了。

我的感受：我当时愕然，直到现在，我也会看看"红绿灯"而且学会了更多看红绿灯的技巧。

片段 C

老师：你听过小象的故事吗？小象在马戏团长大，很淘气，总想到处跑动。工作人员在它腿上拴上一条细铁链，另一头系在铁杆上。小象对这根铁链很不习惯，它用力去挣，挣不脱，无奈的它只好在铁链范围内活动。一次又一次，小象总也挣不脱这根铁链。慢慢地，它不再去试了，它习惯铁链了，再看看父母也是一样嘛，好像本来就应该是这个样子。小象一天天长大了，以它此时的力气，挣断那根小铁链简直不费吹灰之力，可是它从来也想不到这样做。它认为那根链子对它来说，牢不可破。

我的感受：我立刻明白他把我比作那只小象。我立即领悟了一些东西。

片段 D

我：我现在想，选择心理咨询师作为职业，是为了让自己幸福。那么，如果有一个职业同样能让我幸福，我也可以不做心理咨询师。

老师：恩，我非常同意！

我的感受：我分明看到老师的眼睛红了，仿佛有泪光，他是为我的进步感到欣慰吧！

最契合你的心理咨询师就是陪你去地狱走一遭，然后为你的守护天使插上翅膀的人。包含的意思是：

1. 他的主要作用是陪伴。

2. 他会陪你冒险，你不离，他便不弃（当然，是在他能力和个性可及范围内）。

3. 他可能会在绝境前拉住你，却不会在你每次经历险境时都把你拉出，人是需要冒险的。他是冒险之旅的向导，随时评估着险境的级别。

4. 他不会也不该永远守护你，你也不需要。

5. 他和你的互动，唤起你深藏于心的内在力量，使你有能力自我守护、自我治愈、自我发展。

心理咨询关系是一种特殊的契约关系，心理咨询流程的设置是专业化的体现与保证。一个完整、有效的戒毒人员心理咨询是由若干前后联系的步骤组成的，掌握这些步骤可以帮助我们有效地把握戒毒人员心理咨询的每一阶段的任务、工作重点、难点和注意事项，以确保戒毒人员心理咨询工作健康有序地进行。

一、戒毒人员心理咨询流程

戒毒人员心理咨询的基本流程分七个阶段，接下来我们来具体分析这一流程七个阶段的具体内容。

（一）建立良好咨访关系

1. 初诊接待。建立良好的咨访关系既是咨询过程的第一步，也是贯穿整个咨询过程的始终。恰当的初诊接待，可以消除来访者的紧张与焦虑，有利于建立一个相互信赖的咨访关系。在初诊接待中，心理咨询师仪态大方，举止端庄，态度友好。初次见面，心理咨询师主动向来访者问好，请来访者入座，并表示欢迎。向来访者简单介绍自己，说明心理咨询的性质，阐述心理咨询的保密原则，表达自己愿意给来访者提供帮助，以打消来访者的各种顾虑，营造良好的会谈氛围。

2. 摄入性谈话。摄入性谈话是心理咨询师通过与来访者面对面的谈话，收集来访者的客观背景资料、健康、工作、吸毒戒毒、人际关系、生活等方面信息的一种会谈方式。通过摄入性谈话，心理咨询师可以初步了解来访者的基本情况，为进一步建立良好咨访关系打下基础。

在摄入性谈话中要注意：①心理咨询师的态度必须保持中立。②提问中避免失误，防止来访者对心理咨询师的专业性产生怀疑。③在摄入性谈话中，除提问和引导性语言之外，不能讲任何题外话。④不能用指责、批判性语言阻止或扭转来访者的谈话内容。⑤在摄入性谈话后不应给出绝对性的结论。⑥结束语要诚恳、客气，不能用生硬的话做结束语，以免引起来访者的误解。

（二）搜集与整理资料

我们可以通过观察、责任民警及其他了解情况人的反映、摄入性谈话等途径搜集来访者的相关信息，并从以下三个方面加以整理。

1. 一般资料。包括人口学资料、生活状况、婚姻家庭、戒毒记录、社会交往、自我描述、个人内在世界重要特点、对未来的看法等。

2. 成长史资料。成长中重大转化以及现在对它的评价等。包括以下几点：

（1）婴幼儿期：出生情况，母亲身体状况，是否顺产等。

（2）童年生活：发育情况，有无重大事件，身体是否有病，父母感情是否和谐，童年教养方式，学校教育情况，有无退缩或攻击等。

（3）少年生活：有无挫折、最骄傲和最羞耻的事，性萌动对待，有无重病，与成人有无不愉快，与同伴关系，游戏情况等；

（4）青年期：最崇拜的人，爱情生活（有无失恋），最爱看的书，有无学习挫折、就业挫折、婚姻挫折，最好的朋友状况等。

3. 目前状况资料。躯体有无异常；社会功能有无异常，是否正常工作、学习、交往；精神状况有无异常，有没有自知力，言行是不是与外界现实保持一致，人格是不是相对稳定和完整；以前吸毒的经历，目前戒毒的意愿、感受等。

（三）综合分析与诊断

心理咨询师需要对来访者的问题与其他相关方面的情况有一个全面地了解，对来访者吸毒、戒毒、成瘾程度以及其他心理问题有一个诊断，需要对造成来访者心理问题的原因进行综合分析和诊断。这种综合分析与诊断主要通过与来访者谈话、与来访者关系密切人士的谈话、心理咨询师的观察、心理测验等方式进行。对来访者的评估与诊断往往会贯穿心理咨询的全过程。

对来访者心理问题的评估与诊断从以下几个方面进行：

1. 来访者心理健康水平的测量。对来访者的资料进行初步分析以后，一般心理咨询师会用"心理健康水平评估的十项指标"，从心理活动强度、心理活动耐受力、周期节律性、意识水平、暗示性、康复能力、心理自控力、自信心、社会交往、环境适应能力十项指标对来访者的心理健康水平进行测量。

2. 选择有效的测量工具对来访者的问题进行量化的系统评估。心理诊断主要是以观察法、会谈法、实验法、测验法和作品分析法来获取临床资料并通过对资料的分析对来访者心理状态和个性特征做出判断。心理咨询师在选择测量工具时，要考虑来访者的入所阶段。不同的入所阶段，评估的侧重点不同。入所初期，应对来访者的个性特征和心理健康状况进行评估；入所中期，心理咨询师侧重对来访者危机干预的评估；对于即将出所的来访者，要做检验戒毒成效和适应社会能力的心理评估。

3. 要对某些含混的临床表现进行鉴别诊断。

（1）判断病与非病（与精神病相鉴别）。诊断依据从四点入手：①是否违背了病与非病三原则。要看来访者心理活动在形式上和内容上与客观环境是否保持一致，是否符合统一性原则；来访者各种心理过程之间是否协调一致；来访者的个性是否相对稳定。②来访者是否有求助动机愿望，是不是主动寻求帮助。③来访者自知力是否完整，是不是能认识到自己心理行为异常，也能分析产生的原因。④来访者有没有感知觉异常，有无幻觉、妄想等精神病症状。

（2）判断是否为神经症。神经症是一种精神障碍，主要表现为持久的心理冲突，来访者觉察或体验到这种冲突并因之而深感痛苦，且妨碍了心理功能或社会功能，但没有任何可证实的器质性病理基础。其特点为有自制力，精神痛苦，持久性，妨碍社会功能，没有任何器质性病变。

（3）来访者心理问题的严重程度。判断来访者心理问题为一般心理问题还是严重心理问题，主要依据：①来访者的心理症状有无引起泛化。②来访者不良情绪持续的时间（病程）。③来访者不良情绪以及反应是否在理性控制之下。④来访者心理问题由什么性质什么程度的刺激引起，他体验了什么程度的不良情绪。

（四）确定咨询目标

咨询目标是来访者通过自我探索和改变，努力去实现的目标；咨询目标也是咨询师通过心理咨询的理论、方法和技巧，对来访者进行帮助，最终促使他实现的目标。通过心理诊断，心理咨询师已经对来访者的具体问题和背景资料有了较全面的了解，可以和来访者共同协商和探讨咨询目标。一般来说，有效的咨询目标应具备如下特征：

1. 积极。目标的有效性在于目标是积极的，符合人们的发展需要。

2. 属于心理学性质。对于不涉及心理问题的来访者，一般不属于心理咨询范畴。

3. 可以评估。目标无法评估，不能称其为目标。及时评估有助于看到进步，提升双方信心，可以发现不足，及时调整目标或措施。

4. 双方可以接受。咨询目标应由双方共同商定。若有差异，可通过交流来修正；若无法协调，以来访者需要为主；若心理咨询师无法认可，可以中止咨询或进行转介。

5. 可行。目标没有可行性，就超出了来访者可能的水平，或超出了心理咨询师所能提供的条件。

6. 具体。目标不具体，就难以操作和判断；目标越具体，就越容易见到效果。具体目标应该是受终极目标指引的，而不是孤立的目标。

7. 多层次统一。心理咨询目标是多层次的。既有眼前目标、又有长远目标；既有特殊目标、又有一般目标；既有局部目标，又有整体目标。有效的目标应该是多层次协调的统一。

（五）协商并制订咨询方案

根据来访者的心理症状、戒毒期限和本人意愿，心理咨询师和来访者要共同制订具有可操作性、有实效性和可评估性的咨询方案。

心理咨询方案一般包括以下几个部分：心理咨询目标，心理咨询的具体时间与次数，心理咨询具体方法的原理和过程，心理咨询效果的评估与反思，双方特定的责任、权利与义务等。

心理咨询方案也不是一成不变的，可随着咨询的进程根据具体情况作适当地修改完善，但变动前应经过双方的商定。

（六）咨询方案的实施

这是心理咨询中的最重要阶段，直接决定着心理咨询的效果。在这一阶段运用何种心理咨询方法，使来访者产生何种变化，完全与来访者及其所面对的问题有关。此外，由于心理咨询师所运用的方法不同，进行此阶段的步骤也各不相同。但是不管采用哪种心理咨询方法，在这一阶段，心理咨询师都要分析来访者的心理问题成因，选择相应的心理咨询方法与技巧给来访者提供有效的帮助与指导。

1. 调动来访者的积极性。在咨询开始的阶段，心理咨询师通过向来访者说明心理咨询的实质，对来访者进行积极关注，帮助他们挖掘自身积极的资源，调动他们解决自身问题的积极性。

2. 对来访者启发、引导，支持、鼓励。

（1）启发、引导。咨询师务必清楚，咨询中应以促进来访者的成长为主，使来访者自己去探索解决自身的问题，并由此获得心理成长，最终拥有健康快乐的人生。主要包括：①启发引导来访者建立良好的人际关系；②深化自我认识，认识自己的内部、外部世界；③认识、领悟、解决内部冲突；④矫正错误认识；⑤学会接纳现实；⑥增加心理自由度；⑦构建新行为、新的行为模式；⑧塑造良好的个性特征；⑨掌握心理学的知识与技巧。

正确的启发引导，就是咨询师根据咨询目标，启发引导来访者探讨解决自身的问题，而不是咨询师自己动手解决。

（2）支持、鼓励。来访者咨询之前往往已经体验到了自身问题带来的困扰与痛苦，但缺乏改变自我的信心，此时咨询师的支持和鼓励，可以大大提高来访者改变自我的信心。

来访者可能有改变自我的愿望，但缺乏改变自我的力量，咨询师的支持和鼓励恰恰激发出了这种力量，来访者因此拥有了改变自我的强大动力。

咨询师的支持和鼓励使来访者不断受到鼓舞，强化来访者的咨询动机，使来访者更加愿意通过咨询，解决自身的问题。

支持和鼓励本身就是助人的过程，也是助人的技巧的展现，通过支持和鼓励，来访者向着咨询目标不断探索、实践，最终实现咨询目标。

通过咨询师的支持和鼓励，来访者具有了克服困难的信心和勇气，敢于面对困难、解决困难，克服阻碍咨询顺利进行的种种不利因素，使咨询得以顺利进行。

（七）巩固与结束

在巩固与结束阶段应注意如下几点：

1. 综合所有资料，做结论性解释。在咨询过程中，心理咨询师要全面掌握来访者的各种资料，除了解他们的背景情况，更要随时掌握其心理状况，对其问题作出结论性的解释。

2. 帮助来访者举一反三，学习应用咨询经验。心理咨询的终极目的是"助人自助"，心理咨询师要帮助来访者建立新的行为模式和认知系统，并教会他们把新技能迁移到不同的情境中。

3. 准备结束，接受离别。咨询关系的结束对于来访者是一次重大事件。长期以来，他习惯于在心理咨询师的帮助下分析生活中的矛盾与问题，对咨询本身和心理咨询师都有一定的依赖性。心理咨询师要让来访者掌握更多的、更为有效地处理问题的技能，帮助他们摆脱对咨询的依赖，授人以渔，助人自助。

4. 通过备忘录、通信征询，定期直接访问和召开座谈会等方式对心理咨询效果进行评估。

二、戒毒人员心理咨询原则

（一）保密原则

保密原则是由心理咨询的特殊性决定的，在任何情况下，心理咨询师都应尊重来访者的个人隐私，有责任采取适当的措施为来访者保守秘密。保密原则既是咨询双方信任的基础，也是心理咨询师的职业道德要求。

同时，这里的保密原则又是指"有条件的保密原则"。当来访者出现妨碍管理安全的特殊情况，如戒毒人员有自杀、脱逃、行凶等行为倾向时，心理咨询师有责任向有关部门报告，并采取相应的措施，防止发生意外事件。

当心理咨询师在咨询过程中进行录音、录像或演示时，需要征得来访者书面同意；心理咨询师因学术研究发表论文或是公开案例研究时，要隐去那些可能据此辨认出来访者的信息，保障来访者不会被辨识出来。

（二）中立原则

有人也称其为非批判原则。在心理咨询的全部过程中，心理咨询师对来访者咨询中涉及的各类事件均应保持客观、中立的立场，只有这样，心理咨询师才能对来访者的情况进行客观的分析，对其存在的问题有明确的认识，并有可能提出适宜的处理办法。中立的态度可以保证心理咨询师不把自己的情绪和价值观等带入咨询中，也可以增强来访者对心理咨询师的信任感，对建立和维持良好的咨访关系是很有作用的。

（三）时间限定原则

心理咨询必须遵守一定的时间限制。来访者的心理咨询时间一般规定为每次60分钟左右（初次受理时咨询可以适当延长），原则上不能随意延长咨询时间或间隔。在心理咨询中设定时间限定是非常必要的。标准化的设置（包括时间和场地）对于评估来访者行为习惯的方式（来访者是不是总在超过时间的时候表达自己、会不会尝试拖延时间），通常很重要也很有效。由于事先对咨询时间予以限定，可以让来访者有一定的安全感，使其能够充分珍惜并有效利用这一时间。

另外，心理咨询师需要有一个间歇的时间来做笔记，思考和计划。

【网上学习】

中国大学 MOOC 南京大学《手把手教你心理咨询：谈话的艺术》（http：//www. icourse163. org/course/NJU－1001893005）。

通过心理咨询基本理念的学习，了解心理咨询，懂得心理咨询，将心理咨询的沟通理念和技巧，合理、恰当地运用到实际生活和工作中。

【单元小结】

1. 戒毒人员心理咨询是心理咨询师协助其解决各类心理问题的过程，即心理咨询师运用心理学的原理和方法，帮助来访者发现自身的问题和根源，从而挖掘来访者本身潜在的能力，来改变原有的认知结构和行为模式，以提高对生活的适应性和调节周围环境的能力。

2. 在戒毒人员心理咨询中，常用的理论有精神分析理论、人本主义理论、行为主义理论、认知与发展理论等。

3. 戒毒人员心理咨询流程可分七个阶段：良好咨访关系的建立，资料的搜集与整理，综合分析与诊断阶段，确定咨询目标，协商并制订咨询方案阶段，方案实施，巩固与结束。

4. 戒毒人员心理咨询原则包括保密原则、中立原则、时间限定原则等。

【问题思考】

1. 有人认为精神分析疗法已经不适用于现代社会，你怎么看？

2. 学习心理咨询应不应该"唯技术论"？

3. 心理咨询中心理咨询师怎样做才能让来访者感受到自我成长的力量？

4. 你认为戒毒场所应该如何设置心理咨询的流程？

5. 心理咨询和戒毒人员心理咨询有哪些异同？

6. 精神分析理论是否已经过时？你比较认同哪种心理咨询理论？

7. 你认为在心理咨询中，应该秉持一种心理咨询的理论和方法还是应该综合运用多种心理咨询的理论和方法？

8. 请用思维导图的方法制作戒毒人员心理流程图。

实训项目

项目一　演示《心理咨询师的基本功》

一、任务描述

心理咨询师的基本功在初诊接待中就已有体现，心理咨询师要做好心理咨询的准备工作，并以恰当的方式接待来访者。

通过学习，学生应明确心理咨询师的第一次接待来访者时的准备工作，掌握恰当的接待方式，并能够以稳定的情绪、合适的语速，充满信心地接待来访者。

二、实例示范

演示《心理咨询师的基本功》（请扫前言处二维码）。

三、基础铺垫

1. 心理咨询师要注重自己给来访者的第一印象，衣着得体、注意礼节等。
2. 注意心理咨询中的原则。
3. 注意自己的情绪、语速并充满信心。

四、学生实训

请根据下列案例演示来访者的初诊接待。

【案例】

一般资料：戒毒人员小王，男，35岁，汉族，职业：无业，教育程度：初中，婚姻状况：离异。

心理咨询师观察：来访者进入心理咨询室，对整个房间审视了半天，心理咨询师告诉他没有监控后，方才放心坐下。来访者带着明显的苦恼、焦虑的神色，只坐了椅子的1/3，两手不断相互搓揉，给人一种紧张、心事重重的印象。

来访者焦虑、紧张，身体没有不适，语言表达清晰、有条理、逻辑清楚，与人交流正常。

室友反映：有时无缘无故与人争吵，大家慢慢对他敬而远之。

【提示】

1. 心理咨询师给人的第一印象。

2. 注意心理咨询中的保密原则。

3. 注意心理咨询中的情绪、语速和信心。

五、任务评估

评估要点：学生两两一组，分别演示初诊接待过程。要求注意建立良好的咨访关系，给人良好的第一印象（尊重、真诚、倾听、共情等），心理咨询原则和咨询中的注意事项。考查学生建立良好咨询关系的能力。

项目二　学生讲课《主要理论流派》

一、任务描述

心理咨询的主要理论流派有精神分析疗法、行为疗法、来访者中心疗法、理性情绪疗法。

通过学习，学生应明确心理咨询的主要理论流派，掌握各流派的基本原理，并能够运用具体的操作技术对来访者进行咨询。

至少提前一周布置任务，每三个同学为一组（科学分工：查资料、制作PPT、上台讲、回答提问等），负责讲一个心理咨询主要理论流派，用时 10～15 分钟，制作教案（含 PPT）。

二、实例示范

【教案格式】

课题：行为疗法。

课型：讲授、讨论。

课时：1。

授课对象：戒毒人员心理矫治专业学生。

授课教师：×××。

【教学目标】

知识目标：掌握行为疗法的理论基础。

技能目标：根据戒毒人员的表现识别其心理问题，并能够用行为疗法的几种操作技术矫正戒毒人员。

【教学重点】行为疗法的具体操作技术。

【教学难点】行为疗法的具体操作技术。

【教学方法】演示法、谈话法、讲授法、讨论法等。

【教学资源】教学视频、PPT。

【教学内容】

教学内容及进程				
进程	教学内容	教师活动	学生活动	时间分配（分钟）
导入	精神分析疗法有什么局限？	PPT播放、讲授	分组讨论	1
课程讲解	1. 行为疗法的基本原理。 2. 具体操作技术： （1）用厌恶疗法矫治戒毒人员。 （2）用系统脱敏疗法矫治戒毒人员。 （3）用代币疗法矫治戒毒人员。	PPT播放、讲授	互动	10
课堂练习	用代币疗法矫治戒毒人员	讲授、演示	分组讨论	2
课堂总结	1. 理论。2. 操作。3. 评价。	演示		1
板书设计	主次分明，重点突出	演示		
布置课后作业	预习理性情绪疗法	PPT播放		1
教学反思	对戒毒人员最适宜的矫治方法是什么？	PPT播放		

三、基础铺垫

1. 每个疗法基本原理。
2. 用案例说明每个疗法具体操作技术。
3. 你对这个疗法的认识。

四、学生实训

【案例】行为主义疗法
【提示】
1. 行为疗法的理论基础。
2. 行为疗法的具体操作技术。
3. 对行为疗法的评价。

五、任务评估

评估要点：①考查学生理论基础的掌握情况。②考查学生在案例中运用具体操作技术的能力。③考查学生对于各种疗法的评价。

项目三 讨论《戒毒人员咨询案例》

一、任务描述

戒毒人员心理咨询基本流程分七个阶段：良好咨询关系的建立、收集资料、综合分析与诊断、确立目标、协商并制订矫治方案、方案实施和巩固结束阶段。

戒毒人员心理咨询的原则是指在戒毒场所实施心理咨询活动时，心理咨询师必须遵守的一些基本原则。

通过学习，学生应明确心理咨询师的职业规范性原则与咨询活动中的原则，掌握咨询活动的步骤与历经阶段，更好地把握整个咨询过程，使咨询达到良好的效果。

二、实例示范

戒毒康复人员个人信息

<table>
<tr><td rowspan="6">基本情况</td><td>姓名</td><td></td><td>入所时间</td><td>年 月 日</td><td>出生年月</td><td>年 月 日</td></tr>
<tr><td>籍贯</td><td></td><td>民族</td><td></td><td>吸食种类</td><td></td></tr>
<tr><td>学历</td><td colspan="3">无□ 小学□ 初中□ 大专以上□</td><td>爱好特长</td><td></td></tr>
<tr><td>所处阶段</td><td></td><td>婚姻状况</td><td>已婚□
离异□未婚□</td><td>有无子女</td><td>有□（ ）个
无□</td></tr>
<tr><td>入所前经济来源</td><td>固 定□
不固定□</td><td>职业</td><td></td><td>收入状况</td><td>低□中□高□</td></tr>
<tr><td rowspan="4">戒毒状况</td><td>自愿戒毒次数</td><td></td><td>生理缺陷</td><td></td><td>强戒次数</td><td></td></tr>
<tr><td>既往病史</td><td></td><td colspan="2">精神病史</td><td>有□ 已治愈□ 无□</td><td></td></tr>
<tr><td>身体发育状况</td><td colspan="2">良好□一般□较差□</td><td>所内经济状况</td><td colspan="2">富裕□ 可维持□
拮据□ 无来源□</td></tr>
</table>

续表

家庭状况	家庭人口			家庭联系	紧密□ 松散□ 不来往□	是否独生子女排行第几	是□ 否□ （　）
	父亲		职业		文化程度	是否健在	是□ 否□
	母亲		职业		文化程度	是否健在	是□ 否□
	家庭其他人员情况	姓名			关系	职业	
		姓名			关系	职业	
		姓名			关系	职业	
		姓名			关系	职业	
	家庭经济年收入	（　）万元			家庭氛围	和睦□ 不和□ 敌对□	
	家庭教育方式	民主□ 专制□ 放任□			亲子关系	良好□ 一般□ 较差□	
	是否是单亲或离异家庭	单亲：是□ 否□ 离异：是□ 否□					

三、基础铺垫

（一）戒毒人员心理咨询的七个阶段

第一阶段：良好咨询关系的建立。

第二阶段：资料的收集与整理。

第三阶段：综合分析与诊断。

第四阶段：确立咨询目标。

第五阶段：协商并制订咨询方案。

第六阶段：咨询方案的实施。

第七阶段：结束与巩固。

（二）戒毒人员心理咨询过程中体现心理咨询原则

1. 保密原则。

2. 中立原则。

3. 时间限定原则。

四、学生实训

【案例】演示《戒毒人员咨询案例》

强制隔离戒毒人员赵某一般心理问题的心理咨询个案[1]

一、来访者基本信息

赵某，男，37 岁，已婚，初中文化，汉族，二次进戒毒所学员，家中姐弟 4 人，其排行老四。无重大躯体疾病史，家族无精神疾病史。1993 年开始吸食毒品（海洛因），1997 年 6 月被决定强制隔离戒毒，2000 年 1 月解戒出所。解戒后巩固戒断毒瘾长达 7 年，2007 年再次复吸，2011 年 5 月投送我所戒毒大三队强制隔离戒毒。

二、来访者主诉

一段时间以来入睡困难，白天情绪烦躁，听到其他学员大声说话烦躁情绪加重，不愿与人沟通，情绪郁闷，睡不着时总想以前发生的事情和出所后会遇到的难处。戒断毒瘾这几年家庭幸福、事业有成。岳父家的亲朋也接纳了我。现在我自由没有了，出所后一无所有，我没脸面对自己的亲人，尤其是岳父家的人，戒毒后他们给了我无微不至的关心和帮助，以后他们都不会再信任我。我这次强戒除了妻子其他亲人没有一个来接见我。这样反复地想，想得很细，经常几个小时都沉浸在对过去的回忆和未来的幻想中，自我感觉这样不好，主动去控制，可是一会儿又回到刚才想的问题上来，做事情注意力不能集中。感觉对许多事情提不起兴趣。

三、心理咨询师观察和分管民警反应

心理咨询师观察：该来访者求助愿望强烈，交流时主动诉说，语速适中，表情达意恰到好处，穿着干净整齐，内心较有思想。

分管民警反映：该学员日常管理中能做到遵规守纪，服从教育矫治的安排，习艺劳动表现积极。近几日情绪变化大，处于一种低迷伤感，无精打采，提不起精神的状态。

四、心理评估和诊断

赵某出现上述症状时间较短，为近期发生，自己能找到明显原因，内容尚未泛化。其情感反应是可以理解的，强度不大，对自身躯体、心理和社会功能等症状有充分的自知力，主观认识与客观现实是一致的，能够很现实地分析自己复吸的利弊，思维合乎逻辑，感到痛苦，希望得到帮助以解决问题，属于一般性心理

---

[1] "强制隔离戒毒人员赵某一般心理问题的心理咨询个案"，载百度文库，https://wenku.baidu.com/view/8ac7dd156edb6f1aff001ff8.html，访问时间：2017 年 11 月 20 日。

问题。具体原因是复吸引发趋避式冲突进而导致混合型焦虑、抑郁等不良情绪。

五、心理咨询目标

依据以上评估诊断，同来访者协商，确定如下咨询目标。

近期目标：同来访者之间建立平等良好的咨询关系，帮助其澄清自身心理冲突，摆脱对自身现状的过分关注以及由此产生的将存在问题无限放大的心理暗示，鼓励其作出新的有效行为，树立信心，重新开始，并且掌握一定的全身放松及情绪调节方法技巧，改善睡眠质量，缓解郁闷烦躁等负性情绪。

长期目标：增强来访者应对挫折逆境的能力，实现自我成长，锻炼意志，在危机中看到生机，以积极乐观的态度去面对生活。

六、咨询过程

第一次咨询

赵某主动申请心理咨询，在三大队心理咨询室见到心理咨询师时能礼貌地问好，通过摄入性谈话了解了基本情况。赵某每天睡不着时反复想的均是以前发生的一些生活事件和出所后面临的种种困难，如被家庭和社会厌弃、婚姻破裂、朋友躲避、就业无望等。赵某内心渴望亲情，希望家庭幸福、自己事业有成。由于没有很好的自我约束能力，再次复吸伤害了自己的亲人，毁了自己的事业前程，悔恨失望又无法挽回。与亲人沟通的情感需求在现实环境中不能充分满足，压力和郁闷情绪得不到适当宣泄，懊悔和深深的自责使其体验到迷茫、烦躁和心境低落等复杂情绪，长时期沉浸在低迷伤感的情绪中，大脑神经经常处于紧张状态，从而引发失眠等植物神经功能失调，影响其睡眠质量。苦思冥想、烦躁情绪与睡眠不好形成恶性循环。

第一次咨询中心理咨询师获取了来访者赵某的相关信息，对其目前的身心状况进行了详细的了解，在会谈中我体验到赵某改变现状的愿望较强烈。结束咨询时我给他留了作业，要求其对经常反复想的问题进行整理，下次咨询时我们来共同讨论。

第二次咨询

赵某主诉：2000年解戒回家，我决心戒断毒瘾。父母托人给我介绍了女朋友，我们相处很好，后来女朋友的父母知道我有吸毒史后坚决反对我们继续相处，那时我非常害怕，担心情感挫折使我对生活失去信心，破罐子破摔再次复吸，女朋友坚信我可以戒断毒瘾，顶着父母亲朋的反对和我结了婚，当时我心怀感恩，下决心为了妻子和关心我的父母，我不但要戒断毒瘾还要干出一番事业。结婚后不久，由于住处没有变，以前的毒友接踵而至，有的打电话邀我一起去"玩"，有的是来借钱，有的是打着做生意的幌子叫我一起出去"做事"，都被我一一拒绝。与此同时我也深刻地体验到要想彻底地与毒品说再见，就必须找一个安定的生活环境，不受这些人的干扰和引诱。因此，在亲人的帮助下，我毅然带着妻子去外地打工。开始的时候，没有亲人朋友帮助，生活很艰苦，但戒断毒瘾的信念一直支撑着我。为了不让自己感到空虚，我工作肯吃苦，干活不斤斤计较，慢慢地我感到新同事新朋友很喜欢我，愿意和我来往，对我很尊重，生意也顺利。不到 3 年时间我有了丰厚的积蓄，赚到了人生的第一桶金。我用积攒的钱购置了 3 辆大车搞运输，生活安定了，我迎来了我的女儿。妻子的父母亲朋看到我近几年的转变，也改变了以前的偏见接纳了我。这几年的生活，我尝试到了成功，体验到我的价值，也感受到亲情的温暖。感受到做一个正常人的乐趣，我很珍惜这样的生活。

2011 年我在外地出车遇到了以前××市的一个毒友，由于在外地遇到熟人又多年不见，我主动热情地打招呼，这位毒友"友好"地让我"整几口"。我当时拒绝了，但毒友给我留了手机号，告诉我他会在这里停留几日，"想他"时手机联系。回家后我的思想一直在斗争，第一天我坚持没有去找他，第二天我想就吸最后一次，吸一次也"上不了身"。我终于没有挡住毒魔的诱惑，结果是不能自拔。积蓄吸完了，将 3 辆大车也变卖了。妻子现在靠打工为生。想一想过去美好的生活，看看现在的日子，我能对得起谁呀，我每天生活在自责和悔恨之中。

赵某在复吸被强制隔离戒毒期间，内心对毒品带来的快感和被限制人身自由的痛苦，复吸带来家庭、事业等方面的伤害进行反复权衡比较。对脱离毒魔时正常生活的向往，曾经体验到的生活的美好，让他的情绪沉浸于对再次复吸的自责和悔恨之中。

面对赵某流露出的迷茫，心理咨询师对其保持长达 7 年的戒毒操守给予了肯定，并引导其畅谈对 7 年戒断毒瘾的美好生活体验以及保持戒毒操守的经验（此时民警将事先准备好的牛奶分别倒入两个纸杯中，分别放在我和赵某面前，赵某表达了谢意），以唤醒和强化他曾经美好生活的体验和戒断毒瘾的身心感受，激活其曾经的戒毒决心和积极向上的生活态度。会谈到此时，心理咨询师感受到赵某在适当倾诉后不良情绪有所缓解，从他脸上看到了微笑。此时民警表现无意中（实际是有意的）将面前的牛奶打翻，赵某急忙拿纸巾要擦去桌上的牛奶，民警制止了他，看着倒撒的牛奶，对赵某说："我很喜欢喝牛奶，多可惜，都怪我不小心。"看着民警惋惜的样子，赵某宽慰心理咨询师说："已经倒了就算了吧，别可惜了，再重新倒一杯吧。""这件事你是这样认为的吗？"民警看着赵某说，"已经倒了可惜也收不回来了，下次放到靠边一点，就不容易不小心碰倒了。你的这几句话不但表明了对我打翻牛奶这件事的态度，而且还总结了经验以防止下次犯类似的错误。"心理咨询师用鼓励的眼神看着赵某。

接下来的会谈很融洽，围绕"不要为打翻的牛奶哭泣"这件事引导赵某联系自己目前的心理问题，通过指导性会谈，启发赵某明白平静地接受我们无法改变的事，勇敢地改变我们能改变的事；悔恨自己的错误，而且力求不再重蹈覆辙；优于别人，并不说明高贵，真正的高贵应该是优于自己的过去等道理。

在这次咨询中，针对他睡眠不好和注意力集中困难的问题，心理咨询师开始使用音乐治疗、放松训练、想象训练三者结合的方法缓解其心理问题引发的躯体上的不适，这些方法操作简单，而且实用，经询问他一直在坚持练习，并且效果很好，也同时促进了他心理状况的改善。

第三、四次咨询

赵某对自己存在的问题有了正确的认识，心理咨询师趁热打铁，通过对这些负性情绪的讨论，帮助赵某将这些方面的获益扩展到今后生活的其他方面，使他明白可以通过控制情绪来掌握自己的生活，同时强化这样一个道理："再长的路，一步步也能走完；再短的路，不迈开双腿也无法到达。"在咨询过程中，恰到好处的应用鼓励、支持技术，消除来访者各种顾虑，提高其行动能力和自信心。

第四次咨询时一方面对赵某进行关于"人生当自强"方面的引导，如心理咨询师用《周易》中说到的，"天行健，君子以自强不息"和中学课本中学到的《孟子》提到的"天将降大任于斯人也，必先苦其心志，劳其筋骨，饿其体肤，空乏其身，行拂乱其所为，所以动心忍性，增益其所不能"等相关文献中收集到的名人名言，进行深入浅出的解释，利用经典文章和名人名言的权威效应进行正面引导。另一方面，从古往今来大量的实例中寻找典型实例进行事实论证，如心理咨询师与赵某一起讨论了"破釜沉舟"和"卧薪尝胆"这两则家喻户晓的经典故事。并倾听其对故事情节阐述自己的观点。讲"破釜沉舟"这个故事是为了让赵某知道想把一件事情做成功，就要痛下决心，不要给自己留有余地，要置之死地而后生。讲"越王勾践卧薪尝胆"的典故告诉赵某心中确立了大目标，就要下定决心，时刻不忘自己的使命，时刻警醒自己，鞭策自己，才能取得成功。让赵某明白没有人能随随便便就赢得成功。在鼓励、引导之下，来访者开始体验内心资源并使之成为自己抉择时的力量，挑战自己的自我局限并将计划付诸行动。

结束咨询时赵某表示："我感到身心很愉悦，很轻松，前段时间的郁闷和烦躁完全没有了。我知道自己该怎么做了，我有过成功的经验和体验，我对今后的生活充满了信心。"

七、效果评估

赵某参与正常教育矫治生活两周后，通过随访，发现咨询效果显著。

分管民警反映：该学员戒毒积极性进一步提升，各方面状态良好，说话多了，也主动和民警、学员沟通了。

来访者反应：现在睡眠质量完全好转，没有了前段时间的郁闷烦躁，情绪基本上较平稳，积极乐观，对今后的生活信心倍增。

心理咨询师观察：本案例咨询效果良好，来访者对自己的关注明显减少，能将大部分注意力投入到教育矫治生活中，自我改变动力明显增强，自我控制感增强，对戒除毒瘾重新树立了信心。

咨询体验：吸毒与戒毒是同一矛盾体中的不同两极，曾经吸毒的人面对现实生活中随时出现的关于吸毒的各种诱惑，会出现趋避式冲突：一方面是吸毒的欣快感，另一方面是因吸毒带来的痛苦和恐惧。这些因素常常给来访者造成明显的负性情绪，使他们沉浸在悔恨和自责之中。心理上产生负性情绪会引发躯体上的不适，使他们对人生不再抱有过多的指望，缺乏重新生活的勇气，常常意志消沉，情绪低落，丧失戒毒动力。心理咨询师要做的工作是在来访者必须进行选择行为方式时，在戒毒的好处上加重强化。越轨行为理论认为，任何一个理性的人在做出一种越轨行为之前都会做出利益的对比和衡量，比较孰重孰轻。将生理快感和家庭人生这两个根本不成正比的砝码在天平上做对比，使戒毒行为往好的方面转变。鼓励他们为自己的过去画上句号，把注意力放在未来的生活上，扬起风帆去迎接美好的明天。

【提示】

1. 心理咨询的流程（七个阶段）。
2. 心理咨询的原则（三个原则）。

五、任务评估

评估要点：要求学生根据案例做一个戒毒人员心理咨询流程的思维导图，并找出案例中心理咨询师所遵循心理咨询的原则。

技能拓展

每个人都有 ABC

美国著名心理学家艾利斯归纳了生活中人们常用的 11 条不合理信念，对照自己，是不是也占了其中几条？我们是不是因为这些不合理"A"而让自己心情不好了呢？找出自己的"B"和"C"吧！

1. 在自己的生活环境中，每个人都绝对需要得到其他重要人物的喜爱与赞扬。

2．一个人必须能力十足，在各方面至少在某方面有才能、有成就，这样才是有价值的。

3．有些人是坏的、卑劣的、邪恶的，他们应该受到严厉的谴责与惩罚。

4．事不如意是糟糕可怕的灾难。

5．人的不快乐是外在因素引起的，人不能控制自己的痛苦与困惑。

6．对可能（或不一定）发生的危险与可怕的事情，应该牢牢记在心头，随时顾虑到它会发生。

7．对于困难与责任，逃避比面对要容易得多。

8．一个人应该依赖他人，而且依赖一个比自己更强的人。

9．一个人过去的经历是影响他目前行为的决定因素，而且这种影响是永远不可改变的。

10．一个人应该关心别人的困难与情绪困扰，并为此感到不安与难过。

11．碰到的每个问题都应该有一个正确而完美的解决办法，如果找不到这种完美的解决办法，那是莫大的不幸，真是糟糕透顶。

学习单元五　戒毒人员心理咨询的会谈技术

学习目标

　　知识目标：掌握心理咨询会谈的基本知识，建立良好咨询关系、学会如何与戒毒人员进行沟通，能够在会谈中合理运用参与性技术与影响性技术。

　　技能目标：能根据戒毒人员的个性特征，开展戒毒人员心理访谈，识别其心理问题并进行必要的心理支持与辅导。

　　态度目标：热情、细致、真心感受、积极反馈。

重点提示

　　会谈　沟通　良好咨询关系　参与性技术　影响性技术

【案例】戒毒人员小雨的烦恼

　　小雨，20 岁，女，因吸食冰毒被强制隔离戒毒。入所前是某音乐学院舞蹈专业大三学生。因第一次戒毒，对环境很陌生，一想到两年的戒毒时间，想到爸爸妈妈在看守所看到她后失望的表情，想到以后可能会被同学、朋友等歧视，甚至以后都无法回家……再加上这里生活紧张、规矩很多，心情就很低落。平时不爱说话，遇到一点小事，甚至看到新闻里的某个镜头也会莫名地掉眼泪。SCL-90 测试，总分 176，提示为中度恐惧及轻度的焦虑、抑郁、敌对、人际关系敏感等症状。心理健康测查量表提示其兴奋状态和变态人格分数较高，这类人格特点：自负、任性、自我中心、有野心，往往追求情绪化刺激和兴奋。

　　【思考】

　　1. 小雨有哪些问题？

　　2. 咨询会谈中，咨询师应该如何与小雨建立良好咨询关系？

　学习任务一　会谈的基本能力

　　会谈是心理咨询的基本形式和手段。会谈不是件轻而易举的事情，尤其与戒毒人员的咨询会谈，心理咨询师必须掌握会谈的基本知识，能够娴熟运用会谈的技巧。

一、戒毒人员咨询会谈

戒毒人员咨询会谈是一对一或一对多之间的信息交流。前者是个别咨询的情况，后者是团体咨询的情况。本单元主要讨论个别咨询的会谈。

戒毒人员咨询会谈是通过咨询师与来访戒毒人员双方的信息交流来对彼此的认知、情感和行为产生影响。一般说，会谈中涉及的信息可以分为两种：一是认知性信息；二是情感性信息。认知性信息是咨询双方所表达的事实、观点等陈述性内容。例如来访戒毒人员经历过什么事情，有什么行为，他的看法和评价等。情感性信息主要包括情绪、感受、态度这一类体验性内容。

信息的第二个方面是它的传递形式。信息传递的形式取决于所利用的符号系统。符号系统有两类：一类是言语符号系统；另一类是非言语符号系统。言语符号系统的信息是借助言语表达出来的，只要双方拥有共同的语言，一般透过言语知觉、理解机制，就能有效传递。在戒毒人员的咨询会谈中，咨询师应尽可能用戒毒人员能正确理解的语言交谈，对专业术语的使用要慎重。咨询师需要根据其教育水平、文化背景估量对方能否了解术语的含义。

非言语性信息是指通过姿势、面部表情、目光、语调等非言语符号系统传递的信息。非言语性信息尽管也有文化差异，但其普遍性大于言语性信息，语言不通的人也能借助它实现一些基本交流。

对戒毒人员开展咨询会谈，一方面是接收、理解来访者言语信息和非言语信息；另一方面是作出反应，即发出言语信息和非言语信息。通过会谈这种互动方式，咨询师和戒毒人员两者的信息系统发生接触、交换、冲突、融合、创新、修改等，从而实现协助其成长和改变。

二、建立良好咨询关系

心理咨询关系是指咨询师与来访者之间的相互关系。良好的咨询关系是心理咨询的前提条件，是咨询达到理想效果的先决条件。心理咨询师与戒毒人员建立良好咨询关系需要注意以下方面：

（一）尊重

尊重是心理咨询师在价值、尊严、人格等方面与来访者平等，把他看作有思想感情、内心体验、生活追求和独特性与自主性的活生生的人去对待。

人本主义心理学家罗杰斯提出，心理咨询师应该"无条件尊重"求助者。这要求我们在工作中要全面地、无条件地接纳来访者，但这个无条件只用于心理咨询工作中，并不是适合所有的社会关系和交往。心理咨询过程中，尊重可以给来访者创造一个安全、温暖的氛围，使其敞开心扉，最大限度地表达自己。尊重具有明显的助人效果，是咨询成功的基础。尊重可以激发戒毒人员的自尊心和自信心，使之具有改变自我的力量。

在戒毒人员心理咨询过程中应恰当地表达尊重：

1. 尊重意味着无条件的接纳。咨询师对戒毒人员的接纳，既要接纳其积极、光明、正确的一面，也要接纳其消极、灰暗、错误的一面；既接纳和咨询师自己相同的一面，也要接纳和自己完全不同的一面；既接纳咨询师喜欢、赞同的一面，也要接纳厌恶、反对的一面；既接纳其价值观、生活方式，也要接纳其认知、行为、情绪、个性等。

心理咨询工作中，咨询师与戒毒人员的人生观、价值观、生活方式等都可能存在很大的差异，特别戒毒人员身上有令人厌恶、痛恨的恶习时，一些初学心理咨询者可能会产生反感，甚至厌恶的情绪情感。例如，一个非常开朗、乐观的咨询师，面对一个消极、悲观的戒毒人员时，可能会流露出不满和指责。

咨询师应尊重戒毒人员的价值观，不能把自己的价值观强加给戒毒人员，更不能要求其按照自己的生活态度和方式去生活。

2. 尊重意味着平等。现实生活中，人与人之间存在很多不平等，比如老师教育学生、民警教育改造戒毒人员等。但在心理咨询中，咨询师与来访者的关系是平等的，咨询师应该主动忽略双方在价值观、信仰、文化程度等方面的差异，无论他相貌美丑、地位高低、经济贫富、身体如何，咨询者都应一视同仁、予以尊重，不能厚此薄彼、轻视或奉承。

3. 尊重意味着礼貌。礼貌是一种态度，咨询师对戒毒人员热情、礼貌，必然会使其感受到尊重。礼貌也是一种姿态，无论面对怎样的戒毒人员，即使是无礼或失礼的戒毒人员，咨询师应该始终以礼相待。在心理咨询中，咨询者对戒毒人员的礼貌应该体现在不批评指责、不歧视嘲笑、不冷漠无情等方面。

4. 尊重意味着信任。咨询师与来访者建立信任关系是非常重要的，信任是尊重的基础与前提。有时戒毒人员在某些敏感、隐私问题上会有所顾忌，表现出犹豫或有意掩饰等，咨询师应予以理解，并借助尊重、理解、温暖来消除其顾虑，促使双方建立信任感。咨询师应该相信戒毒人员可以通过自身努力、自我调节、自我发展，最终解决自身的心理问题。

5. 尊重意味着保护隐私。在心理咨询中可能会涉及戒毒人员某些秘密或隐私，咨询师应对这些内容给予接纳和保护，不去赞赏或批评，也不随意传播。对于其暂时不愿透露的隐私，咨询师不应强行逼问，除非涉及危害公共安全等法律问题。而与咨询无关或关系不大的隐私，不可随便干预，不可出于好奇而打探询问。

6. 尊重意味着真诚。尊重并不代表没有原则、是非观念，不是一味地迁就来访者。尊重应体现在对戒毒人员的真诚上，应该怀着真诚的态度、情感对待来访者。咨询中可能会有不接纳戒毒人员言行的情况，咨询师应在掌握其资料的基础上，视咨询关系建立的情况来表明自己的观点、态度和意见。与来访者有不同的意见并非不尊重他，更不是否认他。在建立了良好咨询关系的前提下，适度地表明咨询师的看法，不但不会损害咨询关系，还会对咨询有积极的促进作用。当咨询师难以接纳来访者时，可以转介，这本身也是对戒毒人员的一种尊重。

（二）热情

热情（温暖）与尊重相比，与来访者的距离更近一些。尊重是以礼待人，平等交流，富有理性的色彩，而热情则充满了浓厚的感情色彩。热情应该体现在咨询的全过程，心理咨询师热情周到、耐心细致能使戒毒人员感受到咨询师的关心、温暖，感到自己受到了最友好的接待。

在心理咨询中对戒毒人员表达热情体现在：

1. 在初诊接待打好热情的基础。很多戒毒人员在初诊阶段都抱有非常复杂的心态，对心理咨询似懂非懂，希望咨询是有效的，又怀疑咨询师的能力，表现出不安、紧张、疑惑、犹豫等情绪。心理咨询师的热情、友好、温暖等可以有效地消除其不安与紧张，让他感到自己是被接纳的。

2. 通过倾听和非言语行为表达热情。在心理咨询中，咨询师应适度地运用倾听技巧，对戒毒人员表现出最大限度的倾听，这本身就是对他热情。同时留意来访者的一言一行，目光、面部表情、身体姿势等都应表达出关心、热情、温暖，咨询师的热情可以大大激发戒毒人员的合作愿望。

3. 咨询中应当认真、耐心、不厌其烦。在咨询中有些戒毒人员可能与咨询师存在明显的价值冲突，或在生活方式、态度上有明显不同，甚至引起咨询师的厌烦情绪；有些戒毒人员可能缺乏逻辑性，在表达上思路不清，语无伦次；有些戒毒人员因为文化水平较低，让咨询师不知所云；有些可能过于紧张，前言不搭后语；等等。面对这些情况，咨询师都应该表达出对其热情、耐心、不厌其烦。

4. 咨询结束时使戒毒人员感到温暖。在每次咨询结束时，咨询师应礼貌送别戒毒人员，告知有关注意事项，感谢他的密切配合，对其适当鼓励，促使他回去以后继续进行自我探索和改变，巩固咨询效果。热情是咨询师真情实感的表达，贯穿咨询的全过程。

（三）真诚

真诚，是指心理咨询师对来访者的态度真诚，不掩饰，不做作，不戴假面具，不藏在专业角色下，以"真实的我""真诚的我"的角色帮助戒毒人员，表里如一、真实可信地投入咨询关系中。

咨询师的真诚可以使戒毒人员感受到无所顾忌，安全自由，觉得自己是被接纳、被信任、被保护的，从而可坦陈自己的心理问题所在，包括软弱、失败、过错、隐私等。

咨询师的真诚给戒毒人员提供了一个良好的榜样，鼓励他以真诚的态度与咨询师交流，坦诚的表达自己的喜怒哀乐，进一步去发现自我、认识自我、面对自我、改进自我，使双方的沟通更加准确与清晰。

咨询师在对戒毒人员表达时应注意：

1. 真诚不等于实话实说。咨询师表达真诚应该遵循既对戒毒人员负责，又有利于其成长的原则。对于一些可能会伤害来访者或破坏咨询关系的话，虽然不能实话实说，但应该以真诚表达。例如，一个存在不良人际关系但把原因都归于他人的戒毒人员问咨询师："您说，这能怪我吗？"若咨询师："你把原因都归结于他人，为什么不在自己身上找原因？实际上本人都看不惯你为人处事的方式，尤其是你得理不饶人的做法。"这很可能是事实，但实话实说会让戒毒人员感觉咨询师和其他人一样在批评指责自己。真诚的说法可以是："你更多的寻找了他人的原因，忽略了自身的原因。实际上别人可能只是对你为人处事的方式有些不同的意见而已，你可以思考在你有理时你是怎样做的。"

2. 真诚应该实事求是。咨询师在许多方面也不是完美的，应该真诚的承认自己的不足，不能脱离实际，掩饰夸大，不懂装懂。一旦戒毒人员察觉到，就会拉大两者之间的距离，破坏咨询关系。

3. 真诚不是自我发泄。咨询师不能随意有感而发，忘情发泄自己的内心世界。这样，一方面占据了来访戒毒人员大量的时间；另一方面很可能喧宾夺主，让戒毒人员怀疑咨询师连自己的问题都没有解决，是否还有能力帮助我呢。

4. 真诚应该适度。情感表达要适度，过多的表达反而适得其反。如同对来访者热情一样，过度的热情或真诚可能让戒毒人员怀疑咨询师的动机，会损害咨询关系。

5. 真诚还体现在非言语交流上。咨询师的真诚不仅仅体现在言语上，还应该体现在非言语交流上，身体姿势、目光、声音、语调等都可以表达真诚。

总的来说，真诚是成功咨询的关键因素之一。真诚不是强求的，而是咨询过程中的一种自然表现。同时，真诚也不是用一些手段或计策来操纵戒毒人员，而是对其有一种真实而可靠的关心和爱护。

（四）通情达理

通情达理，也叫共情、同感心、同理心、设身处地等。所谓同感，是指在咨询中，咨询师不但要有能力正确地了解来访者的感受，还要将这种了解传达给对方，表达对其内心世界的体验和所面临的问题的理解，影响其并取得反馈。

通情达理不仅表现在对戒毒人员叙述内容的实质完整把握上，还表现在对其感受及其程度的准确体验。

通情达理有不同的层次，Carkhuff（卡可夫）把通情达理分为五种水平，从有害的反应（第一层次）到交换式的反应（第三层次）再到累计的通情达理（第四、第五层次）。

卡可夫（R. Carkhuff）和皮尔斯（Pierce）还建构了一个区分调查表，用来确定咨询师共情反应的五个等级。其中水平 3 是可接受的最低水平反应，水平 4 相当于附加共情或高级共情，水平 5 代表着促进性的行动。具体如下：

水平 1——没有理解，没有指导。咨询师的反应仅是一个问题或否认、安慰及建议。

水平 2——没有理解，有些指导。咨询师的反应是只注重信息内容，而忽略了情感。

水平 3——理解存在，没有指导。咨询师对内容，同时也对意义或情感都作出了反应。

水平 4——既有理解，又有指导。咨询师作出了情感反应，并指出对方的不足。

水平 5——理解、指导和行动都有。咨询师对水平 4 的内容均作出了反应，并提供了行动措施。

【案例】

戒毒人员：我已尝试同民警和谐相处，但的确行不通。他对我太严厉了。

水平 1 的咨询师：我相信将来总会行得通的。［安慰和否认］

或者：你应该努力去理解他的观点。［建议］

或者：为什么你们两个不能相处？［问题］

（水平 1 的反应包括问题、安慰、否认或建议。）

水平 2 的咨询师：你与民警的关系正处于困难时期。

（水平 2 的反应只针对戒毒人员信息中的内容或认知成分，而忽视了其中的情感成分。）

水平 3 的咨询师：你尝试与民警相处，但又不成功，因而感到沮丧。

（水平 3 的反应中包含有理解，但没有指导。它是针对戒毒人员明确信息中的情感和意义做出的反应。）

水平 4 的咨询师：你似乎无法接近民警，所以感到沮丧，你想让他对你宽容些。

（水平 4 的反应既有理解，也有指导。不仅辨明了戒毒人员的情感，也指出了信息中所隐含的戒毒人员的不足之处。"你无法接近"隐含着戒毒人员应负的没有接近民警的责任。）

水平5的咨询师：你似乎不能接近民警，所以感到沮丧，你需要他对你宽容些。你可以采取这样一个步骤，即向民警表达出你的这种情感。

（水平5的反应包含了水平4的所有反应，另外至少还包括了戒毒人员能够采取的措施，以克服自己的不足，并达到所希望的目的。如"向民警表达出你的这种情感"。）

正确理解、使用通情达理必须掌握的要点：

1. 咨询师务必从来访者的角度而不是自己的角度来看待戒毒人员及其存在的问题。

2. 咨询师的共情不是要求自己必须有与来访者相似的经历感受，而是要设身处地地理解戒毒人员及其问题。

3. 要因人而异，把握时机，适度表达，充分考虑戒毒人员性别、年龄、文化、习俗等特征。

4. 善于使用躯体语言，注重姿势、目光、表情、声音、语调等。

5. 咨询师要使用自己的语言在通情达理的角色状态中出入自由，恰到好处。

（五）积极关注

所谓积极关注，就是咨询师对戒毒人员言语和行为的积极、光明、正性的方面予以关注，利用他自身的积极因素促使其发生积极变化，树立向上的价值观。积极关注不仅有助于建立良好的咨询关系，促进沟通，而且本身就具有咨询效果。尤其是对那些自卑感强或面临挫折而"一叶障目不见泰山"的戒毒人员，咨询师的积极关注能帮助他们更加全面、准确、客观地认知自己，看到自身的优点和对未来的希望，从而树立起信心，激发其前进的内在动力。

关注的技巧根据美国心理学家伊根（Gerard Egan）的总结，可用缩写词SOLER来概括。

S（Squarely）面对：面对戒毒人员，正面对着被认为是投入的基本姿势，意思是"我同你在一起""你随时都能得到我的帮助"。

O（Open）开放：不要双手或双腿交叉在一起，而是自然放开，显示你对来访者接纳和开放的态度，否则会削弱你对戒毒人员的关心感。

L（Lean）倾向：经常将上身轻度地倾向来访者，会传达"我和你在一起""我对你感兴趣"，若后仰斜靠传达"我有些烦""我的心没完全在这儿"，但若过分前倾可能有讨好之嫌，过分亲密会吓到戒毒人员。

E（Eye）目光：保持良好的目光接触，表达"我和你同在""我想听听你的话"，若目光游移或一直看着远方，表示不愿和对方在一起、对他不感兴趣，但也与两眼直盯不同。

R（Relaxed）放松：尽量做到自然而然，不局促不安，且轻松自如。

咨询师在对戒毒人员积极关注上，应当注意的要点：

1. 心理咨询师必须辩证、客观地看待戒毒人员，既要看到他消极、灰暗、缺点、负性的失败，也要看到其积极、光明、长处、正性的一面。

2. 不仅仅是咨询师积极关注，还应帮助戒毒人员积极关注自己，看到自身的优点和长处，发掘自己内在的潜能。

3. 积极关注应该针对戒毒人员的实际问题，不能泛泛而谈，要客观地引导其认识、分析现有的不足，帮助戒毒人员深化认识。

4. 避免戒毒人员故意迎合，采取逃避的方式。

 学习任务二　影响戒毒人员沟通的因素

【案例】一把小钥匙的故事

一把坚实的大锁挂在大门上，费了九牛二虎之力，一根铁杆还是无法将它撬开。钥匙来了，他瘦小的身子钻进锁孔，只轻轻一转，大锁就"啪"的一声打开了。

铁杆奇怪地问："为什么我费了那么大力气也打不开，而你却轻而易举地就把它打开了呢？"钥匙说："因为我最了解他的心。"

每个人的心，都像上了锁的大门，铁棒是很难撬开的。唯有关怀，才能把自己变成一只细腻的钥匙，进入别人的心中，了解别人。所以沟通时，一定要多为对方着想，以心换心，以情动人。

【思考】

1. 与人沟通哪些因素会带来影响？

2. 在与戒毒人员的沟通中，咨询师应当掌握哪些技巧？

一、戒毒人员的因素

戒毒人员心理咨询的对象不同于一般的来访者，他们是存在心理问题的戒毒人员。戒毒人员入所以后，会对戒毒所的日常管理、教育戒治生活等不适应，或者受到来自家庭、社会等方面的压力，会产生一系列心理问题，影响戒治效果。与社会上心理咨询的来访者相比，二者的身份、地位及生活环境不同，所产生的心理问题也有区别。主要表现在以下几方面：

1. 初入戒毒所产生的场所不适应心理问题。戒毒人员在社会上大多生活自由散漫，无拘无束，不习惯被管束。

2. 在戒治生活、人际交往、管理教育、康复、劳动过程中产生的心理问题。

3. 在家庭、婚姻、恋爱、子女抚养、财产分割与继承、回归社会等方面产生的心理问题。

4. 因长期吸毒造成身体疾病等方面产生的心理问题。

5. 在心理健康方面存在的问题，包括自我意识不健全、场所适应困难、情绪障碍、心理危机等。

二、心理咨询师的因素

（一）角色

良好的咨询关系是有效开展心理咨询与矫治工作的首要条件。对于戒毒人员而言，民警心理咨询师既发挥着管教的作用，又充当着心理咨询师的角色。这种双重身份会阻碍他们在心理咨询与矫治的时候敞开心扉，或过于紧张，或有某种担心，对建立良好咨询关系以及矫治效果都会产生影响。

1. 民警角色。他们的咨询工作必须符合教育戒治目的，需要在各种管理制度、特定环境和场所的制约下进行。在遇到紧急或危险情况时，咨询师的处理必须果断、及时。因此，这个角色要求咨询师必须具有适应戒毒工作职责和性质的能力，具有较好的法律素养，良好的人际协调和配合能力，以及判断和处理风险的能力。

2. 咨询师角色。要求他们必须具备良好的人格魅力，较强的语言表达能力，较好的亲和力和感染力，与戒毒人员建立平等、尊重关系的能力，耐心倾听、细心观察、用心分析等综合能力，同时还要具有对戒毒人员真诚关怀的态度，以及做咨询师需要具备的基本技能。这样才能给戒毒人员传递积极健康的信息，达到理想的咨询效果。

（二）素质

戒毒所的心理咨询师具有管教民警和心理咨询师双重性质，因而必须同时具备这两方面的基本素质，包括：

1. 道德素质。①有浓厚的职业兴趣，热爱咨询事业；②对来访者一视同仁，平等对待；③尊重戒毒人员的个人意愿和隐私；④与戒毒人员保持适当的人际距离，不应在咨访关系中寻求个人需要的满足；⑤以良好的伦理指导戒毒人员。

2. 业务素质。①具有扎实的专业理论基础，包括心理学、法学、管理学、教育学、戒毒等专业的基础理论；②注意建构知识体系，如哲学、伦理学、社会学、教育学、基础医学等；③积极参加心理咨询的实践活动，不断总结经验，以提高自己的观察与思考、语言表达、人际交往、分析及解决问题等能力。

三、其他因素

（一）咨访关系

咨询过程中的心理互动应是一种良性互动，集中表现为在咨访双方之间建立起一种平等、信任、富有建设性的人际关系。因戒毒所心理咨询师的特殊性，咨询师和来访者之间建立良性的互动关系需要更长的时间，二者是长期的管教与帮助的互动关系。

（二）咨询形式

戒毒人员心理咨询由于受到戒毒所条件的限制，通常选择面谈咨询、现场咨询、书信咨询、团体辅导等形式。面谈咨询时，在保证安全的情况下可不让第三者在场，有利于戒毒人员更为放松地表达自己的问题。书信咨询要认真、及时地为戒毒人员解决他们所提出的心理问题。

（三）咨询地点

戒毒人员心理咨询的地点限制在戒毒所内，在这种特殊的环境中，更多的是咨询师主动向有心理问题的戒毒人员提供帮助，但也有少数心理问题的戒毒人员主动或被劝说后由管教民警陪同前来咨询。

（四）有限保密原则

保密原则既是职业道德的要求，也是咨访双方建立相互信任关系的基础。社会心理咨询中只要不违背法律和危害生命都可以保密，但在戒毒所心理咨询中，戒毒人员心理咨询的保密原则是有条件的。如当戒毒人员有违反法律、影响戒治，甚至出现自杀、脱逃、危害他人人身安全等心理与行为倾向时，当咨询师经过处理效果不好或自己没有把握时就可突破保密原则，及时向上级及有关部门汇报情况，并采取相应的措施，以确保安全，防止发生意外。但其他的谈话内容可不向领导及管教民警汇报，否则会影响良性咨访关系的建立，影响来访者心理问题的解决。

学习任务三　心理咨询的参与性技术

【案例】学会倾听的小故事

美国知名主持人林克莱特一天访问一名小朋友，问他说："你长大后想要当什么呀？"小朋友天真地回答："嗯，我要当飞机驾驶员！"林克莱特接着问："如果有一天，你的飞机飞到太平洋上空，所有引擎都熄火了，你会怎么办？"

小朋友想了想："我会先告诉坐在飞机上的人绑好安全带，然后我挂上我的降落伞先跳出去。"当现场的观众笑得东倒西歪时，林克莱特继续注视着这孩子，想看他是不是自作聪明的家伙。没想到，接着孩子的两行热泪夺眶而出，这才使得林克莱特发觉这孩子的悲悯之情远非笔墨所能形容。于是林克莱特问他："为什么要这么做？"小孩的回答透露出一个孩子真挚的想法："我要去拿燃料，我还要回来！我还要回来！"

这中间，观众都笑得东倒西歪的时候，其实大家都犯了一个相同的错误，以为这孩子是一个自私的家伙，然而在主持人的诱导下，最后我们才明白了其真正意图。所以，这则故事其实给我们的倾听一个启发，你听到别人说话时，真的听懂他说的意思吗？如果不懂，就请听别人说完吧，这就是"听的艺术"。

【思考】

1. 为什么善于倾听很重要？
2. 人际交往中如何学会倾听？

心理咨询是建立在良好心理咨询关系基础上，由经过专门训练的心理咨询师运用心理学的理论知识、方法和技术对来访者进行心理疏导和咨询，帮助他们调节情绪、消除不良心理的过程。通过心理咨询活动，帮助戒毒人员发现其心理问题，并进行自我调节，改变原有的错误认知和不良行为模式，以维护其心理健康。

在整个心理咨询过程中，心理咨询技术的合理运用体现出极为重要的作用。这些技术分为参与性技术和影响性技术。

参与性技术是咨询师通过与来访者的交流，收集其心理问题相关资料，并试探性地探索问题根源的技术。在操作上强调对戒毒人员的无条件接纳和共情。要求咨询师完全屏蔽自己既有的价值体系，进入戒毒人员的价值体系中去理解其态度和行为。在通过与戒毒人员共同参与的心理探索中，去发现心理问题的根源，为其后续的心理咨询与矫治打下坚实的基础。

参与性技术主要包括倾听、开放式提问与封闭式提问、鼓励和重复、内容反应、情感反应、具体化、参与性概述、非言语行为的理解与把握等。咨询师运用这些技术，澄清问题，启发、引导戒毒人员自我探索。

一、倾听技术

倾听，是指在接纳的基础上，咨询师对戒毒人员的谈话积极地听，认真地听，关注地听，并在倾听时适度参与，借助各种技巧真正听出对方所讲的事实、所体验的情感、所持有的观念等。

倾听是心理咨询的第一步，咨询师主要是运用听来开始咨询的，细心倾听能有效地了解戒毒人员的问题及内心世界，缩短双方的心理距离。细心倾听是建立良好关系的决定因素，甚至可以说倾听本身就是一种矫治。

（一）使用倾听技术的几点要求

1. 倾听应有一个框架。一是戒毒人员的来访目的，即到底发生了什么事、他怎么样了，如他谈到无缘无故被民警批评了一顿，他心里难受。二是戒毒人员的情绪，如他谈到受批评后心里感到委屈，还有些愤怒。三是对方的行为，如他谈到当时想不通，忍不住与民警顶了几句等。通过这个简单的框架，我们就能明白这个事件对他的影响。

2. 倾听与关注相结合。倾听不仅要理解戒毒人员的言语信息，还要关注、留意他的非言语信息，要深入其内心世界，细心注意他的所思所想、所作所为。只有将倾听与关注这两个方面结合起来，才有完整、准确的理解。

3. 倾听应该客观，摒弃偏见。对戒毒人员要无条件尊重，在其表达时，为获取完整的信息，对其谈话的内容不要表现出惊讶、厌恶等情绪反应；不要随便打断他的话，不要过早地做出反应。

4. 倾听者应该敏于反应。要注意戒毒人员在叙述时的犹豫、停顿、语调变化以及伴随着语言出现的各种表情、姿势、动作等，从而做出更完整的判断。

5. 倾听时要有参与，有适当的反应。为了对倾听加以引导，要借助言语和非言语的反应。如口头应答和动作表情、提问、鼓励、点头微笑等，以表示对戒毒人员的接纳、理解、同情和反馈。

（二）倾听的注意事项

1. 不要急于下结论。对来访者应进行充分的倾听，避免以下情况发生：

（1）戒毒人员感到咨询师没有耐心听自己述说，会因为讲话被打断而扫兴，影响良好咨询关系的建立；

（2）咨询师对来访者问题的把握会因此不够全面、准确，若戒毒人员意识到这一点，就会对咨询师所作的判断和提供的意见表示怀疑；

（3）由于倾听不够，咨询师对来访者的个性、思维方式、情感特点等就可能缺乏了解，把握不准，从而影响工作针对性和有效性。

2. 不要轻视来访者的问题。认为戒毒人员是大题小做、无事生非，对其流露出轻视、不耐烦，有时有意无意地暗示戒毒人员，把他引到自己的强项。

3. 不要轻易作道德或准确性判断。比如"你这种价值观是不正确的""这件事明明是你错了，你还说别人的不对"等。戒毒人员是来求助解决心理问题的，而不是来听批评、受指责的，如果一定要进行评价，最好让戒毒人员自己评价，而不是咨询师把自己的价值观、是非标准强加于戒毒人员。

二、提问技术

（一）开放式提问

开放式提问是指咨询师提出的问题没有预设的答案，来访者也不能简单地用一两个字或一两句话来回答，从而尽可能多地收集戒毒人员的相关资料。这样的问题是引起对方话题的一种方式，使戒毒人员能更多地讲出有关情况、想法、情绪等。

开放式提问通常使用"什么""如何""能不能""要不要""为什么""愿不愿意"等词来发问。使用开放式提问时，应重视把它建立在良好的咨询关系基础上，离开了这一点，就可能使戒毒人员产生一种被询问、被窥探、被剖析的感觉，从而产生阻抗。

不同的用词提问，可导致不同的结果：

1. 带"什么"的提问往往能获得一些事实、材料。如"你是什么原因来到这里的？""出所以后你有什么打算？"

2. 带"如何"的提问往往牵涉到事件的过程、次序或情绪性的事物。如"你如何看待戒毒？""你如何看待自己的吸毒问题？"

3. 用"为什么"的提问可以引出对原因的探讨。如"你为什么觉得别人都看不起你？""你为什么觉得那样不公平？"

4. 用"能不能""愿不愿意"提问以促使来访戒毒人员自我剖析，自我探索。如"能不能告诉我，你第一次吸毒时的情况？""愿不愿意告诉我，你是怎么想的？"

（二）封闭式提问

封闭式提问是指咨询师提出的问题带有预设的答案，戒毒人员的回答不需要展开，从而使咨询师可以明确某些问题。

封闭式提问通常使用"是不是""对不对""有没有""要不要"等词，而回答也是"是""否"式的简单答案。这种提问一般在明确问题时使用，用来收集信息，澄清事实，获取重点、缩小讨论范围，使谈话能集中探讨某些特定问题以及避免跑题的作用。

收集资料，把问题加以条理化："你说的问题大概有……是吗？"

澄清事实："你说的是……问题吗？"（有时明知故问）

获取重点："你是因为……而吸食毒品的？"

缩小讨论问题的范围："我们先谈……问题好不好？"

当来访者偏离正题时，把话题引回正题："现在我想听听……问题好吗？"

咨询中，一般不能过多地使用封闭式提问，这会让咨询对象陷入被动回答之中，其自我表达的愿望和积极性就会受到压制，使之沉默甚至有压抑感和被讯问的感觉。在咨询中，一般开始多用开放式提问，最后通常把封闭式提问与开放式提问结合起来，效果更好。

三、鼓励和重复技术

鼓励是指咨询师通过语言等对来访者进行鼓励，使其进行自我探索和改变。咨询师直接重复戒毒人员的话或仅以某些词语，如"嗯""是这样""后来呢""还有吗"等来鼓励对方进一步表达、探索。

重复技术就是咨询师直接重复戒毒人员所陈述的某句话，引起戒毒人员对自己某句话的重视或注意，以明确要表达的内容。不同的重复内容，会将问题向不同方向引导，影响咨询方向。

（一）鼓励和重复技术的作用

1. 可以促进会谈，促使戒毒人员的表达与探索。

2. 通过对戒毒人员叙述内容的某一方面作选择性关注，引导其向着某一方面深入的探索。

3. 使咨询师对戒毒人员的理解更加深入、全面、准确，从而促进咨询的顺利进行。

（二）鼓励和重复技术使用的注意事项

1. 咨询师应把握戒毒人员所谈的内容，根据需要有选择性地给予鼓励，引导戒毒人员朝着不同的方向探索，达到不同的深度。

2. 咨询师重复的部分必须是关键的、值得探讨的，这个部分的问题解决好了，其他问题则迎刃而解。

3. 直接重复戒毒人员说的话而不是用咨询师的语言来重复，以此引起戒毒人员的重视。

4. 用戒毒人员此时此刻的感受和想法，而不是用过去的经验将问题进行下去（抓住现在）。

5. 过多地使用重复技术，戒毒人员可能会对咨询师的能力产生疑问，"您是不是听不懂我说的话啊？"。

四、内容反应技术

内容反应技术也称为"释义技术"或"说明"，是指咨询师把戒毒人员陈述的主要内容经过概括、综合与整理，用自己的话反馈给他。咨询师要注意选择来访者陈述的实质性内容，整理概括后用自己的言语将其表达出来，最好是引用言谈中最有代表性、最敏感、最重要的词语。

（一）内容反应的目的

1. 让戒毒人员有机会回顾自己的陈述，通过不断的修正，使咨询师达到深入、准确地理解戒毒人员，促进沟通。

2. 使戒毒人员重新组合之前所陈述的零散事件和关系，深化会谈内容。

3. 使戒毒人员所陈述内容更加明朗化，帮助其清晰地做出决定。

（二）内容反应的注意事项

1. 咨询师所做的内容反应，不能超过或减少来访者叙述的内容。

2. 尽量用自己的语言表达出来，不重复来访者的话。

3. 语言简洁明了，口语化（戒毒人员能接受）。

五、情感反应技术

情感反应是指咨询师辨认戒毒人员语言和行为中明显或隐含的情感，用自己的话反馈给戒毒人员，协助其察觉、接纳自己的感受。

情感反应与内容反应表面看很接近，但有所区别。内容反应着重于戒毒人员言谈内容的反馈，情感反应着重于戒毒人员的情绪反应。

一般来说，内容反应与情感反应是同时的。比如，"你说你两次进戒毒所戒毒，但每次出所不久又复吸，是这样吗？"这是内容反应。而"你因此感到没有希望，失去信心，是这样吗？"这是情感反应。若是"你说你两次进戒毒所戒毒治疗，但每次出所不久又复吸，你因此感到没有希望，失去信心，是这样吗？"则是综合了内容反应和情感反应两种技术。

（一）情感反应的作用

1. 促使戒毒人员觉察自己的情感。

2. 协助戒毒人员重新拥有自己的情感。

3. 让咨询师正确了解戒毒人员，同时也让戒毒人员了解自己。

4. 有助于建立良好的咨询关系。

（二）情感反应的注意事项

1. 着重于反馈戒毒人员所陈述的情感性信息。

2. 要有丰富的感受性动词和情绪性词汇，要能反应复合、复杂的情感。如："你" + "觉得"、"感到" + "愤怒"、"悲伤"。

3. 情感反应最有效的方式是针对戒毒人员现在的情感，而不是过去的。

4. 要避免直接询问戒毒人员的感受。如"那使你有什么样的感受呢？"这样提问是不会有什么结果的，可以通过表情、语气等线索察觉他的感受。

六、具体化技术

具体化技术也称为具体性技术、澄清技术，是指咨询师协助来访者清楚、准确地表述他们的观点、所用的概念、所体验到的情感以及所经历的事情。

在心理咨询中，我们常会遇到一些戒毒人员，他们所叙述的思想、情感、事件常常模糊不清，这使问题变得越来越复杂，引起他们困扰。咨询师以"何人、何时、何地、有何感觉、有何想法、发生什么事、如何发生"等问题，协助来访戒毒人员更清楚、更具体地描述其问题。

（一）具体化技术的功能

1. 可以澄清戒毒人员所表达的那些模糊不清的观念、情感以及遇到的问题，把握真实情况，使来访者弄清自己的所思所感。

2. 具体化过程本身也就是问题解决的过程，没有具体化技术，把握信息很可能是模糊、错误的，从而很难有针对性地开展工作。

3. 会谈的基调和深度常常与会谈中是否涉及具体问题有关，使用具体化技术可以把话题引向深入，鼓励戒毒人员表达，达到共情的境地。

（二）使用范围和对策

只要咨询师觉得戒毒人员的叙述含糊不清，必须深入探讨时，具体化技术皆可以使用。主要应用于如下情境中：

1. 将模糊问题具体化。戒毒人员用含糊的字表达其心理问题，如"我很烦""我感到绝望"等，咨询师可以说"你能否告诉我你因为什么而感到绝望"，通过分解问题，就可以清楚是怎么回事，将模糊的情绪、思想清晰化。

2. 将过分概括化的问题具体化。一些戒毒人员以偏概全，容易将个别事件上升为一般结论，对某一事件的看法发展成对某人的看法，把过去扩大到现在和未来。如"所有人都不喜欢我"，咨询师运用具体化技术，深入了解事情真相，结果发现除了个别人对他有些看法外，事情远不像他所说的那样。

3. 将概念不清的问题具体化。一些戒毒人员因文化程度等原因，可能对某一概念一知半解，容易随便地给自己扣帽子。此时需要使用具体化技术澄清，由表及里，这样不仅有助于咨询师对戒毒人员所述问题的了解，也有助于戒毒人员的自我认识。

（三）注意事项

1. 咨询师必须专注与倾听来访者的叙述，才能发现其中含糊不清的地方。

2. 当戒毒人员的叙述有多个含糊不清的地方时，咨询师可以选择最关键性的部分，让戒毒人员具体描述。

3. 咨询师本身的反应也要针对戒毒人员特有的情况来进行，不可以随便地使用一些常见和普遍性的词汇或随便地贴标签，如"我觉得你很自卑""你太情绪化"等。咨询师不恰当的言语很容易对来访者产生消极的暗示作用。

七、参与性概述

参与性概述是指咨询师把来访者的言语和非言语行为包括情感综合整理后，以提纲的方式再对来访者表达出来，相当于内容反应和情感反应的整合。参与性概述可以说是会谈中咨询师倾听活动的结晶，把来访者的有关资料整理归纳，分门别类，并将其主要问题反映给来访者。咨询师可以这样说："下面我把你讲的意思概括一下，你看是不是这样？"

（一）参与性概述的作用

1. 使戒毒人员再次回顾自己的所述，并使面谈有一个喘息的机会。

2. 参与性概述可用于一次面谈结束前，可用于一阶段完成时，也可用于一般情况下。

3. 只要认为对来访者所说的某一内容已基本清楚，就可作一小结性的概述。

（二）具体运用步骤

1. 回忆来访者叙述的信息，在头脑中复述这些信息，有时需要注意整个咨询中许多变化的信息。其中变化的信息是最困难，最关键的部分。

2. 从众多零散的信息中提炼出一个或几个主题。

3. 用咨询师自己的语言、以陈述的语调把问题总结复述给戒毒人员。

4. 通过倾听和观察戒毒人员的态度，来评价总结的效果。

八、非语言行为的理解与把握

非言语行为主要有目光注视、面部表情、身体状态、声音特质、空间距离、衣着步态等等。

（一）正确把握非言语行为的各种含义

正确把握非言语行为并妥善运用，是一个优秀咨询师的基本功。非言语行为能提供许多言语不能直接提供的信息，可以获得来访者想要回避、隐藏、作假的内容，借助于来访者的非言语行为，咨询师可以更全面地了解其心理活动，也可以更好地表达自己对来访者的支持和理解。把握好其非言语行为，咨询师可以更全面地了解他的心理活动，更好地表达自己对他的支持和理解。然而，正确把握非言语行为并非易事，需要多观察、多比较、多思考。

（二）全面观察非言语行为的含义

观察和分析非言语行为是一种复杂而微妙的技术，涉及一系列因素。例如，同一种行为在不同的文化背景下会有不同的含义，在不同个性者身上，也会有差异。有的人低头是因为个性内向，而一个外向的人低头也许是因为羞愧。一个单一的动作有时很难判断到底是什么含义，故应观察一个人的动作群，即一连串相配合的动作。若单凭某个具体动作就下结论，难免会断章取义，误解对方。

不仅如此，动作所表达的含义可因人、因时、因地、因手段而改变，所以应把动作群放在某种情境中来了解。一位戒毒人员在咨询中总是把脚踝交叠，或许只是为了掩饰袜子上的破洞；一位对咨询师斜视的戒毒人员，可能是因为当他表示赞同时，他就习惯这样斜视，而绝非对咨询师有所不恭。如果咨询师想当然，很可能就会判断失误。为此，咨询师要做到看在眼里，记在心里，先保留看法，看看是否确实如此，而不宜马上表现出来。

有些咨询师为了显示自己的观察敏锐、判断准确而轻率地表露自己的看法，这是不妥当的。即使判断正确了，也不应该随便表露，可以在自己的态度、言行上有所调整，因为一旦让戒毒人员发现咨询师时时在注意自己的一言一行，就会给他带来压力和不安。

（三）如何看待言语内容与非言语内容的不一致

一般情况下，一个人的非言语行为所暴露的信息应该和言语表达的意义是一致的。然而，两者有时也会出现不一致。戒毒人员说他适应戒毒所的管理，然而与此同时却下意识地摇摇头，嘴角涌起一丝嘲笑，从而否定了他自己的言语。一个母亲诉说她的儿子是如何不听话、打架、尽给自己添麻烦，然而她的脸上一直带着一种欣赏般的微笑。咨询师需要分析为什么会出现不一致？戒毒人员的真实意图是什么？是有意识的隐藏，还是无意识的？抓住这种言语和非言语的不一致，有时会发现心理问题的根源。

咨询中，咨询师对戒毒人员的关注是综合性的，言语的或非言语的，公开的或隐秘的，瞬间的或经常的，形成综合印象。这种听、看、想、说的过程是伴随着整个咨询过程的。咨询师应不断把接受的信息与原有的信息进行比较、筛选，形成新的认识，并相应调整自己的言行。

 学习任务四　心理咨询的影响性技术

【案例】非语言沟通案例

小李是新上任的办公室主任，平时工作积极主动，办事效率高，深受上司器重。一天早上小李刚上班，电话铃就响了。为了抓紧时间，她边接电话边整理文件。这时，一位姓王的员工来找小李，他看见小李正在忙，就站在桌子前等着。只见小李一个电话接着一个电话，终于等到可以与她说话了，小李头也不抬地问他有什么事情，并且一脸的严肃。正当小王要回答时，小李又突然想到什么事情，与同室的小刘交代了几句。这时小王已是忍无可忍了，他发怒道："难道你们这些领导就是这样对待下属的吗?"说完,他愤然离去。

【思考】

1. 上述案例的问题主要出在谁的身上?为什么?

2. 如何改进非言语沟通技巧?

3. 假如你是小李,你会怎么做?

在心理咨询过程中需要对来访者实施干预,这时常用到影响性技术。影响性技术与参与性技术的不同之处在于参与性技术多用于在了解来访者问题时,多在摄入性会谈中采用这一技术;而影响性技术则是在咨询实施过程中对来访者进行咨询干预时采用。影响性技术包括面质、解释、指导、内容表达、情感表达、自我开放、影响性概述、非言语行为的运用。

一、面质技术

面质,也称对质、对峙、质疑或对立,是指咨询师当面指出戒毒人员自身存在的情感、观念、行为的矛盾,促使其面对或正视这些矛盾的一种语言表达方式。咨询师实施面质,并不在于向戒毒人员指明他说错什么话或做错什么事,不是"指出错误",而是"反射矛盾",主要促进戒毒人员为了自身的利益向着更深刻的自我认识和更积极的行为迈进。

(一)使用面质技术的目的

1. 协助戒毒人员促进对自己的感受、信念、行为及所处境况的深入了解。

2. 激励戒毒人员放下有意无意地防卫、掩饰心理来面对自己、面对现实。

3. 促进戒毒人员实现言语与行动的统一、理想自我与现实自我的一致。

4. 使戒毒人员明了自己所具有而又被自己掩盖的能力、优势,并加以利用。

5. 通过咨询师的面质给来访者树立学习、模仿面质的榜样,以便将来自己有能力去对他人或者自己作面质,这是戒毒人员心理成长的重要部分。

(二)面质技术使用的时机

使用面质技术一般在咨询师与来访者建立良好关系之后,如下列情况:

1. 言行不一致。咨询时戒毒人员可能有言和行不一致,由此产生痛苦。例如一位因为复吸又再次进入戒毒所的戒毒人员说:"我知道吸毒危害很大,我真的很想戒掉"。咨询师说:"你说你想戒掉,我今天又看到你回到戒毒所了,你所说的和你所做的是存在矛盾的,你能说说原因吗?"戒毒人员必然会对此进行探索,自己去实现统一。

2. 理想与现实不一致。戒毒人员的理想与现实可能是不一致的,由此产生混乱。如"你说你性格开朗,应该受人欢迎,可实际上别人常常疏远你,甚至歧视你。"咨询师明确指出了戒毒人员的矛盾所在。通过思考，戒毒人员认识到了自己的问题所在，自己去进行统一，进而解决问题。

3. 前后言语不一致。戒毒人员可能搞不清楚自己的问题所在，前后叙述的事实有出入。如"你上次说有两次没参加劳动，可今天你怎么说都参加了呢？""你刚才说你很尊敬你的管教民警，现在怎么又骂起他来了？"通过面质技术，促进了戒毒人员的思考，最终实现了统一。

4. 咨询师与来访者意见不一致。咨询中有时出现咨询师对戒毒人员的评价与戒毒人员对自我的评价不一致，或咨询师所见与戒毒人员的陈述存在矛盾。如"你说你什么都做不好，很没用，但是我觉得你有不少优点。""你说你仇视这个社会，世态炎凉，人情冷漠，自己心中已经不再有爱了，但是我觉得你仍然很爱你的父母。"通过面质技术，戒毒人员明确了自身的问题，咨询师对来访者的理解也更加深入、准确。

（三）使用面质技术的注意事项

1. 要有事实根据。一定要以了解到的事实为前提，在事实不充分、矛盾不明显时，一般不宜采用。

2. 避免个人发泄。面质的目的是揭示来访者的矛盾，帮助戒毒人员明白自己的事实，促使其成长，不能将面质变成咨询师发泄情绪乃至攻击来访者的工具或理由。

3. 避免无情攻击。使用面质技术要充分考虑来访者的感情，避免一味地、无情地使用面质，致使来访者无法招架，陷入痛苦、尴尬的状态。

4. 应建立在良好的咨询关系基础上。面质所涉及的问题对来访者都具有应激性，容易对其造成心理压力，甚至导致心理危机。故咨询师对戒毒人员的尊重、温暖、共情、真诚等非常重要，良好的咨询关系会给戒毒人员以心理支持。

5. 可用尝试性面质。在良好咨询关系建立之前，应尽量避免使用面质，若不得不用，应使用尝试性面质。如"我不知道我是否误会了你的意思，你上次似乎说你的戒治效果很好，身体康复很快，可你刚才却说没有信心戒断，老担心又复吸，不知哪一种情况更确切？"这样的面质就为来访者留有了余地。

二、解释技术

解释被认为是面谈技巧中最复杂的一种，是一项富有创造性的工作。指运用某一种理论来描述来访者的思想、情感和行为的原因、实质等。解释使来访者从一个新的、更全面的角度来重新面对困扰、周围环境及自己，并借助于新的观念和思想来加深了解自身的行为、思想和情感，产生领悟，提高认识，促进变化。

（一）解释技术与其他技术的区别

1. 与内容反应的区别。内容反应是从来访者的参考框架来说明其表达的实质性内容，而解释是在咨询师的参考框架上，运用自己的理论和人生经验来为来访者提供一种认识自身问题以及认识自己和周围关系的新思维、新理论、新方法。

2. 与内容表达的区别。解释侧重于对某一问题作理论上的分析，而内容表达是指咨询师提供信息、建议、反馈等等。

（二）使用解释的注意事项

1. 解释应深入了解情况，准确把握，否则作出的解释势必产生偏差。

2. 咨询师要明确自己想解释的内容是什么，若对此也模糊不清或前后矛盾，效果就会很差。

3. 咨询师还要把握对待不同的来访者，在何时运用何理论如何解释最好。

4. 解释要因人而异。对文化水平较高的来访者（领悟能力较强），解释可以深入、系统些；对于理解力不够强、文化水平较低者，应尽量解释的通俗易懂，避免使用专业术语，这样来访者更容易接受。

5. 咨询师不能把解释强加给来访者。一方面不能在他还没有心理准备的时候就匆忙地解释，否则往往会使对方不知所措，难以接受。另一方面，不能把来访者不同意或有怀疑的解释加在他的身上，这是我们常说的需要"匹配"。

三、指导技术

指导是指咨询师直接指示来访者做某件事、说某些话或以某种方式行动。指导技术对来访者是影响力最明显的一种技巧。

（一）指导类型

第一种类型是根据某种心理咨询理论进行指导，针对来访者不同原因、不同情况，采用不同理论技巧予以具体指导。

心理分析学派：指导来访者进行自由联想，寻找潜意识思想，挖掘问题根源。

行为主义学派：指导来访者做各种训练，如系统脱敏法、放松训练、自信心训练等。

人本主义（完形学派）：采用角色扮演指导来访者体验不同角色的思想、情感和行动。

理性情绪学派：用合理的观念代替不合理的观念，调整来访者认知结构。

森田疗法：指导来访者不要对抗症状，与症状为伴，顺应自然，为所当为。

第二种类型是咨询师应根据个人经验进行指导。

（二）指导技巧

下面具体介绍几种常用的指导技巧：指导言语的改变、角色扮演的指导、训练性指导、特殊的建议或指示等。

1. 指导言语的改变。这种技巧的心理学原理是认知理论。该理论认为人的情绪和行为与其认知模式密切相关，如果来访者有不合理的思维模式，或绝对化，或极端化，则会导致其不良的情绪和行为。据此，通过改变其言语，可达到改变其不良情绪和行为的目的。如咨询师可以将戒毒人员绝对化的语句"我应该怎样"或"一定要怎样"，改为"我希望怎样"或"争取要怎样"。

言语改变的指导除了在咨询过程中进行，也可以通过布置作业的形式，让来访者在日常的生活、工作和学习中，随时发现言语中的绝对化或极端化的思想，并且及时改变自我用语，减轻压力，保持情绪的平静与稳定。

2. 角色扮演的指导。角色扮演的心理学原理是社会模仿学习理论，属于行为主义理论。

（1）空椅子技术。这种技术常常运用两张椅子，要求来访者坐在其中的一张椅子上，扮演一个"胜利者"，然后再换坐到另一张椅子上，扮演一个"失败者"，以此让戒毒人员所扮演的双方持续进行对话。

通过这种方法，可使戒毒人员充分地体验冲突。由于其在角色扮演中能从不同的角度接纳和整合"胜利者"与"失败者"，因此冲突可得到解决。通过对话，使人们内在的对立与冲突获得解决，从而获得较高层次的整合，即学习去接纳这种对立的存在并使之并存，而不是要去清除一个人的某些人格特质。心理学上，将空椅子技术分为三种形式：

第一种是"倾述宣泄式"。这种形式一般只需要一张椅子，把这张椅子放在来访者面前，假定某人坐在这张椅子上，来访者把自己想要对他说却没来得及说的话，表达出来，从而使内心趋于平和。

第二种是"自我对话式"。就是自我存在冲突的两个部分展开对话。假如来访者内心有很大的冲突，又不知道如何解决时，放两张空椅子在来访者面前，坐在一张椅子上，就扮演自己的某一部分，坐在另外一张椅子上，就扮演自己的另一部分，依次进行对话，从而达到内心的整合。

第三种是"他人对话式"。用于自己与他人之间的对话，操作时可放两张椅子在来访者面前，坐到一张椅子上面时，就扮演自己；坐在另一张椅子上时，就扮演别人，两者展开对话，从而可以站在别人的角度考虑问题，去理解别人。

（2）角色代替。一旦角色扮演进入情景后，咨询师可找另一名来访者替换主要表演者，以帮助他对自己的情景有更多的观察。也让原来的表演者有机会以旁观者的立场看待自己，更了解问题的症结。

（3）间歇刺激技巧。此法是用来测量和训练来访者扮演某一角色，扩充其角色能力范围的方法。比如让来访者扮演一个正在准备考核的戒毒人员，咨询师每隔一段时间就安排另一个角色，如领导来责骂他不用心，同伴来打扰他等。通过不断改变刺激，可以了解戒毒人员应付各种干扰刺激的能力，也有助于戒毒人员应付干扰能力的提高。

角色扮演可以减轻来访者心理的压力，帮助其学习各种与人交往或应付情景的技能。但应该注意的是，在使用角色扮演技术时，应该以充分的同感去了解来访者所扮演角色的反应，并随时随地加以指导和调节。

3. 训练性指导。这种指导多以行为学习理论为依据，对来访者的各种行为训练提出具体的指导。咨询中常用的行为训练有放松训练、决断训练、生物反馈训练和系统脱敏训练等。在训练之前和之中，咨询师都会对来访者提出具体的要求，指导他们做什么，不做什么。

4. 特殊的建议或指示。指针对来访者的一些具体情况和要求，咨询师向其提供特别的建议或指示。如戒毒人员的场所不适应、人际关系不融洽、不知如何与民警相处等问题。这些问题往往与来访戒毒人员的行为方式不恰当或社会经验不够有关，因此咨询师可以提供帮助其处理这些问题的特别建议，如改变对戒治的认知、改进与人交往的技巧、提供处理关系的技巧等。

（三）注意事项

1. 咨询师应该让来访者真正理解指导内容，咨询师本人应知道自己对来访者指导些什么，会收到什么效果。

2. 咨询师不能以权威的身份出现，强迫来访者接受指导。

3. 可充分利用非言语配合言语的指导方式，共同作用以收到良好的效果。例如，让戒毒人员反复默念："我能行，我能行，我能行""恢复健康，恢复健康……"进行积极自我暗示。

四、表达技术

（一）内容表达

内容表达是指咨询师表达自己的意见，直接影响来访者。常见咨询师传递信息、提出建议、提供忠告、做出保证、进行解释和反馈等。

在咨询过程中，各种影响性技术都离不开内容表达，都是通过内容表达起作用的。广而言之，指导解释、影响性概述、自我开放等都是一种内容表达。

内容表达给来访者提供有指导意义的思维和行动。例如，咨询师说："我希望你认真地思考下刚才我的解释，如果你能那样去做，我想会有效果的。"

1. 内容表达与内容反应的区别。内容表达是咨询师表达自己的意见，而内容反应是咨询师反应来访者的意见（叙述观点思想等）。反馈是一种内容表达，反映出咨询师对来访者的看法，尤其是作为内容表达的反馈，可开阔来访者的眼界，了解别人是怎样看待和处理此问题的，通过这种客观的认知和行为模式，给来访者提供一种积极的影响。

提出忠告和建议也是内容表达的一种形式，但应注意措辞和尊重。例如，"我希望你""如果你能……或许会更好"，切不可"你必须""你一定要""只有……才能……"，有强迫意味。

2. 内容表达的注意事项：

（1）咨询师不能认为自己的意见是最好的、唯一正确的、必须实行的，应该平等地对待来访者。

（2）内容表达的措辞应委婉、温和，不可生硬，要尊重对方。

（3）只有在来访者询问意见时，咨询师才可以提出建议、忠告、意见等（内容表达），若没有要求，给予忠告会被不予理睬而变得毫无意义。

（二）情感表达

情感表达是指咨询师把自己的情绪、情感及对来访者的情绪、情感等，告知来访者，让其明白。

1. 情感表达和情感反应的区别。情感表达是咨询师表达自己的喜怒哀乐等情感，可针对来访者叙述的内容表达出来，也可以针对咨询师自己或事件表达出来；而情感反应是咨询师反应来访者叙述中的情感内容。例如：

"我觉得你很坦然"——情感表达

"你刚才说你很讨厌你的男友"——情感反应

"我很抱歉没有听清楚你刚才说的话"——情感表达

"我喜欢与人交朋友"——情感表达

"你好像很难过"——情感反应

2. 情感表达的注意事项。

（1）咨询师"情感表达"的形式应有利于来访者的叙述，而不是宣泄自己的情感。

（2）咨询师"情感表达"的目的是咨询服务，不是为了表达而表达。

（3）情感表达应是有助于咨询活动的进行，绝非为了满足自己的需要。

五、自我开放技术

自我开放技术亦称自我暴露、自我表露，是指咨询师把自己的情感、思想、经验等与来访者共同分享。自我开放与情感或内容表达十分相似，是二者的特殊组合。

（一）自我开放的形式

第一种形式的自我开放是咨询师把自己对来访者的体验感受告诉对方。若感受是积极、正面、赞扬性的，则为正信息，如"对于你刚才的坦率，我非常高兴。"正信息能使来访者得到正强化，使其愉悦和受到鼓励，但传达的正信息必须是实际的、真诚的、不然会适得其反。若感受是消极、反面、批评性的，则为负信息，如"你上次咨询没有如约而来，我觉得有些不愉快。或许你有什么原因，你能告诉我吗？"传达负信息的自我开放时，应注意到它可能会产生的副作用，也就是说，不能只顾自己表达情绪而忽视了体谅来访者的心情。

第二种形式的自我开放是咨询师暴露与来访者所谈内容有关的个人经验。例如，"你所提到的考试前紧张，我以前也有体验。每到大考前，我就开始烦躁不安，晚上睡不好……但不知这时候你的看书效率怎么样？"一般来说，这种自我开放应比较简洁，因为目的不在于谈论自己，而在于借自我开放来表明自己理解并愿意分担来访者的情绪，促进其更多地自我开放。为此，咨询师的自我开放不是目的而是手段，应始终把重点放在来访者身上。

（二）自我开放的功能

1. 增进彼此的信任感。咨询师应带动开放，通过自我开放给来访者亲密的情感反应和对自我开放信心上的表示产生信任感。

2. 鼓励来访者进一步吐露探求问题的欲望（想说又不愿）。例如，"你在与我交谈时，我能感觉到你小心翼翼地选字眼，我还发现你也在拖延和我交谈的时间，也许是我的想象，你看我想得对吗？"

3. 对来访者产生示范作用。"你这时的感觉让我想起自己……的时候，那时感觉……这种感觉与……"

4. 协助来访者集中探讨问题的关键部分（可抓住重点问题开放）。

5. 协助来访者获得一些启示。

6. 让来访者领悟到咨询师的平凡，消除神秘感。例如，咨询师："我在高中时打架被开除……一切都完了……我家也因此搬了家……"来访者："对你有影响吗？"咨询师："当然，不过我想知道你的事对你有什么影响？"

（三）自我开放的四个等级

一般而言，根据自我开放的层次不同，可以分为四个等级：

第一等级：咨询师主动疏远，闭口不谈，不暴露。即使咨询师提到自己的一些事，也只是想达到发泄的目的，咨询师谈事时很过分，滔滔不绝。

第二等级：咨询师不主动谈到自己的事，只是回答来访者直接的问题，却显得急躁和简单。

第三等级：咨询师的表露仅限于和来访者有关的表面的和一般性情感，而未将他个人的独特之处表露出来。

第四等级：咨询师自由地、无拘无束地适时表露自己个人的观念、经验和情感，而且也符合来访者的兴趣、需要和当时的情境。

（四）使用自我开放技术的注意事项

1. 咨询师使用自我开放技术时，应避免自己成为咨询中的主角，不要让咨询的重心转移到自己身上。

2. 咨询师自我开放的次数须适当，避免过度频繁。

3. 咨询师自我开放的内容、广度、深度应适当，要与来访者的问题相当。

4. 咨询师不可运用自我开放的机会，批评来访者对问题的感觉、想法与行为反应。

5. 在未深入探讨来访者的问题之前，避免因为咨询师的自我开放，让来访者模仿咨询师的解决方式。

6. 咨询师的自我开放应该协助来访者注意到问题的关键地方，以便可以运用其资源。

六、影响性概述

影响性概述是咨询师将自己所叙述的主题、意见等组织整理后，以简明扼要的形式表达出来。

影响性概述可使来访者有机会重温咨询师所说的话，加深印象，亦可使咨询师有机会回顾讨论的内容，加入新的资料，强调某些特殊内容，提出重点，为后续交谈奠定基础。

影响性概述可以在面谈中使用，也可在结束前使用。有时常和参与性概述一起使用。比如，当用于面谈结束时，咨询师可总结来访者的主要问题、原因及影响等，然后小结双方所做的工作，概述自己所阐述的主要观点。这样会使整个咨询过程脉络清楚，条理分明，有利于来访者把握咨询全局，加深印象。

影响性概述可以通过咨询师的提问，来访者回答的形式进行，这样效果会更好。例如，问对方："让我们回头看看，这次会谈对你有什么帮助""试试看把你对此次会谈的感受说出来""对刚才我们讨论的如何改变自卑的方法，你是怎样想的？打算怎样去实践？"通过这样的总结概述，有助于戒毒人员弄清楚自己的行动方向。

影响性概述与参与性概述不同，影响性概述是咨询师表达的观点，参与性概述是来访者叙述的内容。因而，前者较后者对来访者的影响更为主动、积极和深刻。

参与性概述是指咨询师将来访者言语和非言语行为进行分析综合归纳整理，将其情感、事实观点系统地整理一遍；影响性概述是咨询师表达的意见，属影响性干预性技术。参与性概述是来访者叙述的内容，属参与技能倾听技能；影响性概述对来访者的作用更加积极、主动深入，参与性概述对来访者的作用比影响性概述要小些。

七、非言语行为的运用

言语表达是咨询双方交流信息、沟通感情、建立关系的基本条件之一，也是咨询师帮助来访者的主要工具之一，因而言语行为在咨询中占有主要地位。然而，咨询过程中会出现大量的非言语行为，或伴随言语内容一起出现，对言语内容作补充、修正，或独立出现，代表独立的意义，在咨询中也非常重要。咨询师应重视把自己的非言语行为融入言语表达中，渗透在咨询过程中。

（一）目光注视

眼睛可以传递最细微的感情。一般来说，讲者比听者更少注视对方，人开始说话时，会先把目光从对方身上移开，说话结束后，则一般又会重新看着对方。如果听者对讲者扫视一下，可能表示对讲者内容的不同意或怀疑；如果讲者在讲某词句时将目光移开，可能表示没有把握；如果听者在讲者表述时看着讲者，则表示同意、理解、关注；如果讲者在表述时看着听者，表示很有把握；如果咨询师问到某些问题时，来访者有不舒服感、厌恶感、羞怯感时，来访者不愿注视咨询师，表示逃避和隐瞒。

眼睛应注视对方的哪些部位好呢？一般来说，目光大体在对方的面部为好，以眉心为中心，给对方一种舒适的、很有礼貌的感觉，并且表情要轻松自然。目光范围过小会使对方有压迫感，而目光范围过大则会显得太散漫、随便。

（二）面部表情

面部表情与人的内心活动，尤其是与情绪息息相关，一个人内心的喜怒哀乐无不在脸上透露出来。观察一个人的非言语行为主要是集中在面部表情上，目光注视其实也是面部表情的一部分。

关注面部表情能了解情绪信息，举例如下：眼睛和嘴张大，眉毛上扬表示惊愕；皱眉头、昂首挺胸、握拳表示愤慨、挑衅；皱眉头、眯眼表示沉思、有疑惑；一眉上扬表示怀疑；双眉上扬表示惊讶；双眉下垂表示沮丧、伤心；斜眼瞪视、下颚肌肉紧绷表示冲突、敌对；嘴唇紧绷表示防御。

在理解面部表情时需要注意的是，有些人体动作在某种情况下可能根本没意义，而在另一种情况下却有意义，但意义可能很不一样。比如，皱眉可以简单地理解为一句话的中间停顿，在另一种情况下也可能是"心里冒火"或"讨厌"的信号，或者是思想集中的表现。如果仅仅研究皱眉或面部表情，就难以确切把握其含义，要想知道这位皱眉者在干什么，这就要联系其他一系列的非言语行为所表达出来的含义。

（三）身体语言

咨询师与来访者的身体、手势的运动和位置在相互沟通中起着重要作用，它们的变化往往能反映咨询状况的某种变化，身体语言具有丰富的含义。

以下列出一些身体语言所表达的信息：①来访者移动身体，把脚和整个身体对着门口表示想结束交谈、离开；②坐立不安、在座位上不时地扭动表示对话题不感兴趣、想结束交谈；③交叉双脚晃动、拿纸乱涂鸦表示不感兴趣、希望尽快结束会谈；④手指敲弹发出声响表示不感兴趣，双手交叉在胸前表示防卫、否定、拒绝、疏远；⑤双手紧绞在一起、坐立不安表示情绪紧张、难以思考；⑥搓手表示有所期待；⑦摊开双手、脱掉外套、解外衣扣表示真诚、坦白；⑧移坐到椅子前端表示关注、期待、信任；⑨握拳表示下决心、气愤、强调。

在咨询过程中，咨询师要重视来访者的每一个身体动作，有时这些动作似乎是不经意的，但却反映了来访者无意识的内心活动。例如，某戒毒人员开始可能以某种自然的姿势坐在椅子上，但是没有任何明显的原因他就改变了姿势，双手交叉在腋下，向后靠在椅子上，或翘起一条腿等。有时这些貌似无关的变动可能反映了对方内心的冲突与斗争，此时他嘴上所说的和他心里所想的往往不是一回事。实际上，来访者无意间的身体变动所反映的信息常常比语言更多，尤其是在两种系统信息不一致时更加如此。

（四）声音特质

声音通常包括音质、音量、音调、语速。声音被看作非言语传播，可以表现人的情感状态。比如音调提高表明对所谈内容的强调，也表明情绪，比如惊喜、激动、愤怒。音调降低也可表示强调，为引人注意，也可表示怀疑、回避、痛苦、伤心。停顿可以表示强调，引起重视；也可以表示询问，观察反应、提供来访者思考时间；表示咨询师想更清楚、更准确表达；也可表示思维受干扰。

如果对伴随着言语一起出现的声音现象进行分析，可以发现声音在反映人的情感时有以下几个方面的特征：

1. 声音的强度。声音强度的改变可能会给某个词、整个句子或某段话带来影响。说话声音很大，常常表达了警告或烦恼之情；而声音变小变弱可能说明心情不快或表示失望。

2. 音调的分布。音调的提高常常表示烦恼或警告，而音调的降低则可能表示强调或怀疑。

3. 扩大或压缩音域。这是发言中的音调现象，通常具有差别的、非常明显的夸大或缩小现象。人在说话时通常所使用的音域范围主要限于中声区或中低声区，非常明显的夸大或缩小音域可能表示激动、兴奋或胆怯、失落。

4. 摩擦音和开朗的声音。这种声音成分与生理上咽喉器官肌肉紧张的程度有关。人越紧张，摩擦音就越多越明显。而人们轻松地讲话，其结果是使声音变得完全、流畅和可靠。

5. 语速。慢声慢气和快速的表达方式，是个人语言节奏的特征性反应。

6. 节奏。节奏加快表明紧张和激动，节奏变慢则有可能是因为冷漠、沮丧，或正在思考是不是要表达，如何表达。

咨询师对于这些声音成分的分析既要结合谈话的内容，又要联系整个会谈的前因后果。

（五）空间距离

咨询时双方的空间距离也具有非言语行为的特征。每个人都拥有一个自己的空间，以保持自己的独立、安全和隐私的需要。如果他人不适宜地闯入，就可能引起不满、愤怒、反抗。咨询师与戒毒人员之间亦是如此，双方距离是彼此关系的反映。

一般来说，在专用咨询室里，座位可能相对固定，咨询师双方按各自位置就座即可。但座位应有助于咨询关系建立、彼此感到适宜，距离以 1 米左右为好。有些人喜欢面对面交谈，觉得这样有更多的目光和面部表情交流，言语沟通比较直接。有些人则喜欢成直角而坐，觉得可以避免太多的目光接触。

若在室外，双方的距离常因环境而异，若是比较空旷的场地，相互距离会大于在公共场所中的距离，后者会因人群的密度高以及噪音大而缩小了彼此的距离，以使交谈容易进行。

不仅因地而异，双方距离其实也因人、因时、因事而异。例如，一般来说，若双方同性别时，其间的距离会小于异性间的空间距离，而且两女性间的距离会小于两男性间的距离；有些对此敏感、防御性强的来访者希望距离大些；有些希望寻求依靠、帮助的来访者则希望距离小些，以得到一种安慰。

咨询的不同阶段，双方的距离也会变化。一般来说，初次见面，彼此不了解，间距会大些；随着咨询关系的建立，间距会小些，若来访戒毒人员对咨询师不那么信任，或对效果不那么满意，他会自觉不自觉地加大彼此的间隔。然而，适当地缩短距离是一种希望加强关系的表示，若使用得当，则有助于咨询。但无论如何，咨询师不可忘记彼此间是咨询关系，而不是一般的朋友关系。

如果面对的是危机咨询或寻求感情支持的戒毒人员，则缩短距离可以最大限度地表示咨询师的关切，咨询师微微前倾的身姿能使戒毒人员感到咨询师愿意接纳他，帮助他。

（六）衣着与步态

衣着也可以视为非言语交流的一部分，因为衣饰能反映一个人的个性、经济地位、文化修养、审美情趣等，尤其是较能体现出来访者的某种心情。

例如，一位戒毒人员穿着一件好些天没洗的衣服，皱巴巴而且衣扣不整。这些或许可以反映出，该戒毒人员心中的困扰已经干扰了他的正常生活，致使他没有时间和精力去料理自己的生活，而且他对此也不在乎；或者反映了他的一贯生活风格，即随随便便，缺乏管理自己的能力。这样的人在集体生活中可能被一些人看不惯，因而可能会发生矛盾。

衣着，与其说提供了一种真实的信息，不如说是提供一系列可能性的信息。但这类信息是有参考价值的，它可以为咨询师对来访者作综合判断时提供一种素材，有经验的咨询师往往能借助来访者的某一点做出一系列有价值的判断。

同样，来访者进咨询室的步姿、动作神情，对于咨询师把握他亦是有价值的。那些垂头丧气、痛苦不堪的来访者，从他们进门的一刹那就暴露无遗。

一位戒毒人员进门之后又退出去，之后又进来，可进来后又出去，这样反复了五六次之后，才坐下来。这个人进门的举动显示了他有强迫症症状。

有些来访者见到咨询师后，手足无措、站立不安、支支吾吾、脸涨得通红，反映出其内心的紧张不安，这样的戒毒人员可能出现人际交往上的困难，给人以缺乏自信、胆小害怕的感觉，他可能面临着难以自我调节的冲突和紧张。

一个人的个性、心理健康状况以及当时的情绪，往往可以通过人的一言一行、一举一动表现出来，咨询师只要善于观察，往往能窥视到来访者内心的活动，这对于咨询非常重要。

【单元小结】

本单元主要介绍了戒毒人员心理咨询的会谈技术，包括会谈的基本能力、如何建立良好咨询关系、影响沟通的因素、会谈中的言语和非言语信息、心理咨询参与技术和影响性技术等。作为咨询师要熟练掌握会谈的基本原理和技巧，并灵活地运用到咨询实践中，帮助来访戒毒人员解决心理问题。

【问题思考】

1. 会谈的非言语交流有哪些？举例说明非言语交流在戒毒人员心理咨询中的意义。

2. 哪些因素会影响咨询师的倾听？

3. 在会谈中我们应该避免哪些问题？它们对咨询的影响分别是什么？

4. 成为一名优秀的戒毒人员心理咨询与矫治工作者应当具备哪些条件？

实训项目

项目一　制作《戒毒人员基本信息表》

一、任务描述

《戒毒人员基本信息表》是戒毒所依法收治戒毒人员入所以后，通过查阅相关法律文书和对戒毒人员进行入所测评、个别会谈等方式后制作的记载戒毒人员个人信息、用于反映新收治戒毒人员基本情况的表格式文书。

通过学习，学生应明确《戒毒人员基本信息表》制作的相关依据，掌握制作格式和内容要求，并能够根据发生的案件事实制作相应的表格。

二、实例示范

戒毒人员基本信息表

姓名	张某某	性别	女	出生年月	1968 年 5 月
		民族	汉		
文化程度	高中	婚姻状况	已婚	入所时间	2016 年 9 月 6 日
吸毒原因	因丈夫吸毒与丈夫赌气也开始吸毒	首次吸毒时间	1994 年 12 月	末次吸毒时间	2016 年 9 月 6 日
滥用毒品种类、方式	注射海洛因	戒毒期限	2016 年 9 月 6 日～2018 年 9 月 5 日		
精神状态	精神尚好	兴趣爱好	无		
家庭住址	××省××市××区××街道				

续表

个人成长经历	高中毕业在某供应处上班，后辞职与丈夫做批发生意，家庭经济情况较好，有一个25岁的儿子待业。1996年、2003年两次因吸毒被劳教。
既往病史及家族病史	高血压、肺炎、胃病
现主要问题、发生时间及起因	与同组戒毒人员较难相处，经常发生争执。 2016年10月9日，入所第二个月与同组戒毒人员发生了三次争执事件，起因均为一些无关紧要的小事情（说话声音太大、随地吐痰、物品的摆放等），同组戒毒人员提醒其要注意，张某某直接就骂过去。
现实表现	入所以来表现较差，就像一个"炸弹"，一触即发，多次被处理。

入所时心理测试项目	SCL-90症状量表和16PF人格量表	测试时间	2016年9月7日	
测试结果	详见测试量表（省略）			

现所用测试项目名称	SCL-90症状量表、16PF人格量表、房树人测试	测试时间	2016年10月12日	
测试结果	详见测试量表（省略）			

诊断意见	该戒毒人员对自身的处事态度并不十分了解，通过心理测试得知，该戒毒人员人际关系较为敏感，存在较重的强迫症状、焦虑、抑郁、偏执；敌对程度较强；在精神性方面存有中度症状。 <div align="right">咨询师签名：李某某</div>
咨询方案	1. 省内治疗；2. 行为疗法 <div align="right">咨询师签名：李某某</div>

三、基础铺垫

（一）适用范围及相关规定

《司法行政机关强制隔离戒毒工作规定》第39条规定："强制隔离戒毒所应当建立戒毒人员心理健康档案，开展心理健康教育，提供心理咨询，对戒毒人员进行心理治疗；对心理状态严重异常或者有行凶、自伤、自残等危险倾向的戒毒人员应当实施心理危机干预。"

制作《戒毒人员基本信息表》是戒毒人员个人心理健康档案的一份重要文书，该文书能够简明、扼要、全面、系统地反映戒毒人员的基本情况，便于咨询师和民警迅速、全面了解和掌握戒毒人员的基本信息，从而有针对性地对其采取戒治措施。《戒毒人员基本信息表》专业性较强，要求心理咨询师在填写过程中根据栏目的要求，进行有针对性的填写。

（二）文书制作及注意事项

1. 文书制作：

（1）日期：日期的填写要求要具体到年月日。

（2）戒毒人员的基本情况（如：姓名、性别、民族、出生年月、文化程度、戒毒期限、家庭住址等）可以从《戒毒人员入所登记表》中摘抄，还有一些信息内容在入所登记表中可能比较简单，需要民警对戒毒人员进行会谈来获取（如：个人成长经历、滥用毒品种类及方式、吸毒原因、既往病史及家族病史等）。

（3）婚否：按照"未婚、已婚、离异、丧偶"这四种不同情况进行填写。

（4）现主要问题、发生时间及起因：主要通过会谈以及主管民警的介绍获取，重点需要通过与戒毒人员的会谈来掌握。

（5）现实表现：主要通过主管民警介绍以及查阅戒毒人员档案获取。

（6）诊断意见、咨询方案：要求咨询师根据测试以及咨询会谈的结果，进行专业的、有针对性的填写。

2. 注意事项：

（1）《戒毒人员基本信息表》属于表格类的文书，记载较为简单，只需要根据各栏目的要求进行规范填写即可。

（2）制作文书之前，应认真审阅戒毒人员个人档案，在此基础上对戒毒人员进行会谈，对掌握的信息进行印证、补充和扩展。

（3）《戒毒人员基本信息表》是戒毒人员个人心理健康档案资料，必须由心理咨询师亲自制作填写。

四、学生实训

根据以下案例，制作一份《戒毒人员基本信息表》。

【案例】

刘某，男，1990年6月10日出生于四川眉山，家住眉山市××县××镇。汉族，未婚，中专文化程度，曾在四川省某艺校就读中专，影视表演专业。2013年6月因吸食海洛因被眉山市××县公安局决定强制隔离戒毒两年，自2013年6

月 16 日起至 2015 年 6 月 15 日止，2013 年 6 月 19 日入所。

该学员自述 2005 年至 2009 年在四川省艺校就读中专影视表演专业，因家庭居住地所在镇环境复杂，同龄人员中吸毒比例约占 6%，自身意志不坚定，于 2008 年 7 月开始吸食毒品，吸食毒品后至今待业在家。家中还有父母及妹妹，自己本人对戒毒前景悲观，个人表现出情绪低落，思想压力极大，在车间消极怠工，很少与人交流。

据同组戒毒人员反映该学员习艺劳动时不是很积极，沉默少言，休息时他经常独自一人待在一旁，沉默不语，与其他学员也很少交谈，总是心事重重的样子。

主管民警介绍该学员入队后经岗前培训，分配到六班刷边浆。该学员对劳动抱有严重抵触情绪，但不直接表示拒绝劳动，但劳动态度不端正，劳动过程消极对抗，故意拖延劳动进度以及工艺质量，多次因此被处以强化学习，但效果不好。对班组长管理明显抵触，认为班组长没有权利管理戒毒人员，没有权利分配生产任务，多次在集体场合表现出对班组长管理的不满，与民警谈话时态度随意，行为举止失常。

2013 年 6 月 21 日对该学员进行 EPQ、SCL－90 入所心理测试：EPQ 测试中，N、P 因子数值较高，表现为焦虑、担忧，对一般人缄默冷淡，遇到刺激有强烈情绪反应，会出现不理智行为。SCL－90 测试中，总分 168 分，因子分人际关系敏感 2.6 分，抑郁 2.1 分，焦虑 2.8 分，敌对 2.4 分，偏执 2.2 分，精神病性 1.6 分，其他 3.0 分。

五、任务评估

评估要点：①态度端正，认真及时。②遵循格式，规范填写。③语言准确，简明扼要。

项目二　制作《戒毒人员谈话笔录》

一、任务描述

《戒毒人员谈话笔录》是咨询师对来访者谈话过程的文字记录，将谈话内容制作成谈话记录，存入戒毒人员心理健康档案，便于民警了解和掌握戒毒人员基本情况，采取有针对性的心理咨询与矫治措施。

《戒毒人员谈话笔录》说起来容易，做起来难。做好谈话笔录，是心理咨询民警必须具备的基本功。通过学习，学生应掌握制作《戒毒人员谈话笔录》的格式和规范性要求，并能够根据发生的案件事实制作相应的谈话笔录。

二、实例示范

【案例】

戒毒人员李丽（化名），女，32 岁，离异，高中文化，因吸食毒品冰毒被公安机关决定强制隔离戒毒两年。

李丽本是爸妈的好女儿，但一失足便成千古恨，和丈夫离婚后，她吸食了毒品，染上了毒瘾。入所后在民警的帮助下，李丽的心态逐步平衡，积极地投入到正常的戒治生活中，她想要用实际行动回报父母。李丽有一个 4 岁的儿子，吸毒成瘾被强制隔离戒毒以后，孩子就委托父母照顾，父亲还在上班，母亲每天负责接送孩子上学。2016 年 4 月的一天下午，母亲在去接孩子放学的路上，不幸被一辆违章货车撞倒身亡。李丽从此变得沉默寡言，心门就像关闭了一样，孤独的她基本不与人沟通。

下面是咨询师与李丽的谈话笔录片段：

戒毒人员谈话笔录

时间：2016 年 5 月 9 日　14：30～15：30

地点：××省强制隔离戒毒所教育矫治中心办公室

谈话人：周某　　　　　　　　记录人：周某

戒毒人员姓名：李丽（化名）　性别：女

出生日期：1985 年 9 月 3 日　文化程度：高中

戒毒期限：2014 年 11 月 28 日～2016 年 11 月 27 日

谈话内容：

周：李丽你好！请坐。

李：你好警官！

周：你以前有没有进行过心理咨询呀？

李：没有。

周：既然这样，我想向你介绍一下心理咨询的基本原则，以便让你多了解一下我们的工作，可以吗？

李：好的。

周：首先，心理咨询的时间我们可以事先约定，每次谈话大概在 60 分钟左右，希望你坚持准时过来。

李：嗯，好的。

周：你看起来情绪很低落，是发生了什么事情吗？能不能告诉我是怎么一回事？

李：我有一个 4 岁的儿子，上幼儿园。之前都是我每天负责接送孩子上学，后来吸毒成瘾自己都顾不过来，入所以后孩子就委托父母照顾。我母亲 55 岁，身体很健康，辛苦大半辈子为我操心劳累，我本想出所以后能好好照顾她报答她，但没想到出了事情。我很后悔，如果不是因为我，母亲就不会去接孩子，也肯定死不了。是我害死了母亲，所以很痛苦，特别的后悔，良心上过不去！

周：我明白了，你母亲去世，这让你痛苦！但更痛苦的是你认为母亲的死和你有关，你因此而后悔、自责和内疚！是这样吗？

李：是的，您理解的太对了。我和很多人都说不明白，所以张警官带我来做咨询。

周：我母亲也很早就去世了，所以我能理解你此时此刻的心情。我们一起来分析一下你痛苦的原因吧，好帮助你减轻痛苦的情绪。

李：我痛苦的原因？刚刚说了呀，如果不是我让母亲帮着照顾孩子，接送孩子上学，她就不会出车祸，也肯定死不了。是我害死了母亲，所以我痛苦。

周：按你那样说，你母亲的死是你造成的，那你现在委托父亲照顾孩子，接送孩子上学，他也会死！你委托其他亲戚帮忙接孩子，他们也应该都会死！

李：不可能啊，他们又不会遇到车祸，他们怎么会都死啊？

周：你刚才讲母亲的死是你委托她照顾孩子接送孩子造成的，你又讲让父亲或其他亲戚照顾接送不会造成他们死亡，你前后的话似乎有些矛盾，你能解释一下吗？

李：是有些矛盾……（沉默），你的意思是我母亲的死不是我造成的？

周：你说呢？

李：我明白了，母亲的死，不是我委托母亲照顾孩子接送孩子造成的，而是发生意外车祸造成的。

周：是的，你认为母亲的死与你直接相关，这是不合理的信念，正是它使你产生了痛苦的情绪，要摆脱情绪困扰，不是去改变事件，而是要改变对它的不合理信念，改变了它，你就能改变自己的情绪，不再因此内疚、后悔、自责。

李：我明白了，谢谢你！

三、基础铺垫

（一）戒毒人员谈话笔录制作中的规范性要求

1. 制作谈话笔录，必须使用符合规定的笔录用纸。戒毒人员谈话笔录的结构包括两部分：一是基本情况介绍，包括谈话时间、地点、谈话人、记录人、谈话对象姓名、性别、年龄、文化程度等基本情况。二是谈话笔录的内容，不能仅记一方的谈话内容，应把谈话人的提问和谈话对象的回答都如实记载下来。

2. 记录的谈话内容要求"真实、全面、清楚"。对谈话对象回答的语气、声调和动作表情，如哭、笑、低头不语、尴尬难堪、暴跳如雷等情形，在记录中都应表述出来。

3. 戒毒人员谈话笔录要长期保存，所以必须用钢笔、黑色签字笔书写，不能用圆珠笔、铅笔等书写。

（二）制作谈话笔录容易出现的问题

1. 谈话笔录格式不规范。戒毒所应当统一戒毒人员谈话笔录格式，有的咨询师随意使用笔录用纸甚至用空头白纸记录，这既不符合规定，又显得很不严谨。

2. 语句表述不确切。在记录过程中，有的咨询师抓不住重点，不知道哪些该记，哪些不该记，或由于记录速度跟不上谈话速度，就顺其自然，随意简化谈话内容，结果导致笔录内容语句不通、词不达意。

3. 字迹书写不清楚、不规范，制作的谈话笔录字迹潦草，错别字多。

四、学生实训

根据以下案例，两人一组分角色扮演，模拟咨询师与戒毒人员谈话，并制作一份《戒毒人员谈话笔录》。

【案例】

戒毒人员彭某，男，1980 年 8 月 12 日出生，汉族，小学文化程度，四川省兴文县人，家庭成员有父亲、母亲、妻子，1992 年小学毕业后无业至今。

彭某于 2009 年 3 月开始吸食冰毒，平均每隔三到五天吸毒一次，2013 年 6 月 21 日，因吸毒成瘾，兴文县公安局决定对其强制隔离戒毒两年（自 2013 年 6 月 21 日至 2015 年 6 月 20 日止）。之后由兴文县公安局拘留所对其进行收治，期间行为表现较差。2013 年 9 月 20 日转送至四川省××强制隔离戒毒所继续执行。入所以来，彭某矫治态度不端正，不服从管理，思想情绪不稳定，纪律涣散，个人卫生情况差，不注意保持公共卫生。习艺劳动方面，消极对待生产任务，经常以"身体不适、胃部不舒服"以及"自己笨""干不了"为借口，消极怠工或者只出工不出力。彭某的消极表现给大队的整体戒治环境带来了较大的负面影响，不仅给其他学员留下了不良印象，导致其他学员不愿意与其正常交往，同时又无形中将自己与其他学员孤立开来，无法合群，渐渐形成了较为内向孤僻的性格，思想上悲观消极。

五、任务评估

评估要点：①明确谈话目的，用词准确。②尽量用原话，体现原意。③抓住关键，突出重点。④善于运用会谈技巧。

技能拓展

根据项目二，再制作《戒毒人员谈话笔录》

（提示：讨论后修改访谈方案，关注会谈技术）

会谈技术也称为会谈的技巧，在心理咨询和心理治疗中人们很重视会谈技术，会谈技术的应用直接影响着咨询效果。

【案例】

一例解决大学生人际交往问题的咨询对话。

来访者：老师，您好。

咨询师：嗯，小刘你好，今天你来找我，是有什么想和我说，是吗？

来访者：是的，我遇到了自己难以解决的事情，让我很苦恼。

咨询师：谢谢你信任我，以前你有做过类似的咨询吗？

来访者：没有，但我了解一些，是帮助我找到解决问题的方法。您应该不会把我说的事情告诉其他人，是吗？

咨询师：嗯，是的。很好，那我们现在来说说你遇到的事情。

来访者：我心里很苦闷，没有我可以倾诉的人。

咨询师：是什么事情让你感到苦闷和无助呢？能和我说说吗？（询问）

来访者：我觉得自己对周围的事物都提不起兴趣，没什么朋友，我父母也不怎么管我。不过也不要紧，跟同学交往一点意思都没有。

咨询师：我感觉到你情绪有些低落。（情感反应）

来访者：不知道怎么说，总觉得自己被别人疏远了。我父母平时对我的事情不怎么关心，就只关注我的学习成绩。我平时除了学习和做兼职，就是在院学生会工作，与院学生会的同学关系都挺好的，可还是有人会误解我，跟我过不去，我心情一点也不好，又没有人可以说。

咨询师：嗯，遇到了困惑却找不到可以倾诉的对象，你心里很难受，是吗？（倾听、内容反应）

来访者：是啊，就是我们班的那几个女生，之前一起竞选班长的，然后我竞选成功了，之后老是无缘无故的为难我，找我的茬，最近跟她们矛盾挺多。

咨询师：嗯，和你一起竞选的女生因落选而迁怒于你。那你心里怎么想的呢？（鼓励和重复技术、具体化）

来访者：她们有时会挑我的刺，就是我做错了一些什么事，她们就拿那些来笑话我，就觉得我不应该犯错误。她们越找我麻烦，我越觉得必须要表现得比她们出色，做的每一个细节都要完美无缺，只要不犯错误，她们就没什么好说的了，就没有理由指责和嘲笑我了。但之后我发现，每次我要在同学们面前说话的时候，就会感到紧张。一想到我必须要做到完美，心就跳得更厉害，更加控制不住。然后我就不想在大家面前说话，但是自己是班长，没有办法，现在觉得好累。

咨询师：想要做到完美，但却力不从心，我感到你似乎有些无奈和疲惫了。（参与性概述、具体化）

来访者：嗯，是啊。我父母对我的事都好冷淡，平时也不怎么沟通，也解决不了我的问题。家里几个三姑六婆的亲戚整天聚在一起说这说那，听得我好不舒服，自己有什么烦心事也不想跟他们说。

咨询师：她们说了什么让你觉得不舒服呢？（询问、具体化）

来访者：就是说女孩子读那么多书有什么用啊，就该找个有钱男人嫁了。我们那里的人大多家庭经济不怎么样，我家也挺困难的，我妈想着我以后赚钱回去养家供弟弟上学，弟弟现在才上初一，自己压力好大啊。我妈很少鼓励我，自己现在也没有男朋友，感觉都没有什么人支持我。

咨询师：嗯，内心感觉到来自家庭的支持不足，心里感到很难过。（参与性概述、情感反应）那接下来我们来做一个树木人格测验，你在这张白纸上认真画一棵树，按照自己的想法画，不用在意自己画得好坏，然后我们再做进一步的分析好吗？

学习单元六　戒毒人员心理矫治技术

学习目标

　　知识目标：了解戒毒人员精神分析治疗理论；掌握戒毒人员行为疗法、合理情绪疗法、认知行为疗法。

　　技能目标：根据戒毒人员的具体表现，合理选择治疗技术，制订治疗方案，实施治疗。

　　态度目标：尊重、共情、中立、包容。

重点提示

　　心理矫治　技术　系统脱敏　精神分析　ABC 理论　认知行为　操作流程

【案例】

　　主诉及临床表现参见学习单元三，下面呈现认知疗法的实施片段及系统脱敏疗法的实施方案。

　　第一，认知疗法。

　　主题一、在公共汽车上传染艾滋病：小概率事件。

　　咨询师：你曾经谈到在公共汽车上很害怕，那么是怕什么呢？

　　来访者：怕被传染艾滋病。

　　咨询师：你认为在公共汽车上传染艾滋病的可能性大吗？

　　来访者：不知道。只要有可能我就害怕。

　　咨询师：你是学理科的，我们不妨从概率的角度来谈谈这个问题。

　　来访者：嗯。

　　咨询师：武汉常住人口已达 1000 多万人，而艾滋病患者不到 1 万人，那么艾滋病的发病率为多大？

　　来访者：大约 1‰吧。

　　咨询师：很正确。那么，你在公共汽车上出现的概率呢？

　　来访者：我每周外出两次左右，在车上的时间约为 2～3 小时，这个概率大约为 2% 左右。

咨询师：事实上由于免疫系统被严重破坏，任何感染对艾滋病患者来说都可能是致命的。因而他们外出到公共场所的概率远远低于你，在车上的概率更是如此。

来访者：（点头）。

咨询师：那么能否估算一下，你在公共汽车上碰到艾滋病患者的概率呢？

来访者：大概还不会到千万分之一吧。

咨询师：你的数学比我好，我想你的计算应该很正确。那这个概率代表什么意义呢？

来访者：我就是担心。万一……

主题二、小概率事件的含义：趋向否定。

咨询师：我们在现实中体验一下这种小概率事件，怎么样？

来访者：（疑惑地看着我）。

咨询师：就以考研来说吧，考研的感觉如何？

来访者：太难了。

咨询师：有人可以既不学英语，也不学政治，更不懂专业，总之什么也不学，这样的人能考上吗？

来访者：不能。

咨询师：为什么？

来访者：考研太难，更何况……

咨询师：理论上你能完全否定吗？

来访者：（想了很久，摇了摇头）。

咨询师：那你为什么就得出否定答案呢？是因为这样考上的概率小吗？

来访者：（沉默）。

咨询师：再举个例子。有一个非常年轻（20岁出头）、非常漂亮又非常温柔的女大学生却拥有上亿的资产，在我们国家这种可能性有多大？

来访者：非常罕见。

咨询师：偏偏就是这个人深深地爱上了你，非你不嫁。感觉怎么样？幸福吗？

来访者：（只是笑）。

咨询师：那么想想看，你上了辆公共汽车，刚好坐在了一个艾滋病人旁边，更不幸的是刚好这个时候你的手划破了，且艾滋病患者的病毒刚好"出现"在你的伤口上，终于，你感染上了艾滋病，感觉怎么样？

来访者：（不语）。

咨询师：害怕吗？

来访者：（不答，身体放松）。

咨询师：以上三件事本质上都是小概率事件，而你的态度却截然不同。也就是说，对同样的事情，你却持有矛盾的态度，原因是什么呢？

来访者：……

主题三、伤口：人体机能完美性的特殊体现。

咨询师：你在图书馆查阅了有关艾滋病的书籍，也听了桂希恩教授的相关讲座，因而知道了艾滋病毒可以通过伤口和粘膜侵入到人体。你能否说说相关问题，我们共同分享一下？

来访者：我好像听桂教授讲过，唾液对艾滋病毒具有杀伤作用，艾滋病毒一般都通过破损的皮肤、薄的粘膜而侵入人体。

咨询师：不错，你的艾滋病知识比较丰富。我想从生理学的角度跟你再进一步探讨一下艾滋病从伤口入侵的可能性，怎么样？

来访者：（点点头）。

咨询师：一般情况下你身上受伤后会怎么样？

来访者：会流血。

咨询师：方向，往哪儿流呢？

来访者：往外。

咨询师：不错。当我们受伤的时候，因血管内的压力较高，血液就会向外流；就像河水决堤那样，这对伤口有冲刷作用。即使在伤口处沾有少量病毒，也会被冲走，而不会很顺利地进入血液。

来访者：（点点头，表示认可）。

咨询师：另外，只要血管破损，人体的凝血机制就会被迅速激活。血小板会在伤口处聚集，接着纤维蛋白凝块形成，病菌就会被包裹住，同时各类白细胞也会赶到伤口处杀灭侵入人体的病菌。这个过程需要多长时间你知道吗？

来访者：（摇摇头，表示很想知道）。

咨询师：人类早已做了科学实验，只需 45 ~ 90 秒钟。这样血管破口很快就会封闭，其他病毒再想入侵也不可能了。

来访者：我不知道还有这些细微的变化，我以为只要有伤口病菌就可以长驱直入。

经过几次咨询和治疗，来访者每次都有所领悟。错误的认知观念逐步得到澄清，同时，合理的思维方式也得到了重建。

第二，系统脱敏方案的设计与实施。

在来访者错误的认知观念得到澄清后，转而实施系统脱敏疗法，使其恐惧症状逐步得到脱敏，从而巩固认知治疗的成果。考虑其病程迁延，并在多家咨询中心咨询而收效甚微的实际情况，在和来访者共同探讨的基础上制订了五级脱敏的等级，并征得来访者的同意后，决定在实践中逐级脱敏。脱敏过程如下：①小区内和陌生人谈话、握手；②在脏乱的街道穿行；③抓握公共汽车上的扶手；④下班高峰期挤公共汽车；⑤在医院门口主动搀扶病人。

在实施的过程中，用放松疗法来对抗恐惧和焦虑。引导来访者关注内心的感受，当一级症状完全控制后，再进入下一级。并认真领悟不合理的认知导致的危害，巩固合理的认知。这样花了大约 3 个月的时间，症状基本得到控制。

【思考】

1. 请比较不同流派的特点（理论基础、着力点、对象、设置等）。
2. 如何选择合理的治疗技术？
3. 合理情绪疗法 A、B、C、D、E 之间的关系和如何相互影响？

学习任务一 行为疗法在戒毒人员矫治中的运用

行为疗法就是要利用通过各种实验而确立的有关学习的原理和范型去克服不适应的行为习惯。行为主义理论认定行为是后天习得的，如同适应性行为一样，非适应行为也是习得的，即个体是通过学习获得了非适应的行为的（但并非所有行为都是学习引起的）。个体可以通过学习消除那些习得的不良或不适应行为，也可通过学习获得所缺少的适应性行为。

巴甫洛夫（Pavlov）的经典条件反射学说认为，人类通过遗传获得了一些非条件反射，条件刺激与非条件反射多次结合就形成了个体独特的条件反射。人的一切智慧行为和随意运动，都是在非条件反射基础上形成的条件反射，神经症等心理障碍亦是如此。条件刺激和反应的联系及其后继反应规律，是行为的建立、改变和消退的内在机制。斯金纳（Skinner）的操作条件反射学说，阐明"奖励性"或"惩罚性"操作条件对行为的塑造。认为一个习得行为如果得以持续，一定是被它的结果所强化。如果想建立或保持某种行为，必须对其施加奖励，即强化；如果要消除某种行为，就撤销奖励或设法给予惩罚。班杜拉（Bandura）及华生（Watson）的社会学习理论则略有不同，前者强调社会性学习对行为的影响，后者认为任何行为都是可以习得或弃掉的。

行为治疗的基本过程包括以下三点：首先，确认来访者的不良行为，据此可制订治疗目标，选择治疗技术和方法。其次，以适当的技术方法对不良行为进行矫正，帮助来访者建立新的行为方式。最后，记录靶行为的基线水平及变化过程，以评价治疗效果。行为治疗的共同特点如下：治疗只针对来访者当前有关的问题进行；治疗是以特殊的行为为目标的，这种行为可以是外显的，也可以是内在的；治疗技术是以试验为基础的；治疗者根据每个来访者本人的有关情况和具体问题，采用适当的经典条件作用、操作性条件作用、模仿学习或其他行为治疗技术。

一、阳性强化法

（一）基本原理

根据操作性条件反射原理，运用正性强化原则，以阳性强化为主，及时奖励正常行为，漠视或淡化异常行为，这种方法就叫作阳性强化法。每当出现所期望的目标行为或者某种符合要求的良好行为之后，采取奖励办法，立刻强化，以增强此种行为出现的频率。其目的在于矫正不良行为，训练与建立某种良好行为，故又称奖励强化法，如代币法。在应用阳性强化法前要确定靶行为及确定这种行为的直接后果是什么；设计新的行为结果取代原来的行为结果；同时对出现适宜的行为时立即给予阳性强化，例如奖赏、鼓励等。

及时强化是行为得以出现的关键，因而奖励在阳性强化中占有很重要的地位。奖赏物（也称"强化物"）一般分五类：①消费性强化物，如零食、饮料等一次性消费物品；②活动性强化物，如看电视、郊游等活动；③操作性强化物，如涂颜色、玩游戏等；④拥有性强化物，指拥有享受的东西如喜欢的衣服、玩具等；⑤社会性强化物，如得到赞扬、微笑等。

（二）操作流程

在进行正强化矫正时，选择恰当的强化物是前提，强化物的数量不宜多，精神与物质并用。确定目标行为及奖励规则，要说明出现了哪一种"行为"后得到的奖励。及时兑现奖励，周期太长、期间出现的因素越多，越会冲淡奖励与行为之间的关联。具体操作方法如下：

1. 治疗前，首先了解病史，再确认目标行为，划出基准线。被选出的目标行为应该是可观察、可量化的，而且能够反复进行强化。

2. 选择有效增强物。如消费性增强物、活动性增强物、操作性增强物、拥有性增强物、社会性增强物等。针对具体情况选择有效增强物，以期达到确实有效的强化与矫正目的。强化物的选择应在了解来访者的基础上进行，明白来访者喜欢什么、厌恶什么，据此来确定奖赏或惩罚物，增强强化效应。

3. 拟订矫治方案或塑造新行为方案，以期取得来访者的积极配合。矫治方案不但确认被矫治或塑造的行为，还应包括采用何种治疗形式和方法、确定应用何种增强物等。根据情况变化，矫治方案还可随时调整。

4. 治疗过程中，每当目标行为出现，应及时给予增强物，不能延搁时间并向来访者讲清楚被强化的具体行为，使之明确今后该怎么做。

5. 一旦目标行为多次按期望的频率发生时，应当逐渐消除可见的增强物，而以社会性增强物及间歇性强化的方法继续维持。以防止出现强化物的饱厌情况。

6. 治疗程序结束之后，周期性地对该行为作出评价。

（三）注意事项

1. 强化的操作有多种，如固定比率，对操作行为达到规定数目之后的第一次操作行为给予强化；固定时间间隔，每次间隔固定的时间长度给予强化；也可有可变比率、可变时间间隔等。

2. 矫治戒毒人员不良行为习惯的合适方式是消退而非惩罚。取消强化物会导致习得的操作行为的消退，利用消退原理，可以消除不良的行为习惯。惩罚只是禁止人做某事，没指示他应该做某事，惩罚的重点不是指明目标行为，还会激发被罚者不良的情绪反应，因而效果不显著，有时惩罚可能得到完全相反的结果。如果一定要用惩罚，惩罚应该干脆利落，不要拖泥带水；惩罚与强化相结合，利用惩罚提供信息，禁止作弊、违法违纪行为的出现。

二、系统脱敏疗法

（一）基本原理

系统脱敏疗法又称交互抑制法，主要是诱导来访者缓慢地暴露于导致焦虑、恐惧的情境中，并通过放松来对抗这种情绪反应，从而达到消除神经症的方法。

神经症的起因是在焦虑情境中原来不引起焦虑的中性刺激与焦虑反应多次结合而成为较为牢固的焦虑刺激，产生异常的焦虑情绪或紧张行为。沃尔普（Wolpe）认为，一个人的情绪反应包含"情绪"与"躯体"两部分，一般情况下两部分协调一致，如焦虑的反应会导致精神上的惶恐不安和躯体上的运动性不安；而心平气和时则情绪平稳、全身放松。人的肌肉放松状态与焦虑情绪状态是一种对抗过程，一种状态的出现必然会对另一种状态起抑制作用，这就是交互抑制作用。如果将焦虑刺激和与焦虑反应不相容的另一种反应（例如肌肉放松）多次结合，就逐渐削弱了原来的焦虑刺激与焦虑反应之间的联系，减轻对焦虑刺激的敏感性，逐渐缓解焦虑而达到适应的目的。

（二）操作流程

放松肌肉就能对抗焦虑情绪状态，即在引发焦虑的刺激物出现的同时让来访者作出抑制焦虑的反应（放松肌肉），这种情绪反应（焦虑）就会削弱，最终切断刺激物同焦虑反应之间的联系。

1．建立恐怖或焦虑的等级层次，这是进行系统脱敏疗法的依据。

2．进行放松训练。

3．按恐怖或焦虑的等级层次进行脱敏治疗。

按事先确定的等级层次表由低到高，逐级脱敏，不可越级，两级之间的级差先慢后快，不可心急。

详细内容见"学习单元四"相关部分。

三、满灌疗法

满灌疗法又称暴露疗法、冲击疗法和快速脱敏疗法，它是强制来访者直接接触引起恐怖、焦虑的情境，持续暴露于强烈的情绪里，坚持到恐怖、焦虑反应消失的一种快速的行为干预方法。

（一）基本原理

核心是强化理论。正是当事人对恐惧对象的回避和逃避成了他们内心焦虑、紧张的强化物，如果他们敢于面对所恐惧的对象并坚持足够长的时间，撤销强化物作用的通道，则恐惧就会减轻。

（二）操作流程

1．通过面谈、身体检查、心理测验等途径排除不适合的对象。

2．进行治疗前的深度沟通，说明该技术带来的焦虑是无害的，鼓励来访者面对治疗过程中的生理变化，避免准备不足而轻易放弃。

3．实施暴露治疗。治疗的方式有多种，如鼓励来访者想象最使他恐惧的场景；治疗者在旁边反复具体地讲述最令来访者害怕的情境和细节；借助幻灯放映最使其恐惧的情境；使来访者直接置身于恐惧情境，与最令他惧怕的真实对象接触等。

（三）注意事项

1．注重鼓励和支持，使来访者有信心面对焦虑或恐惧。

2．了解来访者的人格特点、受暗示程度及健康状况。

3．适用于患轻度的焦虑症、恐惧症、强迫症且身心状况在其他方面较为正常的个体。

四、厌恶疗法

厌恶疗法是一种帮助来访者将所要戒除的靶行为（症状）同某种使人厌恶的或惩罚性的刺激结合起来，通过厌恶性条件作用，达到戒除或减少靶行为出现的目的。也就是用惩罚性的厌恶刺激来减少或消除一些适应不良行为的方法。

（一）基本原理

基本原理来源于经典条件反射。建立痛苦刺激与不良行为之间的条件反射，用以对抗原有的不良行为。把需要消除的目标行为与某种不愉快的或惩罚性的刺激结合起来，通过厌恶性条件反射，达到消除或减少目标行为的目的。

可用于戒除吸烟、吸毒、酗酒、各种性行为异常和某些适应不良性行为，也可以用于治疗某些强迫症。目的是用来消除不良行为，如咬指甲、拔毛发及习惯性小动作等，也可用于矫治性变态等。

（二）操作流程和方法

1. 厌恶疗法涉及厌恶刺激，会带来不舒服的体验甚至一定程度的生理反应，因而需要对来访者解释清楚，征得来访者同意，取得来访者的信任和配合。

2. 选择合适的对象，确定靶症状。

3. 选择针对性的厌恶刺激法。具体方法包括电击厌恶疗法以电击作为厌恶刺激；药物厌恶疗法用异味（"戒烟糖""戒烟漱口水"）、催吐（如阿朴吗啡）等药物作为厌恶刺激；橡皮圈拉弹（以橡皮圈的疼痛刺激作为厌恶刺激）等。

4. 把握时机实施厌恶刺激。厌恶疗法需要反复实施，当不良冲动或行为出现时进行厌恶刺激。

（三）注意事项

1. 注意实施厌恶疗法时以合法、合规为前提，一定要征得戒毒人员的同意。一般作为备选而不是首选。

2. 刺激强度要适度，具有一定程度的个体差异性。必须达到一定的强度才能保证疗效，又不能太强，以不损害身体为上限。

3. 注意刺激的副作用，如果戒毒人员对厌恶刺激的适应性太差，应及时与戒毒人员沟通，必要时终止治疗。

学习任务二　精神分析疗法在戒毒人员矫治中的运用

精神分析指导下的精神动力心理治疗侧重于既往经历的作用，通过对特殊过程（防御）和人际间相互作用（移情）的认识，着重对因个人内在矛盾所引发的冲突加以分析，帮助澄清来访者潜意识中影响其生活的部分，并对分裂部分与已被确认的自我部分进行整合，使之形成健康的行为模式。

一、精神分析基本原理

（一）经典精神分析理论

精神分析理论有两个基本主张：其一，潜意识广泛存在于正常与变态心理机制中，并有重要的意义。其二，心理决定论原则，每一个偶然的事件都能找到当事人的愿望。

1. 心理层次理论。弗洛伊德（S. Freud）将心理活动分为意识、前意识和潜意识三个层次。他将心理比作大海里漂浮着的一座冰山，浮在海平面上的部分相当于意识，时隐时现的部分相当于前意识，而处于海面下看不到的那部分相当于潜意识。能够被自己意识到的心理活动叫作意识，是心理与现实联系的部分，它与语言密切相关，是人们当前能够注意到的思想和情感以及可以清晰感知的外界的各种刺激等。前意识介于潜意识和意识之间，包括目前未被注意到或不在意识之中，但通过自己集中注意或他人的提醒又能被带到意识区域的心理活动内容。前意识功能是在意识和潜意识之间从事警戒任务，阻止潜意识的本能冲动到达意识中去。但当个体的控制能力松懈时，潜意识偶尔通过改头换面的方式进入前意识，因而，前意识是意识和潜意识之间的缓冲地带。潜意识是不能被人意识到的心理层面，正常人的大部分心理活动是在潜意识中进行的，并受潜意识驱动。潜意识的主要内容是不被现实、道德所接受的各种原始的欲望和本能的冲动，或明显导致精神痛苦的过去事件，如童年时期不愉快的经历、心理创伤等。这些冲动和欲望通常被压抑到无意识中，虽然不能被意识到，但并没有消失，时刻寻求满足。无意识是人类心理发展的原动力。

2. 人格结构理论。人格的结构分为本我、自我和超我三个部分。本我是人格中与生俱来的、最原始的、永存的部分，是一切心理能量之源，是心理活动的源泉。它存在于无意识的深处，基本功能是获得本能需要的满足。本我遵循快乐原则，追求直接的、绝对的和立即的满足，如果受阻抑，就会出现焦虑。自我是人格意识结构的部分，是自己可意识到的执行思考、感觉、判断或记忆的部分，代表心理世界的社会层面，机能协调本我与现实世界，为本我服务。自我一方面尽量满足本我的冲动和欲望；另一方面又在超我的要求下顺应外在的现实环境，保护整个机体不受伤害。自我遵循现实原则。在人格结构中，自我在本我和超我间起着中介作用。它调节个体的行为，采取社会所容许的方式方法行事，管制不被超我所容许的冲动，使两者保持平衡。一旦本我和超我之间的矛盾冲突达到自我不能调节的程度，就会以病理的形式（如焦虑、恐惧等）表现出来。超我是人格中代表良心或道德力量的结构部分。它是在长期社会化过程中社会规范、道德观念等内化的结果，具有良知和自我理想两部分。机能主要在监督、批判及管束自己的行为，追求完美。超我遵循道德原则，使个体行为符合社会规范。

弗洛伊德（S. Freud）认为，一旦超我形成以后，自我就要同时协调本我、超我和现实三方面的要求。这样，人的一切心理活动就可以从本我、自我和超我三者之间的人格动力关系中得以阐明，它们的相互关系就构成人的复杂的人格动力结构，通常情况下三者保持相对平衡，保障人格的健康发展。如果三种力量的平衡被打破，就可能导致心理异常状态。

3．性心理发展学说。弗洛伊德认为人生下来就开始了"性"的活动，他将个体出生后至性成熟的性心理发展划分为以下五个阶段：

（1）口腔期（口欲期，从出生到1岁）：动欲区是嘴唇和口腔粘膜，婴儿通过口唇吮、吞咽、咬吃等口部动作获得快感和满足，从吸吮母亲乳头得到快感和满足。

（2）肛门期（肛欲期，1～3岁）：动欲区是肛门，幼儿从排泄中得到快感和满足，喜欢通过延迟或延长排便时间获取感官的愉悦。

（3）性器期（性蕾期，3～6岁）：动欲区是外生殖器，幼儿开始注意性别，出现好奇心，开始注意两性之间的差别。4岁后，幼儿开始把性爱转向外界，产生了对异性父母的爱恋即俄狄浦斯情结（恋母情结）和埃勒克特拉情结（恋父情结）以及对同性双亲的嫉妒。此外，生殖器部位的刺激也是此期快感的来源之一。

（4）潜伏期（6岁～青春期）：儿童的性欲潜伏下来，避开异性，与同性为伍。性力从自身转向外界，转向学习、游戏和运动。快感来源主要是对外部世界的兴趣。

（5）成熟期（生殖期，青春期以后）：与青春发育同步进入两性期。男女均从与异性接触中寻求乐趣。此时性腺发育成熟，具有成年人的性欲和自觉的性意识。

弗洛伊德把性力的顺序发展作为人格发展的动力。他认为如果性力在前三个时期中得不到满足，人格发展会受阻而停滞在相应的阶段。这个时期性欲目的和对象都是有异于常人的，所以将影响个体的人格发展，至成年期会成为性倒错者。他还认为神经症和精神病也是由于性力退行或固着在最初的性欲水平所引起。

4．心理防御机制理论。心理防御机制是自我的一种防卫功能。自我在平衡本我、超我与现实之间的关系时，经常会有矛盾和冲突，尤其是本能欲望过于强烈而现实条件又不具备时，人就会感到痛苦和焦虑。自我会不知不觉地运用某种方式调整冲突双方的关系，使超我的监察可以接受，同时本我的欲望又可以得到某种形式的满足，从而缓解焦虑，消除痛苦，这就是自我的心理防御机制。常见的防御机制包括压抑、否认、投射、退化、隔离、抵消转化、合理化、补偿、升华、幽默、反向形成等各种形式。人类在正常和病态情况下都在不自觉地运用防御机制，运用得当，可减轻痛苦，帮助度过心理难关，防止精神崩溃；运用过度就会表现出焦虑、抑郁等病态心理症状。

（二）精神分析的发展

荣格是弗洛伊德同时代的另一位重要代表人物，他创立了分析心理学，反对弗洛伊德将力比多解释为唯一的性能量，认为人的动力是"心理能量"，并将人的心理分为意识、个人无意识和集体无意识。

安娜·弗洛伊德、哈特曼、马勒及埃里克森等人发展了自我心理学，强调自我的机能不仅仅是力比多。他们认为自我跟本我一样是独立的心理实体，而不是依附于本我。自我的根本机能是适应，认为自我适应是人格发展变化的动力。治疗时通过分析个体的防御机制而增强其适应性。

克莱因、温尼科特和费尔贝恩等则发展了客体关系理论，强调客体、部分客体及客体关系的原始作用，认为早期内化的客体和客体关系影响个体对以后生活中的人的感知和反应，强调对客体的寻求以及早期母婴关系塑造的儿童内心世界是人格发展的动力。婴幼儿期对外在关系（家庭内部关系）的特殊体验会内化为一个幻想的世界，形成自体表象和客体表象，从而决定着个体在现实生活中的行为，塑造着他（她）与他人、与外界的联系。

自体心理学是由科胡特和他的追随者们创立的。把自体及自体客体关系作为关注的焦点，认为自体是一个人心理世界的核心，强调自体的结构和功能。认为人格发展的核心是内聚性自体，发展的动力来自于儿童的自体客体对儿童的积极作用和反应。

整个发展的过程是一个纯粹化的过程，从最开始将生理与心理搅和在一起并以生理为核心，到逐渐减少生理，最后研究纯粹的精神世界。在个体与环境的关系上，经典精神分析强调力比多，外界只是能量投注的客体，内在世界在本质上不受外界环境的影响；客体关系理论则强调客体对自体的决定作用，客体与自体的关系内化为自体的内在世界，有怎样的关系就有怎样的内在世界，内在世界又决定了自体当下的外在世界；自体心理学理论强调内在世界的内聚性自体的作用，认为客体对自体内在世界的影响最终取决于自体本身。

二、精神病理与动力取向的心理治疗

（一）精神病理

精神分析将正常与异常看成是相互连续的谱性联系，既可以解释正常人心理活动，又可以解释异常的心理现象。经典精神分析理论认为正常与异常行为的最基本的心理过程是一样的，心理障碍是本能需要和现实需要的冲突，是无意识心理冲突的结果或防御机制的失败。如果本我的精神能量得不到自我的控制和引导，则导致生物本能的不适宜和不恰当的表达，即病态行为。如果超我的力量过强，它则过度限制生物本能的表达，从而导致个体承受着良心痛苦的负重，甚至受到耻感和罪感的谴责。当自我过于弱小时，则不能以适应的方式满足本我的需求，被压抑的无意识的欲望则以神经症性症状得以象征的表达，产生适应不良性行为。客体关系理论则认为冲突是在自我内部产生的，与本我和超我等心理结构无关。费尔贝恩认为从自我分离出来的一部分与自我的其他部分产生了冲突。科胡特自体心理学则认为自体结构的缺陷导致了心理疾病，如自恋性神经症和自恋型人格障碍。攻击不是本能的，而是对病理性环境的反应，如自恋性狂怒就是古老的自体对于没有得到他需要的东西时所产生的反应。

（二）精神分析治疗技术

精神分析治疗强调治疗联盟和治疗关系的作用性，注重行为（症状）背后的动力，通过精神分析技术，揭示无意识中的心理冲突，通过分析疏导，将这些无意识里的心理冲突和痛苦体验挖掘出来，使未得到满足的无意识的欲望、本能以更具适应性的方式得以满足，就可以治疗这些疾病，个体以更成熟的自我功能及防御方式应对内心的冲突，达到消除症状、增进适应的目的。

1. 自由联想。自由联想法是弗洛伊德于 1895 年创立的，是通往无意识、幻想、冲突的神秘之门。让来访者舒适地躺着或坐好，把自己想到的（头脑中所显现的）一切都讲出来，不论其如何痛苦、愚蠢、甚至荒诞不经，都要如实报告出来。在弗洛伊德看来，浮现在脑海中的任何东西都不是无缘无故的，都是有一定因果关系的，具有动力学意义，借此可发掘出无意识之中的症结所在。通过对来访者所报告的材料加以分析和解释，就可能从中找出症状或疾病的起因。

自由联想是精神分析最基本的技术，是突破防御获得潜意识信息的有效途径。在操作过程中给来访者创造良好的环境并有效的引导，不干扰，鼓励来访者自由联想，告诉来访者想说什么就说什么。重要的是投情地倾听，听出话外音，特别留意来访者犹疑不决、突然中断、模棱两可时所诉说的内容。通过自由联想获得的材料通过解释让来访者理解，积极寻找联想内容的意义。

2. 释梦。弗洛伊德认为梦是认识心理潜意识活动的可靠路径，荣格也认为梦在一定程度上都是对清醒自我的缺憾或所受障碍的补偿。梦是有意义的心理现象，是愿望的迂回的满足。当潜意识愿望受到阻碍和遭遇挫折时，就会产生愿望满足幻想，这些幻想就成为梦的材料，在睡眠状态下防御松懈时梦境得以有机会呈现。因而，每个人的梦都是他（她）自己的，都是现实的投射，无论梦境里的人物是谁及自身是否出现。梦通过凝缩、置换、象征和伪装等技术绕过检查关卡、改头换面呈现出来加以满足。梦具有象征性，梦中所出现的几乎所有物体都具有象征意义。

释梦就是对梦的工作进行逆向解构，通过对梦境进行解释，找到显梦背后的隐梦，挖掘无意识的症结。

3. 克服阻抗。阻抗是来访者拥有的阻碍治疗进程的反向力量，本质上是来访者对分析的进展、分析师和分析性方法及过程起反作用的力量。阻抗贯穿整个治疗过程，可以是意识的、前意识的或潜意识的，可以通过情感、态度、观念、冲动、思维、幻想和行动表达，表现为安于现状、惧怕任何改变、害怕引起良心上过分的谴责、不肯放弃那些形成情感疾病的幼稚的冲动等。阻抗来源于来访者的人格结构，具有防御的功能，避免体验治疗中的痛苦、焦虑、恐惧等，维护其现状。通过分析阻抗，揭示和解释阻抗的起因、目的、方式和历史来克服阻抗，让来访者更好地看清自己的自我功能受本我、超我和现实世界影响的方式，放下阻抗配合治疗。

4. 移情分析。移情是指来访者不自觉地把对自己父母、亲人等重要相关人物的感情转移到咨询师身上的现象。移情内容指所有的感情，如爱情、仇恨、憎恶等，可以简单分为正移情和负移情。咨询师也会对来访者产生移情作用，称为反移情（包括两种成分，一部分是对来访者的投射性认同，另一部分是咨询师自身没有处理好的内在冲突被来访者激活，前者在治疗中是有价值的）。移情表示来访者的力比多离开原来的症状而向外投射给咨询师，形成一种压力，迫使咨询师以某种形式对待来访者。移情可能成为治疗的障碍，变成治疗的对象。因而应看到移情的存在而不是否定它，对移情进行分析，可以让来访者对症状进行领悟，明白自己对亲人或他人的情绪反应模式，揭示移情的意义，使之成为治疗的推动力。在移情状态下工作，来访者与咨询师结盟，可以暂时借助咨询师的力量，相对较好地处理那些重要事件、应付个体在过去或现实中无法应付的情境，获得新的体验，促进内在心理结构的重建。

5. 解释和修通。症结处于无意识中，暴露的手段是解释，使其意义意识化。解释是运用精神动力学原理对来访者的行为线索或心理事件进行解读，并在合适的时机回馈给来访者，使之能够将外在行为与内在动力进行连接，能够理解此时此地的表达与彼时彼刻之间的关系，在时间轴上能关注到过去—现在—未来的内在关联，理解移情关系里的咨询师所承载的现实角色等，使来访者逐渐理解阻抗和移情的性质，对表面上看来似乎没有意义的心理行为进行觉察，变得可以理解，帮助来访者对自己的领悟。这种以治疗联盟和促进性环境为基础、运用精神动力学原理针对来访者的问题反复进行解释、促使来访者领悟的替代性修复过程称为修通。

学习任务三 合理情绪疗法与戒毒人员矫治

合理情绪疗法，又称理性情绪治疗法（Rational - emotive Therapy，简称RET），是一种认知疗法，就是通过将非理性信念转化为合理的信念而带动情绪的转变，化解消极情绪，提高个体适应性的一种心理治疗方法。

一、合理情绪疗法基本原理

理性情绪疗法是 20 世纪五六十年代由艾利斯（A. Ellis）在美国创立的。艾利斯认为，人常为情绪所困扰，而情绪困扰的原因，不是由外界环境、事件所决定的，而是源自个体内在非理性或不合逻辑的思考。人同时具有理性及非理性思维，人一生中或多或少具有非理性的思考倾向，尤其在思考涉及自身问题时，常常倾向于从对自身不利的角度来思考问题。人具有庸人自扰的本性，单凭想象即可形成信念，而过多的无中生有的消极想象常将个人自己带入愈想愈苦恼的困境。人有自毁倾向，也有自救能力，转化前者以发展为后者，正是理性情绪疗法的目的。

理性情绪疗法的整体模型是"ABCDE"，是在埃利斯的"ABC 理论"基础上建立的。A（activating event）指发生的事件，B（beliefs）指个人对事件所持的信念，C（emotional consequence）指信念引起的情绪后果，D（disputing intervention）指劝导、干预，E（effect）指效果。从理性情绪疗法的治疗模式可以看出，事件本身的刺激情境（A）并不是引起情绪反应（C）的原因。而个人对刺激情境的所持的观点或认知解释（B），才是引起个人情绪反应的原因。RET 结构的核心成分—B（beliefs），Ellis 把信念（B）区分为理性信念（rational beliefs）和非理性信念（irrational beliefs），缩写为"rBs"和"iBs"。来访者受到情绪困扰，不管他是否意识到，都是源于头脑中的非理性信念（iBs）。理性情绪疗法就是让来访者明确 RET 的结构，了解治疗的要求，明确告诉来访者，是他头脑中的非理性信念而非事件本身导致了他的心理和情绪上的困扰。帮助来访者认清自己的非理性信念并加以改进，建立一些科学的、积极的、有建设性的态度与观念，减少非理性信念导致的情绪困扰，最终达到更好的社会适应。

二、合理情绪疗法的基本步骤

依据"ABCDE"模型，与非理性信念辩论是理性情绪治疗的核心环节，实际上包括"破"和"立"两方面，即动摇、破坏来访者的非理性信念和思维，建立理性的信念和思维。鼓励并教导来访者建立开放、科学、辩证、积极的生活哲学，帮助他们学会以合理的思维方式代替不合理的思维方式，以避免重作不合理信念的牺牲品。

（一）诊断阶段

根据 ABC 理论，将来访者的问题进行分析，找出来访者情绪困扰和行为不适的具体表现（C）及与此对应的诱发事件（A），分析两者之间的内在联系，明确隐藏着的不合理信念（B）。根据不合理信念的三个基本特征即绝对化的要求、过分概括化和糟糕至极，准确把握来访者的不合理信念。咨询师（心理工作者）向来访者解说 ABC 理论，使来访者接受理性情绪疗法的理念，认识 A、B、C 三者之间的关系，尝试用 ABC 理论解读自己的问题。这一阶段主要帮助来访者认识到自己不适当的情绪和行为表现或症状是什么，产生这些症状的内在原因是什么，为下一阶段奠定基础。

（二）领悟阶段

这一阶段的主要任务是帮助来访者理解、领悟、接纳 ABC 理论和"ABCDE"模型，确信自己的情绪困扰来源于自身内在的认知观念而不是外界诱因，自己应该对面临的问题负责，愿意从内心去反省自己的不合理信念、积极探索自己的思维模式。从道理上知道并不代表问题的解决，引导来访者去体验不同思维模式带来的情绪体验的巨大差异，真正领悟内在信念和外显情绪之间的关系，理解引起情绪困扰的恰恰是自己的非理性认知观念和思维模式，把自己从对外界的抱怨和愤怒中解救出来，将重心放在自身内在而不是外在，进一步明确自己的不合理信念，与咨询师一起由表及里、层层递进寻找自身错误的认知观念和思维模式。

（三）修通阶段

这一阶段是本疗法最重要的阶段。修通就是根据来访者的实际情况，咨询师灵活运用多种技术，使来访者修正或放弃原有的非理性信念，并代之以合理的信念，从而使情绪困扰得以缓解或消除。在前两个阶段解说和分析的基础上，通过各种技术与不合理的信念进行辩论，动摇来访者的非理性信念。主要的技术有：

1. 产婆术式辩论。就是不直接批判来访者的非理性信念，而是从非理性信念出发进行推论，得到明显的谬论，来访者必然会对其非理性信念进行修改，在此基础上继续推论，继续修改，如此多次，非理性信念得以修正，得到合理的信念，从而摆脱情绪困扰。产婆术式辩论包括三段式推论，一般从"按你所说……"出发，推论"因此……"，再推论到"因此……"，直至产生谬误。咨询师利用谬误进行面质，使来访者自我诘难，产生领悟，修正不合理信念，构建合理的信念。这种方法可以帮助来访者看清自己的问题，引导来访者积极主动地思考，促进来访者领悟成长。

2. 辨析。辨析的主要意图是使来访者认识到非理性信念的不合理及其与不良情绪产生之间的密切关系，从而动摇原有不合理观念。辨析常可包括三项工作：

（1）识别或分辨来访者表达的非理性观念，并以理性观念进行对比。

（2）分析前者为什么不合理，后者为什么合理。

（3）说明为什么前者会导致情绪困扰，后者为什么不会导致情绪困扰。

3. 质疑。质疑的关键是抓住信念中违反逻辑、不合常理、与经验事实相悖的地方，来软化、动摇来访者的非理性信念。质疑主要针对来访者的单极思维方式，让他们看到辩证对立的另一面，在动摇来访者的非理性信念上显得简洁、有力，是动摇来访者非理性观念最常用的一种方法。

例如，针对来访者"他人拥有的，我同样也应该拥有，否则社会和世界就不公平，我无法忍受不公平的世界，这个世界应该遭受诅咒"的说法，咨询师可以这样质疑："他人拥有的，你可能没有，但你所拥有的，他人可能也没有。如果说，他人有而你没有，这个世界不公平，那么，你拥有而别人没有，那是否就公平呢?"，让来访者领悟：他人拥有的，你可能没有，同样，你所拥有的，他人也可能没有。社会和世界没有绝对的公平，但它们却以这种方式体现出社会和世界相对的公平。

4. 具体化。来访者庸人自扰的本性和过分概括化的倾向容易把自身定位为糟糕的人或置身于"四面楚歌""草木皆兵"的境地。如将自己的一个缺点泛化为一个面甚至全部，觉得自己一无是处；把某一个小概率的糟糕结果看成是必然的结局；把一件事情的不成功解释为整个人生的失败等。具体化是针对来访者消极想象开展工作，让来访者将抽象的不确定、焦虑、恐惧具体化，如最坏的可能是什么、发生的概率有多大……一旦具体化，体验就真实，解决问题也更加富有效率，情绪体验可能就柳暗花明了。

（四）重建阶段

重建阶段也是治疗的最后阶段，使来访者学习到并逐渐养成与非理性信念进行辩论的方法，与原有的非理性信念及影响生活的其他非理性信念，并与之辩论，建立一些积极的、有建设性的态度与观念，加以强化，并在现实生活中应用。最终帮助来访者摆脱非理性信念及思维模式，构建开放、科学、辩证、积极的思维模式。如建立积极的自我观念、培养科学的思维、培养社会兴趣、养成开阔胸襟、面对现实、不做虚无论者等。

三、注意事项

（一）理性情绪疗法有其自身的局限性

理性情绪疗法是高度认知趋向的方法，虽然强调认知、情绪、行为三者并重，但重点关注当下的认知，忽略情绪的宣泄，尤其不重视过去的经历。

（二）理性情绪疗法的疗效既与咨询师有关，又与来访者有关

如果咨询师自身存在明显的不合理信念，有时会阻碍咨询效果。理性情绪疗法对领悟力较强、人格水平偏高的来访者效果明显，而对于那些有严重情绪和行为障碍的来访者、忽略自我探索、内省力差的人效果不明显。

学习任务四 认知行为疗法在戒毒人员矫治中的运用

认知行为疗法是20世纪70年代发展起来的一类心理治疗，是根据认知过程影响情感和行为的理论假设，通过认知和行为技术来改变不良认知，达到消除不良情绪和行为的短程的心理治疗方法。

一、认知行为疗法基本原理

认知行为治疗流派众多，各有侧重，其中最具有代表性的是艾利斯的合理情绪疗法（RET）、贝克和雷米的认知疗法（CT）和梅肯鲍姆的认知行为疗法（CBT）等，共同特点包括：①来访者和咨询师是合作关系，强调建立治疗联盟和来访者的积极参与。②假设心理痛苦在很大程度上是认知过程发生功能失调的结果。③强调改变认知，从而产生情感与行为方面的改变。认知行为疗法的技术包括认知改变技术、行为和问题解决技术及借鉴的其他相关技术。④通常是一种针对具体的和结构性的目标问题的短期和教育性的治疗。本节重点介绍贝克的认知（行为）疗法。

认知是情感和行为的中介，认知过程决定着行为的产生和情绪的变化。情感问题和行为问题与歪曲的认知有关，不适应行为和不良的情绪应从认知中找原因。人们早期经验形成的"功能失调性假设"或称为图式，决定着人们对事物的评价，成为支配人们行为的准则而不为人们所察觉。一旦这些图式为某种严峻的生活实践所激活，则有大量的负性自动想法在脑中出现，随即上升到意识领域，进而导致情绪抑郁、焦虑和行为障碍。如此负性认知和负性情绪互相加强形成恶性循环，使得问题持续加重。

核心信念是信念的最根本环节，是整体的、牢固的和全面概括的。从童年开始，人们已对自我、他人及世界形成了一定的信念。这些信念根深蒂固，被当事人无条件接受。即使这种核心信念人们自己通常都不能清晰表达，也没有被意识到，但自己却认为这些信念是真实绝对和正确的。中间信念包括态度、规则和假设，这些信念影响个体对情境的看法，进而影响其想法、感觉和行为。态度体现个体对事物的评价和理解。规则是人们给自己规定的、赖以生存的法则，是隐藏起来的、不为人知的规则。假设，是与规则紧密相连并由规则推论而出的应对情境的预期。负性自动思维在特定情境下自动呈现在意识中的想法，常常不经逻辑推理突然出现，稍纵即逝。大多数患者往往觉得这些想法很有道理，对其情绪影响甚大。"负性"是指这些想法总是和不愉快的情绪有关。"自动"是指这些想法往往是突现在脑中而不是周密推理的产物。负性自动思维的内容可以是对目前经验的解释，也可以是对未来的消极预期，或是对过去事件的消极解释。

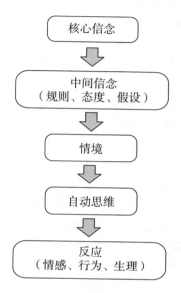

图6－1　情绪障碍认知模式

二、认知行为疗法操作流程和方法

（一）建立治疗同盟

认知行为疗法需要一个良好的治疗联盟。以尊重、真诚、共情、无条件积极关注等为基本理念，全神贯注地倾听，一起作决定，向来访者寻求回馈等，让来访者建立自助的态度，构建信任的关系，提供安全、稳固的治疗平台。

（二）初期会谈

通过会谈建立良好的咨询关系，介绍认知模式，帮助来访者熟悉并进入认知治疗，认知概念化，明确问题是什么，确定咨询目标，鼓励来访者活动，打破恶性循环，灌输希望并引出来访者对治疗的期望。

（三）负性自动思维的识别与调整

识别和应对负性自动思维是治疗的核心。每个人都有自动思维，通过自动思维对情境的解释影响了随后的情绪、行为以及生理反应。每个人对自动思维的意识程度是不一样的，CBT可以把这些想法带入意识，然后修正它们。治疗时抓住特殊情境和关键线索关注情绪，反思情绪来源，识别自动思维。每次治疗只关注一个自动想法，接着通过苏格拉底式来评价自动想法帮助来访者发展适应性反应。咨询师一般不直接挑战来访者的自动想法，那样会有一些风险，而是跟来访者一起合作来验证自动想法的有效性，温柔地坚持，让来访者体验自动思维的消极性并逐渐修正，发展更为适应性的反应。一般问下面这些问题：

有什么证据支持这个观点？

有什么证据反对这个观点？

有没有另外的解释？（跳出固有思维）

最坏的结果是什么？（去灾难化）

最好的结果是什么？（积极思维）

最现实的结果是什么？（合理思维）

相信自动想法的结果是什么？

改变我的思考的结果会是什么？（促进改变）

如果我的朋友有这样的想法和行为，我可以告诉他什么？

我现在可以做什么？（解决问题、行为实验）

（四）中间信念的调整

方法和步骤与识别自动思维相同，可以通过以下策略来识别中间信念：①识别一个被表达为自动思维的信念；②提供假设的第一部分；③直接引出一个规则和态度；④使用箭头向下技术；⑤在来访者的自动思维中寻找共同主题；⑥直接提问；⑦通过信念问卷来发现。

调整中间信念的技术如下：①苏格拉底式提问；②行为实验；③认知连续体；④理智—情绪角色扮演；⑤使用他人作为参照点；⑥像相信新信念一样行动；⑦自我暴露。

（五）核心信念的调整

核心信念是个体关于自我和外界最核心的观念。通常将核心信念分为两类：一类是对自己的，包括无能类（无能力、易受伤害、失控、陷入困境、低劣、不被尊重、失败者等）和不可爱类（没有价值、不受欢迎、被人忽视、多余的、注定孤独等）。另一类是对他人和世界的，认为他人是不值得信任的、世界是不安全的。这些核心错误观念不对应具体的事件和行为，也难以通过具体的情境加以检验，需要用一些更抽象的技术进行调整，如灾变祛除、重新归因、认知重建等。也可以通过语义分析和转换，引导来访者把代表他深层错误观念的无意义的句子转变为具体的、有特定意义的句子，使他学会把"我"分解为一些特定的事件和行为，获得新的认知。

（六）行为矫正技术

通过行为矫正技术进一步改变认知。一方面，咨询师可以通过设计特殊的行为模式或情境，帮助来访者产生一些通常被他所忽视的情绪体验，这种体验对来访者认知观念的改变具有重要作用。及时给予强化。另一方面，在行为矫正的特定情境中，来访者获得了积极的体验、适应性行为，而且也学会了达到这种情境的途径。在日常生活实践中加以尝试和应用，就能逐渐跳出恶性循环，获得认知、情绪和行为的改善。

【单元小结】

本章分别介绍了行为疗法、精神分析疗法、合理情绪疗法及认知行为疗法的基本原理、常用技术及操作流程和步骤。在戒毒人员矫正实践中可以依据心理工作者、来访者病情及治疗室的条件合理选择相应的技术。

【问题思考】

1. 实施系统脱敏疗法时应注意哪些操作细节？
2. 精神分析常用技术有哪些？
3. 简述合理情绪疗法原理。
4. 分组练习：一个同学说出一个令人苦恼的情景，其他同学分析 A、B、C。

实训项目

项目一　制作《合理情绪疗法矫治方案》

一、任务描述

结合学生自身或戒毒人员中的现实案例，让学生用所学 ABC 理论进行诊断分析，找出其不合理的信念，并能合理利用质疑等技术与来访者进行辩论，使来访者修正或放弃原有的非理性信念，并代之以合理的信念，从而使情绪困扰得以缓解或消除。

二、实例示范

【案例】

有一个年轻人失恋了，一直摆脱不了事实的打击，情绪低落，已经影响到了他的正常生活，他没办法专心工作，因为无法集中精力，头脑中想到的都是前女友的薄情寡义。他认为自己在感情上付出了，却没有收到回报，自己很傻很不幸。

咨询师首先给他做了放松训练，减少了他的紧张情绪。

接着给他举了个例子。假如有一天，你到公园的长凳上休息，把你最心爱的一本书放在长凳上，这时候走来一个人，径直走过来，坐在椅子上，把你的书压坏了。这时，你会怎想？

我一定很气愤，他怎么可以这样随便损坏别人的东西呢！太没有礼貌了！年轻人说。那我现在告诉你，他是个盲人，你又会怎么想呢？咨询师接着耐心地继续问。哦，原来是个盲人。他肯定不知道长凳上放有东西！年轻人摸摸头，想了一下，接着说，谢天谢地，好在只是放了一本书，要是油漆或是什么尖锐的东西，他就惨了！那你还会对他愤怒吗？咨询师问。当然不会，他是不小心才压坏的嘛，盲人也很不容易的。我甚至有些同情他了。

咨询师会心一笑，同样的一件事情——他压坏了你的书，但是前后你的情绪反应却截然不同。你知道是为什么吗？可能是因为我对事情的看法不同吧！对事情不同的看法，能引起自身不同的情绪。很显然，让我们难过和痛苦的，不是事件本身，而是对事情的不正确的解释和评价。这就是心理学上的情绪 ABC 理论的观点。情绪 ABC 理论的创始者艾利斯认为：正是由于我们常有的一些不合理的信念，才使我们产生情绪困扰，如果这些不合理的信念日积月累，还会引起情绪障碍。

对于失恋的年轻人来说，失恋只是一个诱发事件 A，结果 C 是他情绪低落，生活受到影响，无法专心工作；而导致这个结果的，正是他的认知 B——他认为自己付出了一定要收到对方的回报，自己太傻了，太不幸了。假如他换个想法——她这样不懂爱的女孩不值得自己去珍惜，现在她离开可能避免了以后她对自己造成更大的伤害，那么他的情绪体验显然就不会像现在这么糟糕。

三、基础铺垫

合理情绪疗法的治疗步骤如下：

（一）诊断阶段

根据 ABC 理论，将来访者的问题进行分析，找出来访者情绪困扰和行为不适的具体表现（C）及与此对应的诱发事件（A），分析两者之间的内在联系，明确隐藏着的不合理信念（B）。根据不合理信念的三个基本特征即绝对化的要求、过分概括化和糟糕至极，准确把握来访者的不合理信念。

（二）领悟阶段

这一阶段的主要任务是帮助来访者理解、领悟、接纳 ABC 理论和"ABCDE"模型，确信自己的情绪困扰来源于自身内在的认知观念而不是外界诱因，自己应该对面临的问题负责，愿意从内心去反省自己的不合理信念、积极探索自己的思维模式。

（三）修通阶段

修通就是咨询师根据来访者的实际情况灵活运用多种技术，使来访者修正或放弃原有的非理性信念，并代之以合理的信念，从而使情绪困扰得以缓解或消除。在前两个阶段解说和分析的基础上，通过各种技术与不合理的信念进行辩论，动摇来访者的非理性信念。

（四）重建阶段

使来访者学习到并逐渐养成与非理性信念进行辩论的方法，与原有的非理性信念及影响生活的其他非理性信念，并与之辩论，建立一些积极的、有建设性的态度与观念，并加以强化，在现实生活中应用。最终帮助来访者摆脱非理性信念及思维模式，构建开放、科学、辩证、积极的思维模式。如建立积极的自我观念、培养科学的思维、培养社会兴趣、养成开阔胸襟、面对现实、不做虚无论者等。

四、学生实训

指出该案例中的 A、C 与 B，其不合理的 B 主要是什么？

如何质疑原来那个不合理的 B，使之产生合理的信念 B，最后的新 C 又是什么？

五、任务评估

评估要点：①观察该案例中的 A、C 与 B 是否能清晰分辨。②对不合理的 B 进行质疑时，循序渐进，步步前推，环环相扣，合情合理。③合理的信念和理性情绪产生，心中的困扰得到解除。

项目二　制作《系统脱敏疗法矫治方案》

一、任务描述

结合案例，运用系统脱敏疗法原理进行操作，解决来访者的情绪问题。

二、实例示范

沃尔普的经典案例：C 小姐，艺术系学生，24 岁，由于考试失败导致极度的焦虑。进一步访谈表明她不仅对考试焦虑，对被别人观察、批评以及与别人争论也很害怕。

沃尔普的治疗分为三个主要过程：放松、等级建构、脱敏。

（一）放松

沃尔普用这样的方式教 C 小姐：我要请你用腕子抵抗我拉你的力量，以便绷紧你的二头肌。我要你仔细注意肌肉里的感觉。然后，我会减少拉你的力量，让你逐渐松弛下来。注意，当你的前臂下降时，你会感觉到二头肌放松的感觉。你将前臂放在扶手上休息，你想着自己尽可能舒适，完全放松。放松肌肉纤维可以带来我们需要的情绪的放松，你试试看。用先绷紧再放松的方法，可以放松身体的不同部位。在治疗过程中也要继续进行放松练习。沃尔普在 5～6 次的会面时间里教 C 小姐放松，请她每天用 10～15 分钟练习。

（二）焦虑等级建构

在沃尔普的帮助下，C 小姐建立了关于考试焦虑和争论吵架的几个不同的焦虑等级表。其中关于看到别人争论吵架的焦虑等级表如下：

1. 她母亲对佣人喊叫（50 分）。

2. 她的妹妹抱怨她姐姐（40 分）。

3. 她姐姐和父亲争辩（30 分）。

4. 她母亲对她姐姐喊叫（20 分）。

5. 她看到两个陌生人吵架（10 分）。

建立了这样的一个等级表，沃尔普就准备开始脱敏过程。

（三）系统脱敏

沃尔普为了考察 C 小姐的视觉表象能力，首先让她想象一个中性的情境，然后让她想象等级表中最轻的恐惧情境，即第 5 个情境。

咨询师：现在我要求你想象一些场面。你要想象得清晰，它们也许会干扰你的放松，如果你感到焦虑，想让我注意，你随时可以告诉我。如果你已经清楚地想象出了一个情境，举起左手指让我知道。首先，你想象自己在一个熟悉的街角站着，这是一个愉快的清晨，你在看着车来人往。你看到汽车、摩托车、卡车、自行车、行人和交通灯，并听到相应的声音（过了几秒钟，C 小姐举起了她的食指，咨询师停顿了 5 秒）。

咨询师：停止想象那个场面。在你想象的时候，你的焦虑增加了多少？

C 小姐：一点也没有。

咨询师：现在注意力再回到放松上（停止 20～30 秒，重复放松指示）。

咨询师：现在想象你看到街道对面有两个陌生人在吵架。

（在 15 秒后 C 小姐举起她的手指。等待 5 秒）。

咨询师：停止那个场面。焦虑增加了多少？

C 小姐：大约 15 分。

咨询师：现在继续想象那个情境。

（在第二次想象中焦虑分数仅增加 5 分，第三次是 0 分。处理完等级表的第一项，可以进入第二项）

经过脱敏治疗后，C 小姐能够在看到别人争论吵架的等级表的所有项目上放松地想象，在实际情境中也可以放松了。之后，沃尔普用同样的方法解决了她的其他问题。

三、基础铺垫

（一）系统脱敏疗法操作流程

放松肌肉就能对抗焦虑情绪状态，即在引发焦虑的刺激物出现的同时让来访者做出抑制焦虑的反应（放松肌肉），这种情绪反应（焦虑）就会削弱，最终切断刺激物同焦虑反应之间的联系。

1. 建立恐怖或焦虑的等级层次，这是进行系统脱敏疗法的依据。找出使求治者感到恐怖或焦虑的事件，并报告出对每一事件他感到恐怖的主观程度，尺度为 0~100，一般 10 分为一个等级。将来访者报告出的恐怖或焦虑事件（情境）按等级程度由小到大的顺序排列。

2. 进行放松训练。一般需要 6~10 次练习，每次历时半小时，每天 1~2 次，以达到全身肌肉能够迅速进入松弛状态为合格。

3. 按恐怖或焦虑的等级层次进行脱敏治疗。

（二）放松训练方法

第一步：深吸进一口气保持一会（停 10 秒），慢慢将气吐出来（停 5 秒）重复一次。

第二步：伸出前臂，握紧拳头，用力握紧，体验手上紧张的感觉，（停 10 秒）放松双手，尽量体验放松的感觉，你可能感到沉重、轻松、温暖，这些都是放松的感觉，体验这种感觉（停 5 秒）。

第三步：弯曲你的双臂，用力紧绷双臂的肌肉，保持一会，体验双臂肌肉紧张。（停 10 秒）放松，彻底放松双臂，体验放松的感觉（停 5 秒）。

第四步：紧张双脚，脚趾用力绷紧，保持一会（停 10 秒）放松双脚（停 5 秒）。

第五步：将脚尖用力上翘，脚跟向下向后紧压，绷紧小腿部肌肉，保持一会（停 10 秒）彻底放松（停 5 秒）。

第六步：用脚跟向前向下紧压，绷紧大腿肌肉保持一会（停 10 秒）彻底放松（停 5 秒）。

第七步：皱紧额部肌肉，保持（停 10 秒），彻底放松（停 5 秒）紧闭双眼保持一会（停 10 秒）转动眼球上下左右，彻底放松（停 10 秒）。

第八步：往后拓展双肩，保持一会，（停 10 秒）放松（停 5 秒）。

第九步：上提双肩尽可能提自双耳，保持一会（停 10 秒）放松（停 5 秒）。

第十步：向内收紧双肩，保持一会（停 10 秒）放松（停 5 秒）。

第十一步：抬起双腿，用力上台，弯曲腰部保持一会（停 10 秒）放松（停 5 秒）。

第十二步：紧张臀部肌肉，会阴部上提，保持一会（停 10 秒）放松（停 5 秒）感到全身肌肉都放松，有温暖、舒适、愉快的感觉。

四、学生实训

有哪些恐怖或焦虑的情境？恐怖或焦虑可分几个等级层次（通常 6 级多见）？如何放松？如何判断放松达到目的？逐级脱敏时，当出现效果不理想时通常是什么原因？如何解决？

五、任务评估

评估要点：①放松技巧的操作规范程度和熟练程度。②焦虑等级层次构建是否科学合理。③逐级脱敏。

技能拓展

阅读如何撰写影视作品（以《爱德华大夫》为例）观后感

一、任务描述

确定 3 ～ 5 个心理学主题（如①爱德华大夫的核心症状是什么？怎么形成的？②爱德华大夫用了哪些防御机制？③如何进行梦的解析。④分析童年创伤对人的影响。）引导学生思考，让学生结合影片内容和情节进行分析，写 2000 字左右的观后感。

二、实例示范

1. 反复观看影片《爱德华大夫》。

2. 抽取影片关键环节和情节，进行串联分析，厘清内在发展逻辑。

3. 结合心理学理论，对其典型表现解读，剖析背后的心理意义。

4. 从心理学视角解析主人公的人格特征、动力成分和心理状况等。

5. 以主人公的成长和经历的事件为主线，用心理学理论（如精神分析）进行解构，更好地理解故事情节。

6. 独立撰写观后感。

三、基础铺垫

1. 精神分析本我、自我、超我理论。

2. 精神分析释梦理论。

3. 催眠与自由联想。

四、学生实训

1. 教师布置任务。

2. 学生先观看影片。

3. 学生分组，5 人一组。收集理论资料，反复赏析关键片段，集体讨论，独立撰写观后感。

五、任务评估

评估要点：①理论理解透彻，理论运用恰当。②人物内在心理过程及人格特征等推理、分析合理。③乐于承担小组分工任务，积极参与小组讨论。

学习单元七　戒毒人员团体心理辅导

【案例】新入所戒毒人员的团体心理辅导案例

　　近日，××戒毒所新收治的戒毒人员逐步增多。为了使他们能尽快适应环境，走上戒治生活的正常轨道，该所在新收治的戒毒人员中开展了一次"调节自我 积极戒毒"的团体心理辅导，取得了较好的效果。

　　参加此次团体心理辅导的戒毒人员共 16 人。从年龄结构来看：30 岁及以下6 人，31～35 岁以下 4 人，36～40 岁以下 3 人，41～45 岁以下 3 人；从戒治史来看：第一次戒治 12 人，第二次戒治 3 人，第三次戒治 1 人。此次团体心理辅导分五个步骤进行，每次用时 1.5～2 小时。

　　营造氛围。领导者详细介绍了此次团体心理辅导的目的、意义及保密原则等，希望戒毒人员能积极参与。在戒毒人员依次做完自我介绍后，领导者组织他们做了"打开人际千千结"和"蜈蚣大翻身"热身活动。经过活动，戒毒人员相互熟悉起来，紧绷的脸上露出了淡淡的笑容，营造出轻松欢快的咨询氛围。

　　绘画投射。领导者给每位成员发一张 A4 白纸，彩色水笔一盒 16 人共用，花费10 分钟时间，用一种动物、植物或物品把最能代表自己此时此刻心情的画画出来。戒毒人员低头凝思约 1 分钟后，迅速挑选颜色，很快作出了心中的画。画可谓色彩斑斓，内容丰富：有火红的太阳及淡绿的苹果，有奔跑的爱车及炊烟袅袅的房子，有剪不断的乱麻及锋利的宝剑，也有四堵围墙及一颗伤痕累累的心脏……

分享感受。画完后，领导者将画收起来，贴在白板上开画展，所有成员自由观赏，不做评论。欣赏完后，让每一位"画家"对自己的画解释并答疑。虽然有的戒毒人员思想上有点阻抗，不愿意表达，但是从所画的画中可以投射出戒毒人员各种复杂的心情：有戒治信心百倍的，有思亲想家又无奈的，有心存内疚，自责不已的，有焦虑紧张，不知所措的，有悔恨愤懑，不知如何发泄的等。

积极引导。分享结束后，领导者勉励各位活在当下，放下顾虑，尽快熟悉适应环境，迅速找到心理平衡点，积极投入戒治生活。愿各位将此次心理辅导作为新的起点，在两年的戒治生活里，好好学习为人处事，安下心来，历练自己，期待各位能洗心革面，不负众亲。

【思考】

1. 团体心理辅导对于戒毒人员的作用有哪些？
2. 团体心理辅导的流程、目标、原则和具体方法有哪些？
3. 在针对不同类型的戒毒人员进行团体心理辅导时的注意的事项有哪些？

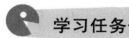 **学习任务一 团体心理辅导概述**

一、戒毒人员团体心理辅导概述

团体心理辅导，也叫作团体心理咨询，是心理咨询的主要形式之一。戒毒人员团体心理辅导目的是为戒毒人员提供一个适当的情境，使其在探讨自我、纠正认知偏差、尝试改变不良行为，学习新行为，改善人际关系，改变生活方式，树立戒治信心、提高操守率、预防复吸等方面发挥积极的作用。

（一）团体心理辅导的概念

团体心理辅导是在团体情景中提供心理帮助与指导的一种心理咨询的形式。它是通过团体内人际交互作用，促进个体在交往中通过观察、学习、体验，认识自我、探讨自我、接纳自我、调整和改善与他人的关系，学习新的态度与行为方式，以发展良好的生活适应的助人过程。[1]

一般而言，团体心理辅导方式是由 1～2 名领导者主持，根据团体成员问题的相似性，组成小组，通过共同商讨、训练、引导，解决小组成员共有的发展课题或相似的心理障碍。团体的规模因参加者的问题性质不同而不等，少则 3～5

---

〔1〕 郭念锋：《心理咨询师二级》，民族出版社 2005 年版，第 122 页。

人，多则十几人到几十人。通过几次或者十几次甚至几十次的团体活动，参加者就共同关心的问题进行讨论，相互交流，共同探讨，彼此启发，支持鼓励，使成员观察、分析和了解自己和他人的心理行为反应，从而改善人际关系，增强社会适应能力，促进人格成长。

在这里探讨团体心理辅导方法，是因为在戒毒人员中存在很多共性的问题，如：情感淡漠，情绪不稳定，焦虑、抑郁；意志活动减退，缺乏自尊心，自控能力差；对家庭和社会的责任感低；自暴自弃；依赖性严重等。针对这一系列特点鲜明的问题，我们可以通过设计与此相关主题的团体心理辅导方案，组成小组，通过共同活动的方式来解决戒毒人员共性存在的问题。

（二）团体心理辅导的类型

关于团体心理辅导的分类，目前还没有一个统一的标准。在现实生活中，团体心理辅导的形式多样，分类维度不一而足，根据团体心理辅导所依据的理论和方法可将团体心理辅导分为：精神分析团体、行为疗法团体、个人中心团体、认知行为团体等；根据功能不同可划分为：教育团体、讨论团体、成长团体、辅导与治疗团体、任务团体、自助团体等；还有根据团体任务的性质、团体目标、成员背景等划分方法；根据参加团体的对象分类有儿童团体、青少年团体、大学生团体、成人团体等；美国团体工作专业协会（ASGW）为四种类型的团体设定了培训目标：指导/心理教育；咨询/人际问题解决；心理治疗/人格重塑；任务/工作团体（1991）。下面就常用的划分方法进行简单的介绍：

1. 根据团体任务性质划分。

（1）教育性团体心理辅导。主要功能是通过提供信息及团体成员分享来实施教育功能，领导者同时承担着教育者的角色和引导成员讨论的角色。它强调通过知识获得成长，活动内容甚广，通常聚会只有一次，时间可持续 2~8 个小时。如"轻如鸿毛，重于泰山：生命教育活动计划""心理健康一席谈"等。

（2）成长性团体心理辅导。成长性团体是目前应用最为广泛的团体心理辅导形式，它以自我成长和自我完善为重点，参与者主要是健康的正常人或抱有某些烦恼的正常人，参加的动机多半是为了更好地了解自己，充分发挥潜能，迈向自我实现；通过团体成员的主动参与和自我探索，培养和增加自尊和责任感，从而达到促进个人成长的目的。如"戒毒人员自信心提升团体""戒毒人员自我成长团体"等。

（3）训练性团体心理辅导。训练性团体心理辅导侧重正向行为的建立与培养，强调通过团体情景中的行为训练来帮助成员学习如何有效地解决问题，建立新的行为模式。与发展性团体相比，训练性团体不注重个人成长，而重视团体发展的过程，引导成员去观察、改进自己的行为。其主要功能在于为成员提供一个训练场地，着重帮助成员去学习新的行为，改变不适应行为，并通过练习巩固新的行为。如"健心训练团体""角色互换 AB 剧"等，训练团体一般人数为 10~15 人左右。

（4）咨询与治疗性团体心理辅导。咨询性团体心理辅导是针对有心理问题的人而开展的，通过团体成员的互动以促进成员的成长与改变，如团体中所提供的支持、关心、感情宣泄等，以解决成员发展上或情境性的困扰问题。治疗性团体因为要对成员人格和行为做深度的探索和分析，一般持续时间更长，需要数月至数年的时间，所处理的问题也比较重。这种团体心理辅导通常在医疗机构进行，由受过临床专业训练的人员带领，往往针对某种行为异常或者严重心理困扰的人，辅导的重点是过去的经验影响以及潜意识的因素。同时或多或少的必须改变个人的人格结构。咨询与治疗性团体心理辅导成员人数一般为 5~12 人，需要较长的时间跟踪和随访。

2. 根据成员背景、问题的相似性划分。

（1）同质团体心理辅导。同质团体心理辅导的成员在年龄、性别、学历、生活经历和所存在的心理问题上有一定的相似性。如：女性人员团体、戒毒人员团体、新入所戒毒人员团体、老年人员团体、离婚团体、抑郁情绪戒毒人员团体等。在同质团体中，团体成员因背景、条件、问题的相似性而有许多共同语言、共同体验，能产生"我和别人一样"的内心体验，相互之间更容易沟通，也更容易从其他成员身上受到启发。

（2）异质团体心理辅导。异质团体心理辅导的成员在自身背景、个人特质或所遇到的问题上的差异性很大，情况比较复杂。由于成员具有不同的经验和适应模式，这些差异为成员提供了不同的视角和观点，可以增加团体的趣味性，促进团体发展。

3. 根据团体心理辅导的结构化程度来划分。

（1）结构式团体心理辅导。为了帮助成员在团体中学习与成长，领导者事先要做充分的计划和准备，根据团体所要实现的目标来设计相应的活动方案，并引导成员积极参与。结构式团体目标明确，有团体焦点主题，活动安排具有程序化、计划性、系统性的特点，领导者与成员的角色明确，辅导过程中重视团体互动气氛。这种模式是戒毒人员团体心理辅导中的常用模式。

表 7-1　不同类型的结构式练习举例

练习类型	活动举例
媒体运用	听录音、观看幻灯片、影视、录像等
身体运动	信任之旅、盲行、微笑握手等

续表

练习类型	活动举例
角色扮演	心理剧、生活演练等
绘画练习	自画像、家庭树、理想画等
纸笔练习	生命线、自我探索、走出圈外等
团体合作练习	建高塔、同舟共济、乒乓接力等
人际沟通练习	回旋沟通、红色轰炸、真情告白等
幻想技术	玫瑰旅程、生涯幻游等
娱乐性练习	合唱等

（2）非结构式团体心理辅导。非结构式团体心理辅导是指不刻意安排程序性的固定活动，强调成员的自主性，领导者的主要任务是促进成员的互动，对团体的目标和方法很少介入。这种形式也会适当运用团体活动和练习，一般适合具有一定文化素养、心智成熟、表达能力较强的戒毒人员。如："如何戒毒大家谈""戒毒人员内观疗法的团体心理辅导"等。

4. 根据成员的固定程度划分。

（1）封闭式团体心理辅导，是指自始至终成员固定不变、彼此熟悉、信任感高、安全感强、团队有凝聚力、团体发展顺畅，团体目标容易达成。在团体心理辅导进行的过程中是不允许吸纳新成员加入的，但是由于缺乏外来刺激，创新程度会减低。凝聚力过强会导致团体思考的僵化，一般适用于需要情感度较高、凝聚力强的训练团体。如以小组为单位的"新入所戒毒人员团体心理辅导"。

（2）开放式团体心理辅导，是指参加人员不固定，当团体中有人离开时，团体会同意新的成员加入。成员的随时更替可以为团体带来新的刺激，注入新的资源。但是彼此由于熟悉度不够，会影响相互的认同与接纳，团体的发展会受到影响。一般适用于主题性的研讨和工作团体，此时成员的新老对团体的影响不大。如："诗书分享会""心灵话吧"等团体。

（三）团体心理辅导的特点

团体心理辅导与个体心理辅导作为心理辅导的两种形式，在许多方面有相似性。如对象相似：都是有正常发展问题的个人，针对个人的兴趣、要求与经验；对领导者要求相似：都要求领导者掌握心理辅导的各种技术等。但由于团体心理辅导强调团体成员的相互作用，因此，团体心理辅导与个体心理辅导相比具有其独特的特点。

1. 省时省力，效率高。个体心理辅导是领导者与来访者一对一的帮助与指导，每次面谈需要45分钟至1小时的时间，如领导者对新入所的戒毒人员进行问卷筛查后，针对其中具有高风险的人员进行单独的心理咨询。而团体心理辅导是将有共同需求的人或心理困扰者集合在一起，以团体的方式实施辅导，即一个领导者同时面对多个来访者，这样既节省了时间，也节省了人力。如即将出所的戒毒人员，他们对于重新面对社会有许多共性的问题，如何面对家人，如何避免跟过去的毒友交往，心理辅导人员根据这些问题对其进行"迎接美好新生"的团体心理辅导。特别是针对目前戒毒场所中专业的心理咨询资源不足的情况，团体心理辅导能更好地节约人力物力，提高心理工作的效率。

2. 感染力很强，影响也较为广泛。团体心理辅导是以心理辅导理论及团体成员间的相互作用为基础的，其过程是多向沟通的。团体的形成突破了个体心理辅导中单一中心的影响，是每个成员都会对其他成员产生影响，在团体中，通过彼此的交流与互动，团体的其他成员就像一面镜子，使自己有了一个可以比较的对象，作为反思、了解自己的参考，同时每个成员不仅自己接受他人的帮助，也可以帮助其他成员。这种互相影响的方式是立体的、交互式的，其效果也是非常显著的。戒毒人员在社会生活中容易被贴上"吸毒佬""粉仔"等标签，使其被排除于正常人群之外。进入戒毒所后，这些具有相似经历的人聚到一起彼此接纳，通过团体心理辅导，增进了互相了解，在他人的经验中吸取教训，获得情感支持。

3. 团体心理辅导的最大优势在于其资源的多元化。任何团体心理辅导的领导者的理论及经验都是有限的，但是团体成员在交流信息、解决问题、探索个人价值等方面都可以相互提供和分享丰富的资源，同时成员还可以学习模仿其他成员的适应行为，从多个角度洞察自己。团体经验既能够提供一定的社会内涵，也能扩大成员对精神世界的认识，以及对一些行为或者现实的认识，从而在分享交流中得到更大的收获。另外，团体反馈比个人反馈更有力量，团体活动类似于真实生活，成员在这里间接学习，并可将习得的成果扩展到日常生活中去。如"去除心瘾，健康生活"的团体心理辅导活动，彼此交流戒毒与防止复吸的心得体会，真实感人，最后集体宣誓戒除毒瘾，重塑新生。

二、团体心理辅导的目标及组织方法

（一）团体心理辅导的目标

1. 团体目标是团体行为的指引。任何一个团体心理辅导都必须有清晰明确的目标，如针对新入所戒毒人员的环境适应问题设立团体目标，"建立戒毒人员和谐的人际关系""释放压力团体心理辅导"。团体目标是团体行为的指引，为团体指出了共同努力的方向，清楚的目标可以帮助成员了解他们聚在一起做什么。建立团体目标的技术是整个团体心理辅导的核心工作，也是一种团体领导者应该精通的技术。

2. 团体目标的内涵。针对团体所要解决的问题所包括的信息和看法，个人和团体目标所要达成的范围或任务，以及如何让成员和团体能工作在一起。积极有效的团体目标应该是具体的、明确的、可行的、切合实际，同时可评估的，新的行为应该可以观察得到。行为的改变才是实现目标的结果。目标建立以后，应该让团体成员充分了解，准确把握，使团体心理辅导沿着一个共同的方向发展。

3. 团体目标的功能。

（1）导向作用。团体心理辅导的目标为活动指明了方向，犹如地图，领导者可以此作为引导成员不懈努力的根据。

（2）聚焦作用。目标可以帮助成员把注意力集中到活动中，心往一处想，劲往一处使。

（3）坚持作用。目标可以使成员有更多的坚持，不为过程中的暂时困难而泄气，而是不断努力、进取，直至达到目标。

（4）评估作用。目标为领导者提供了一把尺子，用来评估团体心理辅导的效果。

（二）团体心理辅导的组织方法

1. 确定团体心理辅导的目标和活动名称。团体目标要有针对性、吸引力并切实可行。团体的名称不要使用容易出现理解歧义的词句，特别是针对戒毒人员设计的题目要简单易懂，题目太大和太小都不切合实际。活动名称要符合对象的身份、年龄等特点。针对戒毒人员所制定的团体心理辅导活动最好是与其共同商量制定。

2. 设计团体活动的方案以及程序。在设计团体活动方案的时候需要注意一些因素，如团体成员的特点、团体的规模、团体活动的时间和频率、团体活动所需的场地、设备和材料、活动的环节、预测可能遇到阻抗的处理方案等。

3. 甄选团体成员组成团体。通过海报、广播、报刊等各种宣传途径，让全体人员了解将要举办的团体心理辅导的主题和有关事项，招募团体人员；团体心理辅导成员的筛选，通过自愿报名、面试、心理测试等筛选确定适合的成员；宣布团体纪律，说明保密原则。

学习任务二 团体心理辅导的组织程序与原则

任何一个团体心理辅导都会经历准备、初始、过渡、工作和结束等阶段的发展过程。在整个团体心理辅导过程中，这些环节都是紧密联系，相互影响又具有连续性的。一个有效的团体领导者，必须对团体发展的每一个阶段都有清晰的认识，能有效地引导团体成员往既定的目标前进，针对每一个阶段和成员发展的情况，采用各种具有影响力的咨询技术和团体策略，把控方向。在团体活动结束后要进行科学、规范、合理的评估，来验证团体心理辅导是否达到预期的效果。在对戒毒人员的团体心理辅导中，我们要遵循上述步骤和原则。

一、团体心理辅导的目标活动

关于团体心理辅导的目标，许多专家都给出了自己的意见。美国心理咨询与团体心理辅导专家 Egan 在 1976 年提出团体过程目标有以下几条：①个人探索；②实验；③逗留在此时此地；④让别人认识自己；⑤挑战自己也挑战他人；⑥勇于冒险；⑦给予和接受反馈；⑧聆听别人说话；⑨准确而诚实的回应别人；⑩处理冲突和矛盾[1]。

对戒毒人员，不仅要戒除其毒瘾，还要通过各种手段帮助他们重塑健康人格，最终达到对社会良好适应的状态。对其进行团体心理辅导，我们把追求的目标归结为以下几点：①适应戒毒场所内的生活；②认识自我，接纳自我；③提升自信、自尊、自爱；④学会情绪管理；⑤重塑人格，完善人格；⑥提高人际交往能力；⑦增强意志力，提高对毒品的抗诱惑能力；⑧正视毒品依赖；⑨戒除心瘾，去除心魔；⑩消除羞耻感，形成责任感，建立幸福感。

二、团体心理辅导的过程与阶段

团体心理辅导从起始阶段到结束阶段是一个动态的、连续的发展过程，每个环节之间紧密联系。到目前为止，国内外许多的学者对于团体心理辅导的发展过程与阶段都有所划分，在每一个不同的阶段有团体心理辅导不同的任务和特征表现，团体领导者在每个阶段的工作特点也有所不同。

香港的林孟平教授针对团体的发展阶段提出了自己的观点，他将团体心理辅导过程分为创始阶段、过渡阶段、工作阶段和结束阶段这 4 个部分，下图是对每

---

〔1〕 樊富珉、何瑾：《团体心理咨询的理论、技术与设计》，中央广播电视大学出版社 2014 年版，第 171 页。

个阶段团体成员反应的描述。对戒毒人员的团体心理辅导阶段的划分也参照此标准来进行。

表 7-2　团体心理辅导不同发展阶段成员的反应

初始阶段	安静、有礼；局促不安；不安全、不信任；怀疑、困惑；依赖、小心；担心、探索；抗拒、被动；言谈"非人化"等
过渡阶段	焦虑、竞争；矛盾、对质；寻找个人定位；努力表现自己；自我防卫；挑战性行为；负面感受；失望、批评等
工作阶段	彼此接纳支持；尊重、信任；理解、体谅；同感、坦诚；分享自由；关心、沟通；关系亲密；凝聚力出现等
结束阶段	沉重、害怕；丧失、失落；无奈、依赖；依恋、沮丧；离愁、愤怒；孤独感；被遗弃感；珍惜等

（一）戒毒人员团体心理辅导的初始阶段

经过前期团体心理辅导的组织准备工作，已经设计好了团体心理辅导方案，招募并甄选好合适的戒毒人员，团体领导者准备好开展团体心理辅导所需的材料和资源。接下来，就是团体心理辅导的正式开始，把最初的这一个阶段称为团体心理辅导的初始阶段。

团体的初始阶段是一个定向和探索的时期，在这个阶段，团体领导者需要确定团体的结构，促进戒毒人员相互熟悉，建立和了解团体规则，建立团体戒毒人员对团体的信任感，探讨戒毒人员的期望，形成团体的规范等。在这个阶段，团体戒毒人员需要了解团体心理辅导是如何发挥作用的，要确定自己的目标、明确自己的期望，并寻找自己在团体中的位置。

在团体的初始阶段，由于团体还没有形成相互信任的气氛，特别是对于戒毒人员，他们会有许多的担心和顾虑，对于团体也会存在戒心，表现出来的就是对团体的抗拒，活动区域表面化和游戏化，戒毒人员和领导者以及戒毒人员与戒毒人员之间缺乏深入的沟通和交流，这些都是团体心理辅导在初期的特征。戒毒人员在这一阶段的担心主要有：主持团体心理辅导的领导者是否可信，会不会因为暴露自己的不良个人信息导致加重惩罚？当团体其他戒毒人员知道自己的吸毒往经历后，会不会被看不起？我会不会被团体戒毒人员接纳？其他戒毒人员真的能做到保密吗？在这些顾虑中，参加团体心理辅导的戒毒人员会以多种形式表现出来对团体的抗拒，如：过分害羞、不好意思和戒毒人员交流；沉默，不愿意开口说话；或者故意谈一些与团体活动无关的话语，转移谈话方向；有的戒毒人员会坐立不安，表现出焦虑；等等。

作为团体心理辅导的领导者，在初始阶段的工作任务就是需要向团体戒毒人员清晰地说明团体目标；促进戒毒人员之间尽快地认识、建立信任感；制定团体规则、制定团体契约；协助戒毒人员建立具体的个人目标；正性处理戒毒人员出现的阻抗；再次说明保密原则；鼓励戒毒人员投入团体、积极互动。同时领导者还应该考虑到大多数戒毒人员的文化素质不高，对于团体活动的内涵理解能力比较低，领导者在措辞和引导方面要尽量使用简洁、通俗的话语来表达，以保证每一个小组的戒毒人员都可以理解团体心理辅导每个环节的内容。

表7-3 团体领导者在团体咨询初始阶段的带领过程[1]

步骤	内容	带领原则	时间分配（分钟）
1	领导者自我介绍并说明团体框架	领导者的自我介绍可以结合团体主题，包括自己的专业背景等。介绍团体整个框架让成员理解团体	10
2	引导成员自我介绍并彼此认识	为增进成员之间的彼此熟悉及比较深入地了解更多层面的信息，可以开展一些结构式团体练习和活动	30
3	提出、讨论和订立团体规范和契约	邀请成员共同对团体规范提出见解以及对规范执行中可能出现的问题进行讨论，并在成员中形成共识，使成员能够自觉遵守	20
4	邀请成员表达与讨论参加团体的动机与期待	领导者可以运用开放式询问、对话、具体化技术等，协助每一个成员明确澄清自己的个人目标	20
5	初次团体经验分享与结束	运用观察、聆听和澄清等技术，回应和引导成员参与分享。结束总结要简洁，并预告或提醒第二次团体聚会的时间	10

（二）戒毒人员团体心理辅导的过渡阶段

在一个团体能够开始有效工作之前，通常会经历一个艰难的过渡时期，这个阶段我们叫作过渡阶段，这是团体心理辅导发展的关键时期。在这一阶段，一些团体戒毒人员会抗拒个人探索，局促不安，不愿意表达自己，焦虑和防卫心理不

---

〔1〕 引自许育光：《团体谘商与心理治疗》，五南图书出版有限公司2012年版，第178页。

断增加。常以怀疑、害怕的形式表现出来，如：这些人是否真的了解我？我在团体中公开我的隐私有什么好处？当我敞开心扉的时候，别人会怎样对我？他们是不是真的关心我？这一阶段还表现为充满矛盾冲突与控制，甚至会挑战团体领导者的权威。戒毒人员会对别人，对团体领导者表达批评或消极的评估，戒毒人员之间的矛盾冲突可能会表现为竞争、敌对、责任分派、争取团队中的领导地位；领导者可能会被批评为"太理性，太严厉"，或"领导者根本没有能力改变"等。

在过渡阶段，团体心理辅导的领导者应该做到：①尽力创造一种支持与挑战相平衡的氛围；②告诉戒毒人员正确识别和处理冲突情景的重要性；③避免给戒毒人员贴标签，如："吸毒佬""另类人"等；④尊重戒毒人员出现的焦虑和自我防卫行为；⑤及时的讨论和处理团体进行中出现的问题，包括团体戒毒人员之间的矛盾冲突和团体戒毒人员与团体领导者之间出现的矛盾冲突；⑥协助团体建立自我表达的模式；⑦提供鼓励和挑战。

（三）戒毒人员团体心理辅导的工作阶段

团体心理辅导的工作阶段也叫作凝聚力阶段，这个时候团体已经出现了有效沟通的常模，团体发展稳定，是团体过程中工作时间最长的阶段。这一阶段的团体，气氛自由且安全；戒毒人员之间彼此信任，相互尊重，相互支持，坦诚相待，关系亲密；戒毒人员能够认同团体和团体领导者，主动积极地投入团体；戒毒人员可以自由地表达自己，包括负性感受和与他人不同的意见，能够进行深入的个人分享，戒毒人员彼此之间可以接纳各自的问题，能够相互帮助解决问题；戒毒人员也将会各自从团体中获得的感悟转化为行为和人格上的改变。工作阶段的团体通常会表现出一些特征：信任和凝聚力的水平较高；团体的沟通是公开的；戒毒人员之间的交流直接、自如；戒毒人员愿意暴露自己的隐私和内心的想法、观点；反馈不再引起戒毒人员的防御；戒毒人员愿意尝试新的行为；等等。

在工作阶段，团体领导者应该做到：①激发戒毒人员思考，促进团体戒毒人员互动；②在支持和对质中取得平衡；③引发团体戒毒人员讨论；④通过团体合作，寻找解决对策；⑤鼓励戒毒人员从团体中学习并获得最大收益；⑥评估戒毒人员对团体的兴趣和投入程度；⑦支持戒毒人员冒险的意愿，协助他们将这些意愿应用到日常生活中去。

（四）戒毒人员团体心理辅导的结束阶段

结束阶段是团体心理辅导的最后一个阶段，在这一阶段，团体心理辅导进入尾声。团体中的戒毒人员面对团体心理辅导即将结束可能会出现不舍和焦虑的情绪；对分离会存在一些担心；担心自己是否有能力把团体经历应用到日常生活中；可能会表达对戒毒人员彼此的关心；等等。

在结束阶段，团体心理辅导的领导者应该做到：①帮助团体戒毒人员总结经验、整理团体中所学到的内容、将零散的收获组合起来；②鼓励戒毒人员将学习到的东西运用到现实生活中去；③协助戒毒人员对团体经历进行个人评估；④鼓励戒毒人员表达自己对团体结束的感受；⑤检查团体中未解决的问题。实际上，团体戒毒人员能否深入掌握在团体内获得的经验，能否对团体留下美好的回忆，以及能否把团体中的学习效果应用到生活中，达到真正的目标，这些在很大程度上取决于团体心理辅导的结束阶段。[1]

三、团体心理辅导的咨询技术

一个合格的团体领导者，必须掌握团体心理辅导的咨询技术，并且要了解咨询技术的基本内涵与意义，这样才能有效地使用咨询技术，促进团体效能的发挥。有学者指出，团体领导者在团体的进行过程中，需要建立一个安全、适当的情景和人际气氛，使参与者积极参与团体，可以采取的基本方法如下：

1. 提供气氛良好、清净、安全、隐秘、空气流通的环境。

2. 引导团体戒毒人员觉察其对团体的期待及澄清动机，并根据团体性质建立适合的团体目标。

3. 觉察团体动力，将其用于催化团体目标的达成。

4. 利用自我觉察能力审视个人的期待、需要和价值观是否影响自己带领团体的行为。

5. 了解个人的领导行为对团体的影响。

6. 对过去自己领导或参加团体的经验、时间的适合性、自己的受训经验等保持自知力，以检验自己是否适合带领某种性质的团体。

7. 接受与自己所带团体性质相符合的督导。

8. 掌握其他与带领团体有关的知识。

要掌握以上所提到的方法，达到一个优秀团体领导者的水平，就需要学习和掌握相关的团体心理咨询技术。团体心理辅导过程中要用到许多咨询技术，既有个别咨询技术，也有团体特有的咨询技术。在这里，我们分为基本技术和讨论技术。

（一）戒毒人员团体心理辅导的基本技术

团体心理辅导的基本技术是维持和发展团体并有效地促进团体戒毒人员改变的技术的总称。在下表中，我们列出了一些常用的技术，其中一部分也是个别心理咨询需要掌握的技术。

---

　〔1〕　樊富珉、何瑾：《团体心理咨询的理论、技术与设计》，中央广播电视大学出版社 2014 年版，第 182～200 页。

表7-4　团体心理咨询的基本技术归纳表[1]

名称	定义说明	目标或预期结果
倾听 (active listening)	专注于与沟通有关的语言或非语言行为，且不作判断及评价	增强团体成员的信任、自我开发及自我探索
复述 (retelling)	以稍稍不同的措辞，重复团体成员的话，以澄清其意思	确定团体领导者正确了解了团体成员的意思，提供支持及澄清
澄清 (clarifying)	简化团体成员的叙述，澄清的重点包括对信息的感受与想法	帮助团体成员弄清楚冲突及混淆不清的感受及想法，导向更有意义的沟通
摘要 (summarizing)	将咨询互动中的重要信息，进行简要的综合归纳	澄清并避免误解团体成员的意思，并引导成员继续会谈
提问 (questioning)	提问，以此引发成员自我探索问题的内容及解决的方法	引导更深层的讨论；收集资料；刺激思考；增加澄清及汇聚焦点；为成员提供更深度的自我探索
解释 (interpreting)	为团体中的某些行为、想法、感受提供适合的解释	鼓励深度的自我探索；对于团体中的现象提供新的观点
面质 (confronting)	对成员在团体中的言语、行动的困惑或矛盾之处加以挑战、检视	鼓励成员进行真诚的自我检核；提升潜能发挥程度；引发对自我矛盾的反思
反映 (reflecting)	了解成员的感受	让团体成员了解团体咨询员，真正地听并了解他的感受
支持鼓励 (supporting)	提供鼓励，增强成员自信心	建立团体良好的气氛；鼓励成员；促进信任感；催化成员向困难挑战
同理心 (empathizing)	能够站在团体成员的立场，将心比心地体谅其感受及想法	培养信任的治疗关系；促进沟通及了解；鼓励团体成员进行深层的自我探索
催化 (facilitating)	在团体中以开放性或引导性的方法、协助成员朝有助于团体目标实现的方法进行探讨	提升团体有效的沟通；促进团体达成团体目标

〔1〕　引自吴武典、洪有义、张德聪：《团体心理辅导》，空中大学印行2002年版，第106～107页。

续表

名称	定义说明	目标或预期结果
引发 （initiating）	在团体中引发行动，促使团体成员参与或介绍团体新的方向	防止团体不必要的探索；增进团体过程的催化
设定目标 （setting）	在团体过程中，引发团体成员参与，并具体确定团体特定且有意义的目标	引导团体活动的方向；帮助成员选择及澄清团体目标
评估 （evaluating）	评估团体进行过程及团体中成员及其相互间的动力	提升深层的自我觉察及帮助成员更加了解团体方向
反馈 （feedback）	对成员进行专注的观察后给予真诚且具体的反馈	对成员在团体中的具体行为提出反馈，以帮助团体成员自我觉察
建议 （suggesting）	提出与团体目标相关的行为的信息、方向、意见及报告	帮助成员发展取代性的思考及行动
保护 （protecting）	保护成员在团体中不要有过早的心理冒险	提醒成员在团体中进行适度的心理探索，以避免受到伤害
自我开放 （opening）	对于团体发生的事件，个人开放此时此刻的感受或想法	催化团体更深层的互动；建立信任；进行示范使他人了解自己的方法
示范 （modeling）	通过行动，示范对团体适合的行为	对有利于团体的行为提供示范，激发团体成员发挥其潜能
处理沉默 （silent）	通过对语言与非语言沟通的观察，对团体的沉默现象进行干预，促进团体的发展	允许团体成员反映其感受，凸显其焦点，整合与情绪有关的事件；帮助团体运用其有利的资源
阻止 （blocking）	对于团体中无建设性的行为，以适当的方法加以阻止	保护成员；推动团体进行的过程
联结 （linking）	联结成员之间问题或议题的相似性、相关性	使成员之间彼此亲近，以促进团体凝聚力的发展
结束 （terminating）	以适当的方法，准备团体结束	准备让成员整理其团体心得，引导成员将团体所得应用于现实生活中

（二）戒毒人员团体心理辅导的讨论技术

团体讨论是指团体戒毒人员针对一个共同问题，根据资料与经验，互相合作，深入探讨的方法。在团体讨论过程中，团体戒毒人员发表自己的意见，听取他人的意见，修订自己的看法。团体讨论是在团体心理辅导的工作阶段运用最普遍的方法，主要目的在于沟通意见、集思广益、解决问题。在团体中如果戒毒人员以坦诚的态度积极参与讨论，能接纳戒毒人员的不同意见，与他人切磋商榷，团体就会发挥以下助人功效：①鼓励戒毒人员参与团体事务，激发戒毒人员参与动机；②引发戒毒人员对团体过程产生兴趣；③促进团体戒毒人员通过讨论，达成决策，以解决问题；④刺激戒毒人员思考，提高团体的效能。

团体讨论的形式常用的有以下几种：圆桌式讨论；分组讨论；陪席式讨论；论坛式讨论；辩论式讨论。

在团体讨论中，领导者责任是建立一种友善、接纳和容忍的气氛，使戒毒人员能自由、充分地发表各自的意见。因此，领导者要鼓励戒毒人员参与和倾听，并做出反应。为此，团体心理辅导的领导者本身应该有把握问题重心和控场的能力，有适当的幽默感，善于引导。在讨论开始前，领导者要为讨论做充分的准备，如印发相关的资料。在讨论过程中，领导者要能把握方向，使讨论不偏离主题。在讨论结束时，领导者要能做出简洁的总结，并能解答讨论中的难题。[1]

四、团体心理辅导的总结与评估

团体心理辅导评估，是指通过不同的方法，收集有关团体目标达成的程度、戒毒人员在团体内的表现、团体特征、戒毒人员对团体活动的满意程度等资料，帮助团体领导者及团体戒毒人员了解团体心理辅导的成效。它能够帮助团体心理辅导的领导者客观公正地了解团体效能，改进和提高自身专业技能。

对于团体心理辅导评估的作用，美国社会学家特斯兰德（Toseland）和理瓦斯（Rivas）曾归纳出以下七个方面：

1. 评估可以满足领导者对介入团体工作效果的好奇与专业上的关心。

2. 通过评估获得的资料可以帮助领导者改善领导技巧。

3. 评估可以向机构、资助者或社会显示和证明团体工作的有效性。

4. 评估可以帮助领导者评价团体戒毒人员的进步状况，并从整体上了解是否达到团体预定的目标。

5. 评估允许团体戒毒人员及有关人员自由表达他们对团体的满意或不满意。

6. 评估可以协助领导者收集能与其他团体工作者一同分享的，具有类似团体目标和特点的相关知识和信息。

7. 评估可以帮助团体领导者验证为团体所做的假设。

团体心理辅导效果评估的常用方法一般来说分为以下五类：实验设计和准实

---

〔1〕 樊富珉、何瑾：《团体心理咨询的理论、技术与设计》，中央广播电视大学出版社 2014 年版，第 221～224 页。

验设计法；心理测验法；行为观察法；自我改变评估；音像视频分析法。

团体心理辅导的评估类型按照时间段来划分可分为：团体开始前评估；团体过程评估；团体结束评估；团体追踪评估。

表 7 – 5　团体成员评估量表〔1〕

各位亲爱的成员：

　　本次团体心理辅导即将结束，不知你对这次团体有什么样的感受？望你根据以下调查问卷中的项目，填写上自己此时此刻真实的感受。第 1 到第 12 题答案从非常不满意到非常满意有 10 个等级，从中选择一个最适合你自己的答案。第 13 到 18 题按照自己的真实意思回答问题。谢谢你的评估和建议。

　　　　调查内容　非常不满意　◄──────────►　非常满意
　　　　　　　　　　　　1　2　3　4　5　6　7　8　9　10

　1. 团体效果总体评估：

　2. 团体对自己的帮助：

　3. 团体气氛营造：

　4. 团体中感觉放松、舒适、温馨、安全感：

　5. 自己在团体中的参与和投入程度：

　6. 团体对自己内心深处的触及和影响：

　7. 团体后对自己了解深度的变化：

　8. 团体对自己的帮助和启发：

　9. 团体领导者总的评估：

　10. 团体领导者的控场能力：

　11. 团体领导者的咨询技术：

　12. 团体领导者的亲和力：

　13. 团体中对你影响和触动最大的内容：

　14. 团体中你最不喜欢的内容：

　15. 团体干预最突出的优点：

　16. 团体干预存在的主要问题：

　17. 对团体干预的意见和建议：

　18. 参加团体的一句话感言：

　　　　　　　　　　　　　　　　　　　年　　月　　日

〔1〕　引自刘伟：《团体心理咨询与治疗》，人民卫生出版社 2015 年版，第 210 页。

学习任务三　团体心理辅导的操作

一、"认识自我、爱护自我"团体心理辅导方案设计

（一）团体心理辅导背景

古希腊底比斯神庙的石柱上刻着名言："认识你自己"，中国的先哲孔子"一日三省吾身"，这一切都表明认识自我是多么的重要。培养健康的自我认识，是实现戒毒人员自我管理、自我调节进而达到自我教育目标的必由之路。

（二）团体心理辅导目标

帮助戒毒人员认识自我、增强调控自我、承受挫折、适应环境的能力；学习认识自我的重要性和自己的优点、长处，改善和接纳自己的缺点与短处，了解性格特征，使戒毒人员进一步认识自己，提高认知水平；培养戒毒人员健全的人格和良好的个性心理品质。

（三）团体心理辅导对象

建立团体规范，规定团体人数为20人；各大队宣传、自愿报名、面谈筛选。

（四）团体心理辅导过程

第一阶段：初始阶段。

这一阶段的目标是促进戒毒人员熟悉，构建和谐团体氛围，建立团体规范。需要的材料有图画纸、彩笔、录音机。

1. 热身活动：爱在指间。

（1）将参加团体心理辅导的戒毒人员通过报数分成人数相等的两组，单数成员一组，围成一个内圈，双数成员一组，围成一个外圈，内外圈的戒毒人员两两相视而立。

（2）戒毒人员在领导者的指挥下向对方伸出手指进行示意。伸出1～4个手指，分别表示"不想认识对方""愿意初步认识对方""很高兴认识对方，希望与对方成为普通朋友""很喜欢对方，希望与对方成为好朋友"。

（3）如果双方手指示意不同，则原地不动；如果双方都伸出1个手指，则各自将头转向一边，跺一下脚；如果都伸出2个手指，则相互微笑示意；如果都伸出3个手指，双方要紧握双手；如果都伸出4个手指，则要拥抱对方。

（4）每做完一组动作，外圈的戒毒人员要顺时针移动一个位置，与下一个戒毒人员相视而立，重复上述动作。

（5）领导者引导戒毒人员进行经验分享、交流参与本活动的感受和体会。

2. "猜猜我是谁"。

目的：从他人的反馈中认识自己，并体会被人理解的感受。

操作：每人一张白纸，请写下 3～5 句描述自己的句子。如"我是……"不写名字。写完后将纸折叠好，放在团体中央。然后每人抽取一张，打开纸上的内容，猜猜这一张是谁写的。猜中的人要说出理由。带领者引导团体戒毒人员发表自己猜中别人或被他人猜中时的感受。

3. 结束。

目的：整理团体活动历程，强化团体目标，为后续活动做好准备。

方法：引导戒毒人员总结团体收获；领导者总结，对团体活动提出希望和要求。

第二阶段：过渡阶段。

这一阶段的目标是促进戒毒人员相互了解，促进戒毒人员认识自我，促进戒毒人员对场所的认识。需要的材料有图画纸、彩笔、录音机。

1. "优点轰炸"。

目的：增加个体自信心。

操作：六七人一组围圈坐。请一位戒毒人员坐或站在小组中央，简单地向大家介绍自己的姓名、工作生活经历、个性方面的长处与短处，然后其他人轮流根据自己对他的了解及观察，说出他的优点和对他的欣赏之处（如性格、相貌、处事等），然后被欣赏地说出哪些优点是自己以前察觉的，哪些是不察觉的。每位戒毒人员轮流到中央"戴一次高帽"。

规则：①必须说优点；②夸别人的优点时态度要真诚，不能毫无根据地吹捧，这样反而会伤害别人；③参加者要注意体验被人称赞时的感受如何。

2. "心有千千结"。

目的：通过大家的努力，使戒毒人员认识到生活中产生的人际矛盾是可以化解的，没有解不开的结。

操作：每一小组的戒毒人员，手拉手组成一个圈，记住自己左边和右边拉手的人是谁。然后把手放下，戒毒人员在组成的圆圈内自由走动（不许静止不动，也不要走到圈外）。当领导者喊停的时候，所有的人都不要动，然后和刚才拉手的人再次拉起来，记住不要拉错人。从而编织成一张网，手臂交错。戒毒人员必须在手不能松开，但可以跨、可以钻的原则下，将这张网解开，恢复到原来围成的圆圈。

3. 结束。

目的：整理戒毒人员的收获，促进戒毒人员成长。

方法：引导戒毒人员回顾团体历程，分享在团体中的收获和体会；领导者进行总结，对戒毒人员如何参与交往进行指导。

第三阶段：工作阶段。

这一阶段的目的是让戒毒人员学习适应环境的技巧，反省过往的不良习惯。需要准备的材料有录音机、纸、笔、卡片。

1. 热身活动："无家可归"。

目的：使戒毒人员意识到归属感的重要，并在与人交往中懂得要主动。

操作：全体戒毒人员手拉手组成一个大圈并走动起来。当领导者第一次喊："停，8 个人"的时候，戒毒人员立即解散并组成 8 个人一组的小组。被排斥在外的戒毒人员请他（她）谈感受，使戒毒人员在体验活动快乐的同时感到融入集体内的喜悦感和被排斥在外的孤独感。

2. 直面我心。

目的：通过相互提供意见，协助戒毒人员解决个人面临的困惑。

材料：每人一个信封，若干纸条（比人数少一张）。人数多，可分为 6～10 人为一小组。

操作：发给每个戒毒人员几张白纸条，1 个信封。在信封上写上自己的姓名。然后将自己目前最困扰、最想得到帮助的问题写在纸上，每张纸条写同样的问题，并留有足够的回答问题的空间，每张纸条上写上自己的姓名。例如"怎样减轻戒毒生活给自己带来的压力？""怎样顺利度过戒毒生活？""以后出去遇到毒友怎么办？""改善人际关系的方法""睡不着怎么办？"等，然后把写好的纸条发给每一位小组成员，请他们回答。成员拿到他人的纸条时，认真思考，根据自己的经验与体会，怀着真诚助人的心情，以自己独特的方式回答。没有什么对与不对之分，把自己对某一问题的真实看法写出来，回答者不用署名。信封放在小组中央，回答完成后，把每个人的问题放回信封内。每个戒毒人员取回自己的信封，一一阅读。最后，全组集中，每个人谈自己阅读后的感想。

戒毒人员一般在社会上得到的关注不多，容易自我封闭，通过这个活动，彼此之间互相倾吐，也得到了多个人的帮助，丰富了个人有限的经验，常使受益者感动不已。

3. 结束。

目的：整理戒毒人员收获，促进戒毒人员成长。

方法：引导戒毒人员回顾团体历程，分享在团体中的收获和体会；领导者进行总结，对戒毒人员如何参与交往进行指导。

第四阶段：结束阶段。

这一阶段的目的是帮助戒毒人员学会环境适应技巧，提高适应能力，安全结束团体。需要的材料有录音机、纸、笔、卡片。

1. 热身活动："情绪红绿灯"。

目的：理解情绪的多样性，学会调节和控制自己的情绪，保持乐观心态。

材料：事先准备好的情绪卡片，录音机，磁带。

操作：选出 6 名戒毒人员为扮演者，分别表演：惊奇、愤怒、高兴、害怕、悲伤、厌恶六种面部表情。将写有这些情绪的卡片分别呈现给 6 位戒毒人员，但不能让其他戒毒人员看到。然后这 6 名戒毒人员分别进行表演，同时播放音乐。每一次表演完，让戒毒人员猜测是什么情绪，给予适当的评价并谈谈自己的感受。

2. "个性发现"。

目的：引导戒毒人员认识他人，坦诚反馈，了解自我。

材料：每人一张"个性特征表"，一张白纸、笔。

操作：领导者给每一人发 1 张"个性特征表"，请大家详细阅读。然后研究一下团体内其他戒毒人员每个人的个性，把你的认识记下来，对每个人可选择一种类型或选择多种（3~5）特征。每人都写完后，领导者按顺序找出其中一人，请其他人说出对他的分析。最后由他本人发表对别人评价的感受及自我的分析。也许一致，也许差别很大。为什么会有差别，深入探讨一下会有许多收获。

3. 结束。

目的：整理团体历程，总结团体收获，安全结束团体心理辅导。

方法：引导戒毒人员总结团体历程，分享团体收获；领导者总结，对戒毒人员提出交往过程中的指导和建议，并鼓励戒毒人员将团体中的收获迁移到生活中去。在一张事先准备好的卡片上，领导者和每位戒毒人员分别写出对其他戒毒人员的祝福。大家一同演唱手语操《我真的很不错》，在歌声中结束团体。

（五）团体心理辅导的评估方法

团体心理辅导的评估的方法包括：领导者自我总结、观察员的观察记录以及团体中戒毒人员反馈单。

二、"建立和谐人际关系"团体心理辅导方案设计[1]

（一）团体心理辅导背景

人际关系是心理健康教育的一个重要方面。而要使人际关系协调融洽，理解是一个很重要的因素。理解是沟通的基础。在人际交往中，我们经常会遇到沟通不良的情况，容易导致隔阂与误解，造成人际关系的紧张，如民警与戒毒人员之间缺乏沟通，婚姻家庭关系紧张，戒毒人员之间发生矛盾，这往往是由于交往双

---

〔1〕引自刘伟：《团体心理咨询与治疗》，人民卫生出版社 2015 年版，第 210 页。

方不能做到相互理解、坦诚交流所致。所以在人际交往中，理解就显得尤为重要。理解是双向的，交往中任何一方不能做到真诚与理解他人，都会妨碍交往的顺利进行。所以，对戒毒人员这方面的指导极为重要。

（二）团体心理辅导目标

1. 帮助戒毒人员认识到理解在人际交往中的重要性。

2. 让戒毒人员学会如何理解他人，协调人际关系。

3. 让戒毒人员学会倾听，换位思考，指导戒毒人员明白交往的基本准则，懂得如何改善自我，从而更好地与人交往。

（三）团体心理辅导准备

招募人数为20人，各大队宣传、自愿报名、面谈筛选。时间为90分钟。需要准备的材料有剪刀、图画、硬纸片，钟表一个。

（四）团体心理辅导过程

1. 导入：剪纸游戏。游戏规则如下：

（1）找5名戒毒人员上前来，面朝大家，每人发一张纸和一把剪刀。

（2）按照领导者的提示进行，在活动过程中，领导者不对活动进行指导与相关问题的回答，由戒毒人员独立完成，戒毒人员之间不能互相交流与询问。

（3）把这张纸上下对折；再左右对折；在对折好的纸的左上角剪掉一个直角边长为2厘米的等腰直角三角形；把这张纸左右对折；再上下对折；在右上角剪掉一个半径为2厘米的扇形；最后请戒毒人员看一下它的形状是什么样的。

戒毒人员完成后，领导者让戒毒人员展示自己所剪的图形。结果会发现剪出来的图形是形状不一，各种各样的。领导者进行解释，引出主题——理解他人。为什么指导语一样，剪出来的图案却是迥然不同呢？原因很简单，因为每个人对指导语的理解不同。如上下对折，有人理解为上下对折后是长方形，有人理解对折后是个三角形。所以，可能一开始大家就会出现差异。在这个活动中由于你我无法询问，戒毒人员之间没有沟通，所以戒毒人员只好根据自己的猜测和理解各行其是，结果自然是千姿百态了。一个小小的游戏尚且因为理解不同又无法沟通而出现了这么多的结果，要是戒毒人员在人际交往中也如此，那后果将会如何呢？

2. 画画游戏。引出名言"如果没有了人与人之间的相互理解，那么每个人都会固执地从自己的角度出发，认为自己永远是对的，别人永远是错的"。领导者叫出两个戒毒人员面对面地坐在桌子两端，把硬纸片放在中间作为屏障。发给戒毒人员A一幅图画，另一名戒毒人员B一张白纸。戒毒人员A自由随便地描述图画，戒毒人员B尽量按照戒毒人员A的描述在白纸上画出图画。记住戒毒人员之间的交流只能是单向的，也就是只能戒毒人员A描述而戒毒人员B不能询问。然后把屏障撤开，展示戒毒人员 B 所画的画，让大家评价所画的画与原来的图画区别有多大。当只能一个人讲话而另一个人不能做出反应时，两个人之间能否进行清晰全面的交流，两个人之间能否很好地理解呢？所以，理解必须是双向的。

3. 情景剧表演。

情景 1：戒毒人员 A 一副愁眉苦脸的神情，沮丧地走着。碰到戒毒人员 B，上前诉苦求助："我最近好烦恼，这几天又没有完成生产任务，可能又拿不到嘉奖了，哎……"戒毒人员 B 一边打着哈欠，一边东张西望，一副毫不感兴趣的样子。

情景 2：戒毒人员 A 更加烦恼。这个时候他遇到了正在做作业的戒毒人员 C。戒毒人员 A 上前诉苦求助："我最近好烦，这几天又没有完成生产任务，可能又拿不到嘉奖了，哎……"戒毒人员 C 一副不耐烦的神情说："别烦我，没看到我正忙着吗？别打搅我，走开走开！"

情景 3：戒毒人员 A 更加烦恼痛苦，这个时候他又碰到了戒毒人员 D。戒毒人员 A 上前诉苦求助："我最近好烦，我……"戒毒人员 D 一听，急忙插嘴说："怎么啦？你烦恼什么？"戒毒人员 A 说："我这几天……"戒毒人员 D 又插嘴说："这几天怎么了？又和别人吵架了？"戒毒人员 A 解释到："不是，是我……"戒毒人员 D 继续插嘴自说自话："是不是你老公（婆）没来信，心情不好，就在小组发别人的脾气，结果人家比你还气，自己没占到便宜，日子难过了……"戒毒人员 A 看着戒毒人员 D 一股脑儿的说了一大串话，自己就是插不上嘴，更加苦恼了，唉声叹气地走了。

情景剧表演结束后，领导者让戒毒人员 A 谈谈自己在找戒毒人员 B、戒毒人员 C 和戒毒人员 D 三人诉苦后的心情感受，也让戒毒人员 B、戒毒人员 C 和戒毒人员 D 三人也分享自己的感受，然后再让其他的戒毒人员讨论这三种倾听方式错在哪里（不感兴趣，漠不关心；因忙碌借故推搪拒之门外；热心不断插嘴）。领导者指出在人际交往中，要做到理解别人，首先要学会倾听。一个合格的听众要掌握以下四条基本要素：①诚心：报着谦虚的态度听；②专心：仔细听，不要三心二意；③耐心：不要轻易插嘴；④应心：给予适当的回应，鼓励对方说下去。

领导者让戒毒人员讨论在刚才的情景剧中，在以上四点哪里做得不好，并让相邻的两个戒毒人员，一个当倾听者，一个当倾诉者，根据以上的四点表演一个正确的倾听的情景，练习做一个合格的听众。

4. "钟表"有话说。领导者拿出事先准备好的钟表，钟表正面朝向戒毒人员，背面朝向自己，以开火车的形式让戒毒人员猜猜钟表背面是什么。最后挑一个戒毒人员走到领导者的位置，把看到的钟表背面是什么告诉大家。领导者对此做出总结："你们站在我的对立面是很难猜出钟表背面是什么，但只要你站在我的角度上来看，就很容易知道答案知道钟表的背面是什么了。所以在人际交往中要做到真正的理解别人，最重要的一点就是要做到换位思考，站在对方的角度看问题。"

5. 盲人打灯笼领导者给戒毒人员讲述盲人打灯笼的故事。

一个漆黑的夜晚，没有月亮也没有星星。王某因为有急事要去一个住在郊区的同事家里。为赶时间便抄近路走了一条偏僻的小巷。可是没有走多远，王某心里就后悔，心里害怕的咚咚直响。可事已至此，只得硬着头皮往前走。走着走着，突然，她发现前面有一处光亮，似乎是一人提着一个灯笼在走。王某急步赶了上去，正想打招呼，却发现是一个盲人，一手拿着根竹竿小心翼翼地探路，一手提着一只灯笼。王某纳闷了，忍不住问他："你自己看不见，为什么还要提个灯笼走？"盲人缓缓地答道："这个问题不止一个人问我了，其实道理很简单，我提灯笼并不是为自己照路，而是让别人容易看到我，不会误撞到我，这样可以保护自己的安全。而且，这么多年来，由于我的灯笼为别人带来光亮，为别人引路，人们也常常热情地搀扶我，引领我走过一个又一个沟坎，使我免受许多危险。你看，我这不是既帮助了别人，也帮助了自己吗？所以，每到晚上出门，我总是提着一盏灯笼。"盲人说完，继续向前走，王某跟在他身后，再也没有说一句话，只是每有路障，她都小心翼翼地扶他一把。该拐弯了，王某想对盲人说句感激的话，却不知道怎样表达才好。末了，她只说了一句："你走好。"这时，她发现天空似乎亮了好多……

听完这个故事，大家仍然觉得"盲人打灯笼"是多此一举的吗？大家有没有从故事中受到一些启发呢？

（自由发言）

领导者小结：……或许，对于盲人来说，那个灯笼确实是多此一举的。可是对别人来说，却很有用。正是盲人的灯笼带来了光亮，才使人们在黑暗中不至于摔跤，同时，盲人自己也得到了帮助。这不正是帮助别人也是帮助自己的好的写照吗？一个盲人能为别人带来光明，那我们正常人呢？假如我们都能学学那个提灯笼的盲人，为别人照路，也照亮自己，那该多好。在这个世界上，个人的力量总是单薄的，一个人无力去解决生活中所有的问题，而且，要一个人独自走完漫漫人生路，是多么孤寂，又是多么危险。任何一个人都离不开他人的帮助。常言"一个篱笆三个桩，一个好汉三个帮"。正是由于大家互相帮助，相互关怀，这世界才会这般温暖，这般美好。这也就是对人报以真诚的关注，让每一个遇到你的人都感到他是重要的且真诚的。这是在人际交往基本准则中的一点。

6. 总结。在今天的团体活动中，戒毒人员共同学习了人际交往中相互理解、宽容待人、学会倾听、换位思考等方法来改善并建立和谐的人际关系。这些都是最基本的，要想做一个受大家欢迎的人，还要从自身做起，不断提高自己的能力。

（五）注意事项

本次的团体心理辅导主要是让戒毒人员学会如何理解他人，促进人际交往的良性发展，协调人际关系。在活动过程中，更重要的是要让戒毒人员发挥积极参与性，加入讨论活动中。由于涉及换位思考和学会倾听的问题，在活动中更要充分调动戒毒人员的参与性，尽量让每个戒毒人员都可以加入情景剧表演中和情景剧讨论中来，并在活动中鼓励戒毒人员相互沟通、相互理解，达到在活动中改善和协调戒毒人员之间的关系的目的。

三、"增强自信心，提升戒毒动机"团体心理辅导案例报告[1]

（一）团体心理辅导背景

新入所戒毒人员存在自卑、人际关系适应不良、戒毒动机不强等心理问题，尤其是自卑的困扰比较突出。

自卑是指一种通过不合理的方式，尤其是过多地与他人进行不科学的比较而产生的自我否定、自惭形秽的心理体验，是一种较低的自我评价，容易引发人际关系障碍与自信心不足。自卑心理对个体的生活和改造有很大的负面影响。其核心信念是消极的，具体表现在戒毒所期间，戒毒人员总认为"别人不喜欢我""我各方面都不行""我的毒瘾戒不了"等。

（二）团体心理辅导目标

团体心理辅导目标包括：①通过自我探索的过程，帮助戒毒人员认识自己、了解自己、接纳自己，使他们能够对自我有更适当的认识；②通过与其他有类似问题的戒毒人员进行有效沟通与交流，得到充分肯定，不断发现自己各方面的优点，进一步增强自信；③培养戒毒人员的归属感与被接纳感，从而更有安全感、更有信心地面对生活的挑战；④帮助戒毒人员澄清个人的价值观，协助他们作出正确评估，并作出必要的修正与提高。

（三）团体心理辅导的对象与方法

团体组成：作出团体心理辅导主题公示及计划，大队共推荐了愿意参加团体心理辅导并希望得到帮助的五十多名戒毒人员。我们再对他们进行心理测试，结合量表值与民警对他们的情况描述，最后选择了 20 名戒毒人员。

---

[1] "增强自信心提升戒毒动机'阳光自我'团体心理辅导案例报告"，载《河南司法警官职业学院学报》2016 年第 9 期。

整个辅导共 8 次 4 个单元，每次约两个小时，由于本次辅导参加人数较多，除领导者外，另有一名民警担任助理。

（四）团体心理辅导过程

第一阶段：心理破冰。

心理破冰的目的是让大家彼此熟悉、增强对活动的参与度、学会制定并遵守活动的规则、尝试并学会改变等。

团体心理辅导过程中，首先进行热身活动，从他们当中选择一个典型案例（注意保密原则）导入，自卑可能导致人生悲剧，并对自卑心理的表现和成因进行详细分析，结合戒毒人员普遍存在的问题，分析大部分人产生自卑心理的原因：一是缺乏成功的经验；二是缺乏客观的评价和期望；三是消极的自我暗示抑制了自信心。然后对如何克服自卑提出有效的建议：一是用补偿心理超越自卑；二是用乐观态度面对失败；三是用实际行动建立自信。

大部分戒毒人员虽然接受过心理健康教育，但对于自身存在的心理问题很多都不曾认真面对，缺乏必要的理论知识和自我认识，结合平时教育活动对戒毒人员开展的专题讲座（主要目的是改变戒毒人员对自卑心理的认识，剖析自身自卑心理形成原因，为开展下一步团体心理辅导工作奠定基础），使活动内容设计环环相扣。同时通过此阶段的引导，使戒毒人员建立对领导者的专业信任感，引导他们对本团体产生归属感，建立安全、开放、互相支持的氛围。

第二阶段：活动举例。

第一步：优点轰炸。

目的：通过戒毒人员相互间的真诚赞赏活动，使他们学会如何积极评价自我或他人，学会欣赏他人，学会全面客观认识自己的优点并感受自己值得赞赏的优点，感受被他人赞赏的快乐，体会自己情绪的变化。通过学习与训练，增强自信，克服自卑，更好地认识自己，提升戒毒动机，增强戒毒信心。

领导者引导：着重引导戒毒人员通过赞赏别人，用他人赞赏的方式进行积极暗示，注意启发戒毒人员尽可能去赞扬性格内向、容易自我否定的戒毒人员，从相貌、性格、品行、能力、特长还有人际关系给予他们充分肯定，使他们在轻松愉快的氛围中去体验和感受乐趣，并知道今后如何克服自卑，树立自信心，同时达到扩大参与的目的。

具体操作：每组以 10 人为单位，分成两个小组（站队报数分组），请一位成员站在团体中央（认真聆听别人对其的评价，认真记录并稍作适当反馈），其他人轮流真诚（注意语气、语态与肢体语言）如实地说出他的优点及欣赏之处（如性格、相貌、处事、品格等，不能说缺点）。然后要求被称赞的成员说出哪些优点是自己以前察觉到的，哪些是以前不知道的。每个成员到中央接受一次

"优点轰炸"。

规则：必须说优点，态度必须真诚，努力去发现他人的长处，不能毫无根据地吹捧，这样反而会伤害别人，每个人说出的优点不要重复。

活动时需注意的问题：参加者要注意体验被人称赞时的感受，自己是不是还有很多优点。

第二步：埋葬"我不能……"，重塑自信。

目的：消除戒毒人员对自身问题的顾虑和自卑，打破自卑束缚，做自信的人。

领导者引导：针对每个人的不同情况，引导其发现容易困扰自己的问题，并形成文字，重点是运用案例讲解积极心理暗示对工作、生活的促进作用，并学会运用这种方式提高自己的人生质量。

具体操作：每人发纸条若干，做好充分的心理疏导工作，引导戒毒人员写出认为自己不自信或有顾虑的事情，依次交到课桌上的封闭纸箱，把自己所有的"我不能……"交给领导者，针对团队成员上交的"我不会唱歌""我不能大声表达自己的观点""我不可能把毒瘾戒掉"等诸多"不能"由领导者进行当众销毁，并向他们介绍前世界重量级拳王乔·佛雷基的座右铭：我能行！用"我能行"代替"我不能"的积极心理暗示，并鼓励戒毒人员也学会对自己说"我能行"。为增加现场氛围，由领导者向戒毒人员提出若干问题，让戒毒人员用"我能行"的话语回答，进行积极的自我暗示，如：

"学习，你能行吗？"（领导者）"我能行。"（戒毒人员）

"劳动，你能行吗？"（领导者）"我能行。"（戒毒人员）

"唱歌，你能行吗？"（领导者）"我能行。"（戒毒人员）

"克服困难，你能行吗？"（领导者）"我能行。"（戒毒人员）

"面对挑战，你能行吗？"（领导者）"我能行。"（戒毒人员）

"承担责任，你能行吗？"（领导者）"我能行。"（戒毒人员）

"戒除毒瘾，你能行吗？"（领导者）"我能行。"（戒毒人员）

"你相信自己吗？"（领导者）"我相信。"（戒毒人员）

参与者反映：戒毒人员陈某某在感想中谈到"从来没有参加过这种形式的活动，感觉很新鲜，也很受激励，仿佛真的就把我不行的事情扔掉了，剩下的是一个崭新的自己"。

共识：通过此次活动，大部分戒毒人员认为激发了自己做好事情的激情与信心，感觉自己心里亮堂多了。对于自己认为做不好的事情有了克服困难的勇气，由尝试性回答问题到自信地大声回答问题，感受到团体心理辅导带来的积极心理作用。

第三阶段：探索自我。

完成家庭作业：我喜欢我自己。用文字写下自己的优点及自己最骄傲的地方，要求最少写出三个优点，字数在200字以上，并运用具体事例论证。考虑到戒毒人员文化程度普遍偏低，还配发了参考内容。大部分成员兴趣较高，称从来没想过和做过这种要求的作业，愿意分析自己，作业上交情况较理想。

第四阶段：总结阶段。

目的：通过引导，促使戒毒人员反思自我，发现自己在生活中的积极因素，最后达成了共识"我可能在某些方面不如别人，但这不会影响我的戒毒改造生活，只要我努力去做，就会有进步；只要我坚持去做，就能戒除毒瘾"。

两组分别派出两名组员分享各自参加团体心理辅导活动的感想与收获，以及今后的打算。两组组长分别总结各自组在整个团体心理辅导活动中的情况（哪些需要继续保持与发扬，哪些是以后戒毒生活需要改进的，并对该活动提出合理化的建议）。

领导者引导：总结本次活动的进展情况，肯定了戒毒人员的积极表现，引导大家全面分析本次活动的成果，并将此次活动的积极作用运用到以后戒毒改造生活中，鼓励大家尝试走出自卑的误区，学会欣赏别人，悦纳自我，发现自己的长处，今天团体活动中的一个小小进步，将会是我们人生中的一大步。

（五）效果评估

观察发现，大部分戒毒人员通过团体心理辅导活动后，从言行到心理状态都有了明显的变化。心理破冰期，开始阶段大部分组员都低着头，言语少，面部表情比较压抑和谨慎，相互交流不多。随着活动的进行和深入，戒毒人员逐渐活跃了起来，表情放松了，话语增多了，相互交流讨论问题明显增多，特别是在家庭作业中对于自我认识有很多积极性因素表现出来。

【单元小结】

在本章的学习中需要掌握团体心理辅导的概念、目标、原则和方法；对于团体心理辅导的具体流程要熟悉；能够独自完成团体心理辅导方案的设计；熟练掌握团体心理辅导过程中关于凝聚力的形成、信任感形成、积极性提高、自我探索增强等方面的技术的使用。

【问题思考】

1. 团体心理辅导的概念和类型？

2. 团体心理辅导的具体方法有哪些？

3. 团体心理辅导的四个不同的阶段如何进行划分？

4. 设计一个完整的团体心理辅导方案包括哪些步骤？

实训项目

项目一　制作《团体心理辅导誓言》

一、任务描述

团体心理辅导被广泛地应用在学校心理辅导，企业培训，社区、监狱、强制戒毒所、心理咨询机构以及援助机构等，正是因为它是一对多的咨询高效性，才受到越来越多人的欢迎，想要成为团体领导者的话，需要掌握团体心理咨询中的各种团体理论和科学依据，知道如何设置团体目标、如何制订方案程序的关注重点、如何组成团体，以及团体咨询的计划和总结评估，团体的阶段推进，从团体的形成到结束都要全程掌控等，所以说对团体领导者的要求也会相应地更高，需要跟随专业的师资机构学习专业的团体咨询技术才行。

团体心理辅导誓言，是为了让每个成员从开始就有团体意识，做到参与团体、遵从团体、服务团体、维护团体；自始至终做一个懂规则、讲文明、行自律、有毅力的好团员。

二、实例示范

团体心理辅导戒毒人员守则

我自愿参加团体心理辅导活动，在活动期间愿做如下保证：

1. 我一定准时参加所有的团体活动，因为我的缺席会对整个团体活动造成影响。

2. 对于团体成员在活动中所言所行我绝对保密。活动外我不做任何有损团体成员利益的事。

3. 团体活动时，我对其他成员持信任态度，愿对他们暴露自己，与之分享自己的情感和认识。对他人的表露，我愿意提供反馈信息。

4. 团体活动时，我绝不会对他人进行人身攻击。

5. 我一定认真完成团体布置的家庭作业。

6. 团体活动时，我不吃零食、不吸烟、不做任何与团体活动无关的事。

成员签名：

×年　×月　×日

团体誓言

我郑重承诺：

在接下来的活动中，我将热情参与全心投入，严守活动规则，听从组织者的指挥，服从安排；

在活动中认识自己、接纳自己；

在活动中尊重他人、帮助他人；

在活动中尊重同伴、帮助同伴；

在任何时候都不取笑、不指责、不泄密；

努力为同伴、为集体贡献一份温暖和力量。

……

宣誓人：

×年 ×月 ×日

三、基础铺垫

如果一个人想要改变自己，就得有自己必定能做到的坚定誓言；要实现成功辉煌的人生，得有自己的誓言。没有自己必胜的坚定誓言（即信心），所有的构想都是可望不可及的镜花水月。

世界上什么事情都可能发生，什么奇迹都可能创造。许多传统的"不可能"都变成了现实。因此，请你也永远不要说"不可能"三个字，如果旁人说"不可能"，我就想办法把它变成"可能"，显示出我的创造力。别人能做到，我也能做到，因为：我有明确的奋斗目标，决不放弃！我将百折不挠，主动迎战困难！我必须勤奋学习，提高效率，珍惜时间！我要积极行动，勇敢实践！我乐观，自信，自强！我将不断超越自我，走向辉煌！

我们要生活在今天，就要抓住今天，因为昨天是作废的支票，明天是一张期票，只有今天才是你拥有的可用的现金！从今以后，我相信自己会成功！我要努力学习，超越自我！我要为所定目标奋力拼搏！我要提高我的思想！我要生命不息、学习不止！

四、学生实训

先讲明要求，适当说明制作《团体心理辅导誓言》的主要组成要素，略举几例，然后让同学去思考、讨论，发挥自己的理解力与想象力，共同为某个团体心理辅导制作"誓言",当集中了大家的智慧后,再让大家讨论把重复的删去只保留一个,感觉某些方面要补充的再商量补充,直至大家满意。

最后整理出大家满意的誓言后,每个人在下面签字,注明日期。

大家再齐声朗读,并要求在每次团体心理辅导活动前后都要朗读。

五、任务评估

评估要点:共同参与制订、心态积极、显示正能量、协商有序、结果大家基本满意,并能按照执行。

正如海伦·凯勒所说的那样:"当你感到有一种力量在推动你翱翔的时候,你是不应该爬行的。"充分地运用誓言,既是一种精美语言的积累,也是一种积极力量的延续。一次活动很快就结束了,但活动的精髓还在。在晨读时,在比赛前,在失意后,都有一个朋友紧随其后,那就是心理誓言,它如一首优美的歌,永远涤荡在心中,时时响彻于耳畔。

项目二 参与"团体心理辅导活动"

一、任务描述

团体心理辅导是在团体情景中提供心理帮助与指导的一种心理咨询与治疗的形式。它是通过团体内人际交互作用,促进个体在交往中通过观察、学习、体验,认识自我、探讨自我、接纳自我、调整和改善与他人的关系,学习新的态度与行为方式,以发展良好的生活适应的助人过程。

一般而言,团体心理辅导方式是由 1～2 名领导者主持,根据团体成员问题的相似性,组成团队,通过共同商讨、引导、训练,解决小组成员共有的发展课题或相似的心理障碍。团体的规模因参加者的问题性质不同而不等,少则 3～5人,多则十几人到几十人。通过几次或者十几次团体活动,参加者就共同关心的问题进行讨论,相互交流,彼此启发,支持与鼓励,使成员观察、分析和了解自己和他人的心理行为反应,从而改善人际关系,增强社会适应能力,促进成长。

二、实例示范

利用教授此知识的机会,让学生参与并感受团体心理辅导活动的过程、氛围(含音乐)、成员之间的宣誓、互动,学习带领者的过程安排、活动(含道具、场地)的准备、展示、分享与总结等。

三、基础铺垫

参与团体心理辅导活动，经历从主题确定、方案编制、道具准备、团员选拔、活动开展、分享、即时性问题的处理、总结等一系列环节，会有不一样的感觉与收获。

四、学生实训

全体同学参加一次团体心理辅导实训。

五、任务评估

评估要点：整个环节上把握，总结本次团体心理辅导活动的优点以及还有哪些值得改进的地方。

附：团体心理辅导活动课的四个阶段

一、团体暖身阶段的主要任务是营造氛围，建立关系（安全、信任、和谐）是这一阶段的重点

团体心理辅导初期，学生还没有足够的情绪、精神准备，对本节课要探索的主题和达成的目标也不明确，团体内开展互动、交流、分享的氛围尚未形成，因此，暖身也称为破冰。它的目的就是让全体学生既没有心理压力，感到轻松愉快，又能够集中学生注意力，调动学生积极参与辅导活动的情绪，增进学生之间师生之间的信任感和凝聚力。

在这一阶段要充分展现教师的"尊重、接纳、关爱"的辅导态度，以笑容、点头等恰到好处的体态语言，传递对学生的关怀、倾听、真诚、鼓励。

二、团队转换阶段创设情境，提出问题是这一阶段的重点

以形象具体的方式提出某一被团体成员共同关心的问题（任何学习都是从情境开始的——皮亚杰）。当学生的参与热情，通过热身活动被调动起来之后，就需要围绕活动主题，选择某一种形式，将问题情境呈现在学生面前，借助学生的情绪和团体的氛围切入主题。常用的设计形式：案例、游戏、歌曲、影视片段、小品表演等。

三、团体工作阶段这一阶段在心理辅导活动课中所占比例最大

"生生互动，解决问题"是这一阶段的重点，讨论是活动的主要形式。我们应设置更为贴近学生生活实际的活动情境，引导学生在参与中感受、体验、思考；鼓励团体成员之间不同观点的交换，引导学生关注团体目标，鼓励学生互相倾听，共同研讨有效策略。这一阶段是具有实质性工作意义的阶段，活动设计也

显得尤为重要。

常用的设计形式如下：

（一）团体讨论：是心理辅导课达到目标的主要形式。不管我们采用何种新奇刺激的活动，若要让学生真正有所体验和感悟，还必须通过讨论分享手段方可奏效。团体讨论的具体方式有：六六讨论法、配对讨论法、鱼缸讨论法和综合法。

（二）创意思考：是一种激发创造性思维的活动方式，在情意方面则表现出更富有好奇心和想象力、能勇于接受挑战等特质。包括脑力激荡法、六 W 法、分合法。

（三）联想活动：依据的是心理测验中投射的方法，通过团体互动在自由联想的过程中，降低学生的自我防卫，表达内心真实的想法以便进一步探究。包括自由联想、故事接龙、语句完成。

（四）辩论活动（舌战群雄式辩论、分组对抗式辩论、同题分组小辩论）。

（五）机智问答（脑筋急转弯，一问一答）。

（六）角色扮演（独角戏、人生 AB 剧、多种角色扮演）。

（七）身体活动（增进团体凝聚力的身体活动、促进人际沟通的身体活动）。

（八）回馈活动（优点轰炸、信件会串）。

（九）比拟活动（自我比拟、为团体命名、事件比拟）。

（十）纸笔练习（促进人际互动和家庭关系探索的纸笔练习；催化学生自我探索的纸笔练习；促进团体信任感、凝聚力和合作态度的纸笔练习；澄清价值观的纸笔练习）。

四、团体结束阶段的团体经验对团体的成效有决定性影响

如果这一阶段是成功的，学生就会比较愿意将自己在团体中的所学，带入现实生活中；当他们结束这节活动课时，记忆中留下的欣喜、激动、感慨等正向情绪对今后的成长将起重要作用。这一阶段的工作重点是"问题解决"。时间大约 5 分钟。常用的团体结束活动有：我的收获、我们大家都来说、把心留住、笑迎未来、礼物大派送以及与主题相关的歌曲等。

项目三　讨论《团体心理辅导的相关元素》

一、任务描述

团体心理辅导是在团体的情境下进行的一种心理辅导形式，它是通过团体内人际交互作用，促使个体在交往中观察、学习、体验，认识自我、探索自我、调整改善与他人的关系，学习新的态度与行为方式，以促进良好的适应与发展的助

人过程。

二、实例示范

根据前面参加的"团体心理辅导活动",体味其过程,讨论该活动中《团体心理辅导的相关元素》。

三、基础铺垫

团体心理辅导的功能与目标有三个层次:矫治、预防和发展,且预防、发展重于矫治。也就是说,不是学生出现了心理问题才需要进行团体心理辅导,而是通过辅导,一方面帮助学生掌握有关知识和社会技能,学会用有效的、合理的方式满足自己的需要,提高人际交往水平,学习自主地应付由挫折、冲突、压力、焦虑等带来的种种心理困扰,减轻痛苦、不适的体验,防止心理疾患的产生,保持正常的生活和学习;另一方面协助学生树立有价值的生活目标,认清自身的潜力和可以利用的社会资源,承担生活的责任,发挥个人的潜能,过健康快乐的生活。

团体目标要注意有针对性,并具有可操作性。团体名称要有吸引力,积极正向,并能够体现本团体的目的。团体名称不要使用容易出现理解歧义的词句,题目太小或太大都不切合实际。活动名称要符合对象的年龄特点,容易使人接受。针对学生的团体心理辅导活动名称最好由师生共同制订。

第一关系建立阶段(一般用1~2次活动时间完成);第二主题实施阶段(一般用6~8次活动时间完成);第三团体结束阶段(一般用1~2次活动时间完成)。

总结评估:对参加团体心理辅导的成员,在团体心理辅导班结束后的一定时间内要做跟踪观察,并得到反馈。通过多侧面了解他们的学习、生活、情绪状况,特别是了解他们对团体心理辅导探讨的主题在现实生活中的应用能力。调查团体经验应用与真实生活的实效,适当开展团体成员联谊活动,建立和保持一个宽松型的相互支持团体。

团体心理辅导工具根据团体过程的五个阶段所设计:

第一阶段:开始——成员最主要的心理需求是获得安全感。

第二阶段:转变——成员最主要的心理需求是被真正接纳和有归属感。

第三阶段:团结和凝聚——成员需要认识人的行为是自己选择的结果。

第四阶段:工作和产生——成员最主要是在利用团体解决自己的问题。

第五阶段:结束——成员必须对自己的团体经验作结论,并向团体道别。

四、学生实训

根据讨论,让同学积极发言,最后再进行整理,并发表激发学生积极性、有一定启示性的总结。

五、任务评估

评估要点：①找出本次团体心理辅导活动的目标，活动结束后评估是否达到目标设置的要求。②讨论本次团体心理辅导活动的组织方法、程序是否合理。③重点观察和归纳团体心理辅导的领导者对于团体凝聚力的形成、成员之间相互信任的形成、提高戒毒人员参与团体心理辅导活动的积极性以及戒毒人员自我探索的深度等方面所使用的技术技巧。

技能拓展

制作《新生的适应性团体心理辅导方案》

一、任务描述

针对新生入学适应问题，我们需要对他们进行认识、情绪、行为的调整，帮助他们适应学校环境、生活环境，学习新的学习方法，学习与人交往的技能。辅导活动形式可以采用讲座、小组讨论、游戏、角色扮演等。

团体心理辅导活动形式与地点应与团体心理辅导的主题相符，重要的是应符合学生的心理特点与兴趣，活动具有可操作性，让每个学生都能够"动"起来？新生入学适应是一个复杂的心理过程，不可能通过一次辅导活动完成，应采取系列辅导活动，每次活动一个主题。

二、实例示范

见附件："快乐启程　相拥大学"——新生班级团体心理辅导活动

三、基础铺垫

活动目的：为学生提供交往的机会，促使全班学生在入学后尽快互相认识与了解，增加学生对班级同学的情感，促进学生对班级的归属感。达到班级成员关系更加融洽，增进自我认识，增进成员间相互认识，增强亲切感和归属感，形成坚实的团体凝聚力，为以后的学习、生活、工作奠定更好的基础。

四、学生实训

全班学生实际参加本次团体心理辅导活动。

五、任务评估

评估要点：以领导者评价为主。

附："快乐启程　相拥大学"——新生班级团体心理辅导活动

一、对象

2018 级戒毒管理专业新生。

二、设计宗旨

大学新生刚步入大学，对新事物敏感且容易接受、寻求自我并希望实现自我、渴望友谊和交流，但自我认识能力相对较弱。为了让新生更好地适应大学的集体生活，特设计此次戒毒管理专业新生团体心理辅导方案。希望通过该方案达到班级成员关系更加融洽，增进自我认识，增进成员间相互认识，增强亲切感和归属感，形成坚实的团体凝聚力，为以后的学习、生活、工作奠定更好的基础。

本团体根据心理学理论和实证研究，结合认知、讨论、自我探索、团体合作等策略，设计 1 次活动，时间为 2 小时，由心理学教师或班主任带领开展活动。

三、团体性质

自由式交流、讨论、训练的成长性团体。

四、活动时间地点形式

2018 年 10 月 10 日 15：00 ~ 17：00，学院团体心理辅导室。

五、活动规则

其一，真诚参与，开放自我。其二，互相尊重，相互信任。其三，积极参与，交流体会。其四，认真倾听，不加评论。

六、团体心理辅导方案

活动单元	目标	活动流程及时间安排
热身阶段	消除紧张，放松心情，进入活动状态。	1. 引导语（2min） 2. "做早操嘿"（5 min）
星星相约	相识了解，开放自我，融入集体。	1. "有缘相识"分组（5min） 2. 滚雪球（25min）
我和我的大学	了解自己和入学状态，通过团体情感精神支持，增强亲切感和归属感。	1. 送给我的诗（25min） 2. 大学的五个最（25min）
紧急集合	增强集体凝聚力，培养合作精神。	急速大考验（30 min）
结束阶段	总结分享感受，启发成员将在团体中学到的方法应用到生活中。	总结分享（3 min）

七、具体操作

（一）"热身阶段"

1. 致引导语（2分钟）。领导者欢迎成员参与，自我介绍，向成员说明团体目标、原则，引入主题，创设轻松热情的气氛。

引导语示范：

各位同学，大家来到警官职业学院已有四周的时间了。通过军训、入学教育，相信大家或多或少已经有了一些了解。接下来的三年，我们班里的全体同学将会一起度过美好的大学生活，大家来自五湖四海，大家的性格、爱好是什么呢？我们大家能成为朋友吗？别人会是怎样度过大学生活呢？

为了让大家更好地相识相知，今天，我们在这里开展"快乐启程　相拥大学"的团体活动。在活动前，和大家说明4条团体活动规则，希望大家做到：①真诚参与，开放自我；②互相尊重，相互信任；③积极参与，交流体会；④认真倾听，不加评论。

2. 热身活动"做早操嘿"（5分钟）。同学们，在正式活动开始之前，我们来做一个小运动。请大家跟着我的口令"做早操嘿，做早操嘿，大家一起做早操"动起来，动作要到位、有一定力度！

（1）请大家伸出食指，和我一起来做（食指伸直，随着口令弯曲，再伸直，一共做4次）。

（2）现在我们把这个手指的动作扩展到我们整个手上（双手前伸，手掌摊开，随着口令弯曲，再摊开，一共做4次）。

（3）现在我们把整个手的动作扩展到我们的胳膊上（双手前伸，握拳，随着口令手肘向内收，再伸直，一共做4次）。

（4）现在我们把胳膊上的动作扩展到我们的身体上（双手高举，随着口令弯腰，起立，一共做4次）。

（二）"星星相约"

1. "有缘相识"分组（5分钟）。

宣布活动规则：每位同学根据手中卡片的形状寻找与自己的卡片相同的"有缘人"，找到后坐在一起。

分组提示：

（1）活动前准备好不同形状的纸片，在学生进入团体活动室的过程中随机发放。

（2）根据班级人数分组，建议每组以5~6人。分好组后尽量集中地坐在一起，组与组之间要有所距离，避免讨论交流时相互干扰。

2. "滚雪球"（25分钟：介绍规则2分钟，组内相识10分钟，各组展示10

分钟，总结3分钟）。

（1）以滚雪球的方式自我介绍（连环自我介绍）。每人用一句话自我介绍自己，一句话中必须包括姓名、籍贯、个人性格、爱好。如第一位同学说："我是来自××省××县性格比较外向爱好打篮球的××"。挨着的第二位同学说："我是来自××省××县性格比较外向爱好打篮球的××旁边的来自△△省△△县性格内向酷爱读书的△△"，依次类推，每个人都必须从第一位同学说起。

（2）当有的成员一时记不起太多的信息，全体成员一起帮助他，充分体现团队合作的力量，直到最后一名同学介绍完毕。

（3）领导者让各小组到讲台，请每个小组推荐一个代表，把全组成员一一向班内其他小组成员介绍。

（4）总结本单元。

总结语示范：

适应的初步，是认识新环境，而人是其中最重要的元素。当我们认识一个人，往往是从名字开始的。当我们自我介绍时，有不同的方法让别人记住我们，而记住别人的名字是对别人的一种尊重，也是我们适应新环境、发展好人际关系的第一步。让我们从记住同学的名字做起，带着这种主动性去进一步适应大学生活。

（三）"我和我的大学"

进入大学，是一个新的开始。同学们，你有想过，大学里的自己是怎样的呢？你的同学对大学的感觉又是怎样的呢？高尔基有人生三部曲之一《我的大学》，那我们呢？我们是独特的自我，有自己独特的大学感悟。

1. "送给我的诗"（25分钟：自己写诗5分钟，组内交流10分钟，个人展示8分钟，总结2分钟）。

新的开始，大家有没有想过送给自己一份礼物。让我们在没有打扰任何人的情况下，静下心来，送给自己一首小诗。你可以在作者位置写上你自己的名字，也可以是你的笔名，或者你的乳名，可以写上今天的日期，可以让这首小诗很贴近你的心灵。让我们来试试，你就会体会到这首诗的神奇。

分发给班级成员诗的提纲。让大家就自己现在的感受完成这首诗。

小组内交流。请5名同学向大家展示自己的诗（注意激发学生的主动性）。

总结：

送给我的诗　提纲：＿＿＿＿＿＿＿＿＿＿＿＿＿＿＿＿

我是：＿＿＿＿＿＿＿　我想知道：＿＿＿＿＿＿＿＿＿＿＿＿

我听见：＿＿＿＿＿＿＿　我看见：＿＿＿＿＿＿＿＿＿＿

我愿：＿＿＿＿＿＿＿

我是：＿＿＿＿＿＿　　我假装：＿＿＿＿＿＿＿＿＿

我触摸：＿＿＿＿＿　　我担心：＿＿＿＿＿＿＿＿＿＿

我哭泣：＿＿＿＿＿＿＿＿＿＿＿＿＿

我是：＿＿＿＿＿＿　　我相信：＿＿＿＿＿＿＿＿＿＿

我梦想：＿＿＿＿＿　　我努力：＿＿＿＿＿＿＿＿＿＿

我希望：＿＿＿＿＿＿＿＿＿＿

总结词示范：

相信大家给自己写的小诗一定都非常精彩，这首诗正巧分为三节，三个部分似乎正表达了本我，自我和超我，本我是我们想要的，自我是现实实实在在的我们，超我是理想化的我们。我们会发现，无论你有着怎样一个故事，难过也好，痛苦也罢，但在诗的最后你都给了自己阳光，都让自己看到了光明。这正像我们刚进入大学遇到的各种各样的事情一样，无论它有多么难，只要你现在还追求着，你就是一个坚强的生命，最后我们都会看到灿烂的阳光！

2. "进入大学后的五个最"（25分钟：自己写5分钟，组内交流10分钟，集体展示10分钟）。

同学们，进入大学后自己的感觉怎样？别人的感觉呢？大家是不是有一些共同的想法呢？哪些人、哪些事让自己印象深刻，感受美好？又有哪些人、哪些事使自己感到困惑？哪些事我们可以一起面对呢？我们还是来做一份填充题，了解进入大学后的五个最。

分发给班级成员"进入大学后的五个最"。让大家就自己现在的感受完成。

小组内交流。

请各组派1名代表，概括小组成员的想法。

总结：

进入大学的五个最：

进入大学后，我最满意的是：＿＿＿＿＿＿＿＿＿＿＿＿＿＿＿＿＿＿；

进入大学后，我最高兴的是：＿＿＿＿＿＿＿＿＿＿＿＿＿＿＿＿＿＿；

进入大学后，我最关心的是：＿＿＿＿＿＿＿＿＿＿＿＿＿＿＿＿＿＿；

进入大学后，我最想做的是：＿＿＿＿＿＿＿＿＿＿＿＿＿＿＿＿＿＿；

进入大学后，我最担心的是：＿＿＿＿＿＿＿＿＿＿＿＿＿＿＿＿＿＿。

总结词示范：

刚进入大学，大家有一些迷茫、困惑是正常的，因为每个人到新的环境都要有一段适应期，角色的转变也需要一定时间。但同时，我也看到了大家渐而渐深的默契，有了这份默契和精神情感支持，大家会走得更顺利！

（四）"紧急集合"

"急速大考验"（30分钟：活动引入3分钟，小组内写答案3分钟，收集并圈出有难度的答案4分钟，小组内思考5分钟，表演15分钟）。

通过刚才两个单元的活动，大家建立了新的团队，相识了解。那么，考验我们集体合作凝聚力的时候也到了，请我们各小组紧急集合，挑战紧急任务。

分发给各小组紧急任务单（每组填写具有不同特征的事物，越多越好）。

回收各组填写好的任务单。

随机从任务单中圈出3个答案，尽量选择难度大的有挑战性的答案。

交叉各组的任务单（第1组交给第2组，第2组的交给第3组，以此类推）。

让小组成员从圈出的3个答案中任选1个，通过集体造型的方式展现出来。

温馨提示：

在活动一开始只需说明大家要完成一个任务，引导大家尽可能多地写出具有相应特征的事物。回收各组的任务单之后，再出其不意地说出要以集体造型的形式表现出其中的一些答案。

任务单提示：请尽可能多地写出具有该特征的事物。

第1组任务单：会飞的。第2组任务单：会发光的。第3组任务单：会喷水的。第4组任务单：有毛的。第5组任务单：会发声的。第6组任务单：会跳的。第7组任务单：球形的。第8组任务单：白色的。第9组任务单：有尾巴的。

（五）结束阶段

总结分享词提示：

同学们，通过今天的团体活动，大家相互交流、相互鼓励、相互信任，让我们更清楚地认识自己，认识大学，合作共进，在团体活动中获得积极的体验。希望，今后的大学路上，大家也如今天一样保持激情、互动，在大家庭里快乐学习、快乐生活、快乐成长！

学习单元八 戒毒人员心理健康教育

学习目标

知识目标：了解心理健康教育涉及的内容以及作为教育者的素质要求；掌握戒毒人员心理健康教育的原则、内容、方法和步骤。

技能目标：根据戒毒人员的表现识别其心理问题，针对心理问题采取相应的教育策略。

态度目标：认真、细致、耐心、和蔼。

重点提示

心理健康教育　心理健康教育的内容与方法　心理素质训练

戒毒人员心理健康教育是根据戒毒人员生理、心理发展特点，运用有关心理教育方法和手段，培养戒毒人员良好的心理素质，促进其身心全面和谐发展和素质全面提高的教育活动，是素质教育的重要组成部分。

【思考】

1. 戒毒人员心理健康教育的内容有哪些？

2. 如何对戒毒人员开展心理健康教育？

 学习任务一 戒毒人员心理健康教育的内容

一、案例介绍

戒毒人员龚某，原是某县乡镇的一名干部，在当地有一定的威望，在村民心目中是一个有文化、乐于助人、内向的人。2 年前在一次考核晋升中他的呼声最高，领导也暗示性地告诉他今后要好好工作，不要辜负大家的期待等，他自己也认为这次提拔非己莫属，3 个月后当龚某得知自己落选后感觉天要塌下来了，他认为自己没有脸面去面对周围的人，情绪变得极度低落。此后龚某工作生活像变了个人似的，总爱躲避人。一次在饭局上被人拉去 KTV，被诱吸食了白粉，当时感觉没有了苦恼，此后又多次吸食。有一次被公安抓获，后干部职务被免，自此他感觉家人和周围的人对他的态度发生了很大改变，自己也没有了以前的奋斗欲望，他感到人生没有了希望，没有人能理解自己，只有毒品才是自己的真正"知己"，不久在宾馆吸食时又被公安查获……被送入戒毒场所后，由于思想压力大，情绪悲观，精神萎靡，整日沉默不语，对前途感到黯淡无光，尤其是对未成年的子女放心不下，在改造过程中表现为消极改造，精神恍惚，对人存有戒心，不愿与其他戒毒人员讲话，对民警不能信任，不愿对管教民警汇报思想。近日出现了食欲不振、睡眠困难等情况……

二、案例分析

戒毒人员龚某由一个"在当地具有较高的威望，在村民心目中是一个有文化、乐于助人、内向的人"一下子变成了"瘾君子，被送两年强制隔离戒毒"；同时他是"一名乡镇干部"，经常要面对很多父老乡亲，对大家讲法律守纪律……自己反而违法吸毒，结果自己的职务又被免；想想前后的变化、自己地位的改变、家庭的变故、父母及子女受到的打击、自由突然的丧失、未来的一片黑暗、别人（领导、同事、乡亲等）对自己的看法、自己的未来、子女的前途将会怎样等对很多人来说，他的这些顾虑、情绪悲观、精神萎靡、不愿与其他人讲话、出现了食欲不振、睡眠困难等变化是能够理解的。作为一个心理健康教育者，应该对这名戒毒人员如何进行心理健康教育呢？

戒毒人员心理健康教育方案的制订要点如下：

1. 要先全面了解和掌握戒毒人员龚某的成长经历、原来家庭教育、人际关系状况、吸毒原因、改造表现等情况的基础上，根据目前的情况，对其进行心理测量与危险性评估。

2. 与管教民警（必要时包括对龚某情况比较了解的身边的戒毒人员）联系了解龚某的目前详细情况，找出龚某戒治压力的主要症结是前途问题和家庭及人际关系问题，对戒毒人员开展前途教育和政策教育，并通过一些必要渠道了解其家庭、子女与父母的状况，并在可能的情况下通过各方面的努力，在力所能及的范围内对其客观的现实困难进行妥善解决与帮助，尽力解除其后顾之忧。

3. 客观、辩证地帮助戒毒人员分析吸毒危害和他个人在性格上的缺陷，使其认识到吸毒对自己、孩子和父母的伤害，使其产生与强化戒毒的欲望、增强戒毒信心，并注重培养理性，尽可能减少情绪的干扰。

4. 对戒毒人员进行心理干预和心理疏导，在耐心开导的基础上强调消极心理和不良情绪对健康、戒治等带来的不利，应该振作精神、调整状态，多为父母子女更为自己想想，重新做人。

5. 利用龚某在当地的影响和在周围人中有较高威信等有利因素，动员其原来感情较好的单位领导、同事和村干部、村民等来戒毒场所进行帮教，坚定其戒治信念和回归社会后重做有用之人的信心和力量。

6. 根据龚某的以后表现，若戒治较为稳定可考虑调整其劳动岗位，使其能够从事使其特长得以发挥的岗位，以调动其积极性和创造性。

三、戒毒人员心理健康教育的具体内容

（一）戒毒人员心理健康教育的基本概念

心理健康教育，是根据个体生理、心理发展特点，有目的、有计划地运用有关心理学的方法和手段，对受教育者的心理施加影响，培养其良好的心理素质，促进其身心全面和谐发展的教育活动。它有助于受教育者潜能的开发和各种优秀心理品质的培养与发展，有利于提高心理健康水平、全面发展个性，同时预防和消除各种异常心理和生理问题。

戒毒人员心理健康教育是戒毒人员心理咨询、心理矫治的延伸，属于心理发展、心理预防性的教育，主要是针对戒毒人员在戒毒期间心理发展的需要而开展的教育活动，旨在提高和培养戒毒人员的心理素质、预防产生心理问题。

戒毒人员心理健康教育，这项工作包含了很多内容，从工作模块来说它主要有以下几个：①定期举办心理健康讲座，开展心理团体训练，并通过黑板报、媒体传输等渠道宣传心理健康知识；②做好每一名新入所戒毒人员的心理测试工作，建立和完善戒毒人员心理健康档案；③对有突出心理问题或心理障碍的戒毒人员开展个别化的心理咨询与戒治；④对突发心理危机的戒毒人员进行危机干预；⑤排查甄别精神异常戒毒人员，进行相关鉴定，以便实施必要的药物治疗和管控措施。

（二）戒毒人员心理健康教育的意义

对戒毒人员心理健康的促进，是对戒治质量的一种提升。相对于心理辅导、心理咨询和心理矫正，心理健康教育可以直接纳入戒毒人员教育的范畴（心理健康教育本身就在戒毒人员教育范畴），可以与思想教育、文化教育、法制教育、道德教育、纪律规范教育、禁毒戒毒教育以及职业教育一起，成为戒毒人员教育的内容。

1. 有利于戒毒人员认识自身心理，培养健康人格。

2. 有利于提高戒毒人员综合素质。

（1）能够促进戒毒人员良好品德的形成。

（2）保障戒毒人员正常健康地生活与戒治。

（3）有利于防止各种心理危机和突发事件，维护场所的安定与和谐。

（三）戒毒人员心理健康教育的特性

《简明不列颠百科全书》对心理健康的定义是"心理健康是指个体心理在本身或环境条件许可范围内所能达到的最佳功能状态，不是指绝对的十全十美的状态。"

戒毒人员心理健康是指戒毒人员心理在自身与戒毒场所环境许可的范围内所能达到的、为戒治所能接受的较好的功能状态，是不健康心理或人格缺陷的康复、重建及预防。

（四）戒毒人员心理健康教育的地点

在什么地方对戒毒人员进行心理健康教育，可以说比比皆是：一是戒毒人员所在的场所，如医疗、康复、习艺劳动、生活场所等对他们随时进行心理健康教育；二是戒毒人员能接触的场所，如康复、习艺劳动、生活场所的周围设立专栏进行教育、在阅览室放置心理健康方面的书籍、在心理咨询室进行个别教育、在活动室或教室等进行集体教育等。

（五）戒毒人员心理健康教育的内容

为了适应现代戒治理念的发展，如何组织教育内容是教学论中迫切需要解决的一个问题。教育学家布鲁纳强调说："任何概念或问题或知识，都可以用一种极其简单的形式来表示，以便使任何一个学习者都可以用某种可以认识的形式来理解它。"在他看来，任何学科的内容都可以用更为经济的和富有活力的简便方式表达出来。

布鲁纳提出了三条组织原则：一是表现方式的适应性原则。这里指知识结构的呈现方式必须与不同年龄人的认知学习模式相适应。二是表现方式的经济性原则。这是指任何教育内容都应该按最经济的原则进行排列，在有利于学习者的认知学习的前提下合理地简约。三是表现方式有效性原则。这是指经过简约的教育知识结构应该有利于学习者的学习迁移。

1. 认知教育。戒毒场所环境对戒毒人员的认知教育以戒毒人员的矫正为前提，以解决戒毒人员首要问题为原则。主要有：①对生理和心理关系的认知；②对自己与他人的觉察；③对生理与情绪表达之间关系的觉察；④有关价值观的思维；⑤什么是人的合理化的需要；⑥对个人或他人优点和缺点的认知；⑦典型的认知错误。教育学家布鲁纳十分重视认知发展的研究，他强调说："一个教学理论实际上就是关于怎样利用各种手段帮助人成长和发展的理论。"在他看来，认知发展是讨论教学问题的基础。在教学时，如果忽视认知发展以及它的各种制约因素和可能利用的机会，那确实是会出馊主意的。

2. 意志力教育。意志力是个体克服困难、忍受挫折的能力，是指一个人自觉地确定目的，并根据目的来支配、调节自己的行动，克服各种困难，从而实现目的的品质。从某种意义上说，意志力通常是指我们全部的精神生活，而正是这种精神生活在引导着我们行为的方方面面。意志力教育是为了使戒毒人员了解意志的心理特点，了解挫折的心理规律，从而能够正确面对并理智地采用积极的挫折应对方式。以意志为主体的心理健康教育主要包括：①什么是良好的意志品质；②如何培养自己良好的意志品质；③挫折的基本原理；④如何培养挫折的耐受力；⑤什么是积极（消极）的挫折反应；⑥如何避免消极的挫折反应。

意志是人类特有的心理现象。它有三方面的特征：明确的目的性、以随意运动为基础和与克服困难相联系。其中，明确的目的是意志行动的前提，随意运动是意志行动的基础，克服困难是意志行动的核心内容。其中，构成意志的某些比较稳定的方面，就是人的意志品质。

3. 情感教育。要控制个体的行为，必须首先能够控制其情绪，心理问题和心理障碍都会以不同的情绪作为外在的表现。情感教育的内容主要有：①对自己与他人情绪的觉察；②情感的适当表达方式；③如何对待自己与他人的消极情绪；④愤怒的自我控制训练；⑤情绪的自我管理。

情感教育是教育过程的一部分，它关注教育过程中戒毒人员的态度、情绪、情感以及信念，以促进戒毒人员的个体发展和整个社会的健康发展，即情感教育是使戒毒人员身心感到愉快的教育。情感教育是教育过程的一部分，通过在教育过程中尊重和培养戒毒人员的社会性情感品质，发展他们的自我情感调控能力，促使他们对戒毒、康复、习艺劳动、生活和周围的一切产生积极的情感体验，形成独立健全的个性与人格特征。

情感教育的价值：①对人的生存具有积极意义；②促进戒毒人员认知的发展；③促进戒毒人员良好人际关系的建立；④促进戒毒人员潜能的开发；⑤提高戒毒人员的审美能力；⑥完善戒毒人员的品德；⑦有利于戒毒人员社会化的发展。

情感教育是心理教育的关键。因为人的行为与其当时的情绪和情感有着很直接的关系，要控制个体的行为，必须首先能够控制自己的情绪，心理的问题和心理障碍都会以不同的情绪作为外在的表现。

4. 人格教育。教育的本质是人格的塑造，教育的根本职能是开发人的潜能，塑造具有健全人格的人。国内外的许多研究发现戒毒人员的人格与常人有一定差异。在日常生活中，人格缺陷也是诸多认知、情绪等心理问题的来源。

从世界教育史来看，世界各国都根据各自的不同情况，文化观念形成的人格标准来进行人格培养工作。而通过人格教育扭转人的不良倾向，转变人的道德观念，从而成功地完成对人的培养任务的典型，则是苏联的马卡连柯创办高尔基工学团，马卡连柯以自己高尚的人格、真诚的爱心、无私的奉献、严格的要求，从人格培养入手，使那些流浪儿懂得自尊、自爱、自律，从而按社会要求去安排自己的行为。

那么，人格到底该怎样表达呢？人格应是思想、品德、情感的统一表现，丰子恺先生把人格比作一只鼎，而支撑这只鼎的三足就是思想——真；品德——美；情感——善。这三者的和谐统一，就是圆满健全的人格，而对真、善、美的追求，缺一不可。否则，这只人格之鼎就站立不稳，显示的人格就缺损、低下。这就是说，所谓人格是人们在社会生活中以自己的言、行、情、态体现对真、善、美的追求和达到的程度，并且被别人感知，受到社会准则的定位。例如，当某人遇险，有人挺身而出营救、相助，人们称之为高尚；有人则扬长而去，人们斥之卑下。为集体和国家勤勉工作，分毫必争，社会评价为优秀；为个人和小家无孔不入，无利不图，社会评价为自私。这是当今社会的人格内容之一。

在对人格有正确的认识之后，还必须培养戒毒人员对人格的评价能力，用优秀范例和低劣人格表现进行比较，使戒毒人员产生强烈的对比感、反差感，在心理上产生震撼，从而形成评价能力、判断能力。这样才能在日常戒治生活中鼓励戒毒人员实践自己对人格的认识，并自我评价，使他们把自己对人格的理论认识和行为行动统一起来，逐渐完善自己的人格，而管教民警自身的人格行为也无时不对被强制隔离戒毒者产生强烈的影响。社会风尚是社会成员总体人格的展示，不仅表现在国家危亡之际，更表现在日常生活的责任和义务。

人格教育主要包括：①对人格的含义和形成过程的了解；②了解什么是健康的人格，什么是不良的人格；③了解什么是人格障碍；④通过心理评估了解自己的人格优点和缺陷；⑤如何培养健全的人格。

5. 社会性教育。社会性是人的本质属性，社会性教育是心理教育中的重要内容，它是以实现人的社会适应为目的的心理教育。

什么是社会属性呢？①人是社会的产物：人类学、考古学和社会发展史都证明，人是由类人猿进化而来的，人的劳动以及在此基础上形成的语言和思维，都是社会的产物；②人的生产活动具有社会性：人们为了生存和发展，不断从事物质资料的生产活动，人在生产活动中必然结成了各种各样的关系。其中，生产关系是最为重要的。也就是说，人的生产活动是社会性的活动，从事生产的人也就必然是处在一定社会关系中的社会的人，人的生产活动具有社会性；③人的生活具有社会性：人在社会中生活也不能摆脱多种多样的社会关系。

社会性是人的最主要、最根本的属性。人的社会属性提示的主要是人区别于其他动物的特殊的本质。人会做事情，不会像动物那样只听从"本能"的召唤，还要遵循其他的规则。如，法律的规定、道德的制约等。人的社会属性制约着人的自然属性。人之所以是人，从根本上说，并不在于人的自然属性，而在于人的社会属性。人的社会性是主要的，根本的，它渗透着并制约着人的自然属性。因为，人是社会活动的主体，是社会关系的承担者和体现者。人的社会活动一开始就是社会性的活动。它改变着客观物质世界，也在改变着人类自身，是人本质力量的重要体现。生产劳动是人与动物区别的本质属性。

四、戒毒人员心理健康教育内容的选择

戒毒人员心理健康教育内容的选择非常重要，很大程度上也决定着戒毒人员心理健康教育的效果，所以我们在进行教育内容选择的时候，应该先了解戒毒人员心理健康教育的功能与属性及戒毒人员的心理状态。

（一）理解心理健康教育的功能

一谈到心理健康教育，人们通常容易与"心理咨询""心理变态"等概念联系在一起，这是对心理健康教育的误解。心理健康教育具有三级功能：①初级功能——防治心理障碍；②中级功能——完善心理调节；③高级功能——促进心理发展。其中，初级功能又称为障碍性心理健康教育，中级和高级功能又称为发展性心理健康教育。由此可见，通常人们所认识的"心理健康教育"仅仅是其初级功能的体现，心理健康教育最大的功能是帮助人优化心理品质、提高生活质量。

（二）掌握戒毒人员心理健康教育的属性

戒毒人员心理健康教育是在对戒毒人员的矫正过程中，面向全体戒毒人员，通过知识传授、行为训练和实践指导等途径，提高心理素质，促进心理健康发展，实现其重新社会化的一种教育活动。

戒毒人员心理健康是指戒毒人员心理在自身与戒毒场所环境许可的范围内所能达到的、为戒治所能接受的较好功能状态，是不健康心理或人格缺陷的复健及预防。

（三）认识戒毒人员心理的构成

1. 戒毒人员的心理成分。戒毒人员虽然由自由的社会公民、吸毒人演变而来，但其心理已不同于守法公民的常态心理，因为其现在被强制隔离戒毒，而是原有的在社会上吸毒心理在特定的戒毒场所戒治环境的刺激下所产生的复合的矛盾心理。戒毒人员的心理成分大致由三部分组成：

（1）戒毒人员常态心理。戒毒人员常态心理是指戒毒人员作为一个人与社会守法公民所共有的心理。当然，戒毒人员的常态心理既有与社会守法公民在心理内容及规律上的一致性，又有戒毒场所环境影响下的特殊性。

戒毒人员作为人，虽然因其有社会化的缺陷，而导致其未能成为合格的社会成员，但吸毒心理和吸毒行为，并不是其心理活动与行为活动的全部，而只是其一部分内容，他们仍具有守法社会成员所共有的一些心理特征。也正是这些共有心理，使得戒毒人员在被强制隔离戒毒前可以在一定情况下，和其他公民一样进行正常的社会生活。在吸毒者的头脑中，吸毒心理和常态心理，有时是并存的，有时是交替出现的。通常，当毒瘾发作之后，常态心理被抑制。当他们处在戒毒场所时，失去了人身自由，并在准军事化的管理下，接受强制性的医疗、康复和教育等，其常态心理必然呈现出特殊性。在戒毒场所良好的教育和影响下，这些常态心理不仅会被重新唤醒，而且会被发扬光大，从而成为他们接受戒治的良好心理基础。

总之，戒毒人员作为一个人，它同常人之间必定有着某些共同点，有着许多共同的需要、愿望、意向，有对未来的设计，有正常人的喜怒哀乐，有悔恨和憧憬，有嫉妒和羡慕，有羞耻心和荣誉感。有些戒毒人员甚至还保持着某种程度的爱国心，对党和社会主义、对人民的朴素的情感等。戒毒人员与守法公民相同的常态心理应当成为戒毒场所戒治工作的出发点和基础，这是戒毒人员改造里程的起跑线。如果我们不承认这些事实，也就从根本上否认了戒治戒毒人员的可能性。

（2）戒毒人员的成瘾心理。成瘾心理在前面章节已经介绍，成瘾心理对每个戒毒人员来说是有差异的。戒毒人员在戒毒场所进行戒治就是为了戒治其毒瘾，消除成瘾心理以及导致成瘾心理形成的各种消极心理，也就可以有效地防止吸毒行为的发生。戒毒人员被投入戒毒场所后，曾经支配其发生吸毒行为的心理仍然会不同程度地存在，其中不少人的成瘾心理甚至是顽固的。所以，对戒毒人员实施戒治，从根本上说，就是通过消除戒毒人员的吸毒心理，从而达到预防重新吸食的目的。因此，成瘾心理是戒毒人员心理矫正的主要依据与目的。

（3）戒毒人员的戒治心理。戒毒人员的戒治心理有广义和狭义两种理解。广义的戒治心理是指戒毒人员在戒毒场所戒治期间所有心理现象的总和。它包括戒毒人员的常态心理、成瘾心理、被处罚心理和改造心理。狭义的戒治心理仅是指戒毒人员在戒治期间承受强制隔离戒毒环境的刺激所新产生的心理。

不过应当说明的是，我们将戒毒人员心理划分为常态心理、成瘾心理、戒治心理，只是理论研究的需要，实际上，戒毒人员心理是一个整体。在戒治戒毒人员的工作中，我们很难将戒毒人员心理进行这种理论上的区分。比如，戒毒人员被处罚心理和改造心理就是密不可分的，戒毒人员承受戒毒的痛苦必将表现在戒治中，其对戒毒的态度也直接影响他的戒治态度。

2. 不同戒毒人员的心理状态。戒毒人员心理健康教育要具体问题具体对待，如集体教育要选择他们共有的心理问题，个别教育要抓住他最主要的心理问题或障碍。这些要注意的方面详见学习单元一的相关内容。

学习任务二　戒毒人员心理健康教育的方法

一、心理健康教育的类型

（一）集体教育
【案例】

某年某月某日晚6：30，在某戒毒场所的教学大楼里从二层到四层灯火通明，某学院的×××教授开始在主会场通过闭路电视向二千多名戒毒人员进行"情绪的识别及其管控"的讲座。该教授首先讲述了先前发生在该戒毒场所的一起戒毒人员间的打架案件，接着问了坐在主会场的戒毒人员几个问题："人在准备动手打人时，他的情绪会有什么样的变化？""被打的人心情又会是怎么样的？""目击者的情绪又会怎样？""打架后一般需要多长时间心理才能平静下来？""如果造成了较为严重的后果对当事人会有哪些影响？""双方当事人的家庭知道了此事件后又会怎样？""以后双方当事人再见面时怎么办？"等问题让大家回答，也可以递纸条提问……教授从中引出情绪的问题，并就日常劳动、生活、人际交往、遇到一些突发事件等情景时一般人的情绪会发生什么样的变化、表现的是何种情绪、如何识别？这种情绪反应是否合理？是否在适度的范围内？如果情绪反应不合理或明显不在适度的范围内又该怎么办？教授边讲边与大家讨论，最后又播放了一段有关"不良情绪心理咨询"的影像资料。讲座结束后不少人谈了感想，认为自己受到了触动、引发了自己的思考、得到了不少启发、也学到了一些处理不良情绪的方法……

（二）个别教育
【案例】

戒毒人员宋××，男，52岁，因故意不遵守社区戒毒协议，被执行强制隔离戒毒2年。该戒毒人员因儿子婚事的一些具体琐事经常与儿子闹的不愉快，认为妻子也不赞成自己的做法，因其脾气暴躁与妻子也时常发生争执，觉得家里没有人能理解自己，内心烦躁，有次到棋牌室打牌很晚了（影响楼下的休息），有人提议到KTV唱唱歌（他想到家里的烦心事）就同意了，就在这天晚上他与白粉交上"朋友"了……后被抓进行社区戒毒，此后家人对他更加孤立，他也感觉家里没有温暖，后因违反社区戒毒协议被送到戒毒场所。入所后，发现他虽干事积极，但总是沉默少语，很少与他人交往，另外由于他年龄偏大、性格刚烈、没有朋友，有可能会出现过激行为。因此，在一次劳动中，干警主动让其休息一会，并及时对其进行谈话，用平和的口气向其了解吸毒经历，倾听其忏悔的心声，并适时给予正确的慰藉，讲解戒毒的一些关键注意问题与成功戒毒的案例，指明出路，并答应在今后的劳动中照顾其年老体弱（患有高血压和胃病），有了压抑或不愉快可以寻求心理咨询等，有什么要求可以告诉我们警官，我们会综合考虑、适当安排的……该戒毒人员后来很信任很感激地说：警官，你们真是好人，本来我来了这里，没有朋友熟人，心情糟透了，一来自己年老体弱，不习惯新的环境；二来经过这几个月的折腾，我也想的很多，儿女们大了，他们也是成人了，我不应该干预太多，我也觉得很对不起家人，特别是妻子；被公安送到这里，我觉得我的人生太失败了，过几年就要退休了，最后却是这种结局……刚来时我就抱着先看看再说，如果真不行，我就不想再活下去了。民警趁机开导他说：人的一生真不容易，挫折每个人都会遇到，人也并非完人，都有可能一时失足，但我们应该正确总结过去，从过去的阴影中走出来，走好明天的路，而不应该再徘徊于过去的十字路口。后又经过几次的个别教育，宋××后来思想逐步稳定下来，在平时的戒治及康复活动中越来越积极，收到了良好的效果。

个别教育是教育改造戒毒人员的最直接、最有效的主动改造措施之一，是戒毒场所人民警察必须掌握的基本功。落实司法部关于印发《强制隔离戒毒人员教育矫治纲要》（2014 年 7 月 31 日 司发通〔2014〕75 号）的通知精神，提高教育矫治工作的针对性和有效性，促进教育矫治工作全面发展，必须加强个别教育工作，戒毒场所要根据每一名戒毒人员的具体情况，实施有针对性的个别教育。每月对每一名戒毒人员要进行个别谈话教育，并根据不同戒毒人员的思想状况和动态，采取有针对性的管理教育措施。在做好"一般戒毒人员"个别教育工作的基础上，进一步完善个案分析制度，对重点管控和多次戒毒不成功的戒毒人员要综合其成长史、家庭情况、性格特点和心理特征以及吸毒的主观意识和现实改造表现等情况进行分析，找出问题根源，制订教育计划，提出相应的个别化教育转化方案和具体的教育措施并落实民警专管专教，全面构建戒毒人员个别教育工作体系，进一步提高教育改造戒毒人员的针对性。

（三）同伴教育

【案例】

戒毒人员 A，女，31 岁，某市政府机构的一名主任科员，因为想现身说法帮助经商的丈夫戒除毒瘾而自己也吸毒成瘾（丈夫 2 次戒毒后又复吸，认为丈夫意志不强。自己决定先吸毒再自己靠意志力来成功戒毒说服丈夫，结果自己在毒魔里越陷越深）被送到戒毒场所。入所后她想到自己的父母、同学、同事、朋友将来对她的态度，自己的工作、地位等全部丢失，思想极不稳定、一直情绪低落，到戒毒场所后也认为民警甚至包括其他的戒毒人员也会看不起她，十分苦闷，经过戒毒场所人民警察多次做工作后情绪渐渐平稳。有一次她在劳动时与另一个戒毒人员 B 一起出来办事，在走廊里遇见大队长同一所领导边走边谈话，戒毒人员 A 就向她们打招呼，但对方两个人都没有与她们招呼，径直走了过去……自此戒毒人员 A 的情绪又低沉起来。自我认为"是不是某次冒犯了领导（民警），她就故意不理我了，下一步可能就要故意找我的岔儿了，我积极改造也没有意思了……"戒毒人员 B 就对戒毒人员 A 说："有没有其他可能？""她们可能正在谈论别的重要事情，没有注意到你""即使是看到你而没理睬，也可能有什么特殊的原因……""她们可能在谈一些重要事情，知道你没有事情，你只是打招呼而已""她们没有理睬你，他们理睬了我吗？""她们与我们都没有打招呼，我怎么没有你这种担心呢？……""这种情况有很多理由的可能，那你为什么就选择了这种最糟糕的一种可能呢？"

　　戒毒人员 B 再提醒她想想：你总是这样担心，能改变现实吗？启发她应该做些什么呢？如果真正去做了，又会有什么样的改变呢？如果下次在大队长不忙且只有她一人时，你再与之打招呼，看看她是否还是像以前那样？指出她造成这种担心的原因，以及给自己带来的不利后果（情绪、健康、生活、劳动、学习等）；如果改变一下想法呢，或站在另一个角度想想又会怎样呢？……两种不同的想法就会导致两种不同的情绪和行为反应。一种可能觉得无所谓、没什么；而另一种可能就忧心忡忡，以至无法平静下来干好自己的事情、过好平静的生活。经过同伴戒毒人员 B 的一番分析，戒毒人员 A 的情绪有了不小的改善。

　　戒毒人员 B 与戒毒人员 A 是同伴，由于戒毒人员 B 心理状态较平衡、情绪较稳定，又懂得一些心理学的知识，所以就能看出戒毒人员 A 的心理问题，抓住她问题的症结，有意与无意间对她进行了心理健康教育。

　　（四）专栏教育

　　普及戒毒人员心理科学知识，是戒毒人员心理健康教育的重点。近年来，戒毒场所逐渐将戒毒人员的心理健康教育重心从个案矫治向普及戒毒人员心理科学知识、从矫治向预防转变。为了全方位加强普及戒毒人员心理健康方面的科学知识，戒毒场所在每个大队、不同戒治功能区设立了心理知识宣传栏、心理知识教育园地和心理知识兴趣小组，配备了戒毒人员心理咨询信息员，负责戒毒人员的心理知识宣传和心理信息的收集、上报。同时，戒毒场所认真学习 2016 年 12 月 30 日国家 22 个部门联合印发的《关于加强心理健康服务的指导意见》，还决定在入所教育中开展心理知识讲座这些成功经验的基础上，准备在全所戒毒人员中开展心理科学知识课堂化教育，建立正常的戒毒人员心理科学普及机制。

二、心理健康教育的分析

戒毒人员心理健康教育是针对戒毒人员的思想、心理行为特征进行的以帮助戒毒人员解决戒毒康复、婚姻家庭、疾病治疗、人际纠纷等实际问题为主的教育方法，是根据《中华人民共和国禁毒法》、国务院《戒毒条例》以及《司法行政机关强制隔离戒毒工作规定》，贯彻落实司法部关于印发《强制隔离戒毒人员教育矫治纲要》（2014 年 7 月 31 日 司发通 ［2014］75 号）的通知精神，该通知提出了进一步规范戒毒人员教育矫治工作，提高教育矫治工作的针对性和有效性，促进教育矫治工作全面发展；采取因人施教、分类教育、以理服人的教育原则的一种主要形式，是灵活机动地调动和激发每个戒毒人员改造积极性的有力措施。

戒毒人员心理健康教育的内容和要求是多方面的，有面对面的说理斗争，有摆事实、讲道理的疏通引导，有耐心的规劝和严肃的警告，有表扬鼓励和批评帮助，有同戒毒人员直接接触中的情感交流，有生活上的体贴关怀和解决实际问题的感化，它是一项严肃的执法行为，也是一门综合性很强的艺术。通过戒毒人员心理健康教育可以做到了解情况深入，分析把握问题准确，解决问题及时正确，是从戒毒人员戒治改造的实践中获取反馈信息、检验和改进工作的良好渠道。可以增加对戒毒人员戒治康复工作的透明度，增进改造者与被改造者之间的心理沟通，促进戒毒人员的思想改造。为了达到预期的效果，戒毒人民警察应当认真分析每种类型戒毒人员的个性心理特点和思想症结，摸清全部事实真相，然后制订出一套切实可行的戒毒人员心理健康教育计划，有针对性地对戒毒人员进行心理健康教育。

三、戒毒人员心理健康教育的具体方法

（一）知识的传授和技能的训练

作为教育形式的一种，心理健康教育可以采用常规的教育形式。一般分为：知识的传授和技能的训练。知识的传授可以通过课堂教学、专题讲座、专家报告、阅读相关书籍、收看教学节目、收听相关内容的广播、观看板报等形式进行；技能的训练是在心理健康教育者的引导与指导下，有针对性地对戒毒人员心理进行系统的实际操作，使他们获得改善和调适自身心理状况的能力，可以通过教授、模仿、练习、实训巩固和应用等环节来达到目的。

要想解决戒毒人员的心理问题，我们的集体心理健康教育还可以采用团体心理训练（详见相关学习单元）。

为了改变戒毒场所民警和戒毒人员对心理健康的错误观念，戒毒场所要将普及心理知识纳入工作日程。要采取"走出去，请进来"的方法，如选派管教民

警，分批接受函授、自考、资格培训等形式的心理学培训，使之成为戒毒场所心理健康教育工作的中坚力量。与此同时，戒毒场所还应该将社会上的心理学专家、有丰富经验的心理咨询师请进戒毒场所，向基层民警传授心理科学知识与技能，并有针对性地探讨戒毒人员这个特殊群体容易发生的心理疾病的起因、表现、危害以及矫治手段。

（二）集体心理健康教育与分类心理健康教育

采用什么样的心理健康教育方式是由其教育内容决定的。集体心理健康教育是对于戒毒人员共同性心理问题而采用的心理健康教育方式，而分类心理健康教育是针对部分戒毒人员的心理问题而采用的方式。例如，集体心理健康教育可以通过对全体戒毒人员进行心理健康知识的普及，如讲座、课堂教学、统一收看相关节目、共同阅读指定书籍报刊等活动，使他们明白心理问题可能引发心理疾病的道理，明白调节自我心理状态的重要性，重视自身的身心健康，合理调节自身心态，提升心理健康水平。但是，同样还是心理健康教育，针对不同对象的不同心理问题应该采取不同的方式方法，需要在分类的基础上进行教育。例如，焦虑问题的心理健康教育就需要运用分类心理健康教育的方式。在戒毒人员的异常焦虑表现上存在明显不同的两种状态：一是缺乏焦虑，二是过度焦虑。适度的焦虑对正常人遵守社会规范、社会道德是很有益的。在人格研究中发现，反社会型人格障碍者的突出的特点就是缺乏焦虑。有些戒毒人员由于感受到强制隔离戒毒环境的压力和对强制隔离戒毒环境的不适应，以及强烈的逃避和摆脱现状的愿望，对于个人前途和家庭的担忧都可能会造成过度的焦虑。因此，焦虑的心理健康教育就应该针对不同的焦虑状态的戒毒人员，分类进行不同内容的训练。

按照焦虑的分类，即使是较高的焦虑状态，也有可能表现为是个体稳定的人格特点，或者是在一定环境下的不愉快的体验差异，前者属于特质焦虑，后者属于状态焦虑。故对于焦虑者的心理健康教育就要进一步考虑其焦虑的性质，一般可以用焦虑量表测量其焦虑程度，确认属于特质焦虑还是状态焦虑，进而施行不同的焦虑心理教育。一般来说，知识传授形式的教育适合采用集体心理健康教育的方式，技能训练形式的心理健康教育采用分类心理健康教育效果会更好。

（三）个别心理健康教育与自我心理健康教育

个别心理健康教育是对集体心理健康教育与分类心理健康教育的补充，是更注重个体特殊性的教育，因而也更有针对性。当遇到集体心理健康教育与分类心理健康教育不能解决的问题，或者集体心理健康教育与分类心理健康教育没有取得理想的效果时，或者某个戒毒人员的问题比较特殊时，就应该进行个别心理健康教育。个别心理健康教育常常要与心理测量、心理辅导、心理咨询和心理矫治结合起来进行。对于不适合个别心理健康教育的内容，比如比较严重的心理困扰或者心理障碍，就应该进行心理咨询和心理矫治。个别心理健康教育可以通过心理剧、角色扮演、行为训练等方式进行。

自我心理健康教育就是指戒毒人员自己对自己所进行的心理健康教育，是一种自觉的自我完善的过程，有时是对个别心理健康教育的发展。戒毒人员心理健康教育的效果的取得离不开戒毒人员的主动参与。从某种意义上讲，无论是集体心理健康教育，还是分类心理健康教育，还是个别心理健康教育都必须建立在自我心理健康教育的基础上才会有效。因此，在戒毒人员心理健康教育的过程中应该鼓励他们接受教育、激发其自我教育的主动性，积极配合戒毒场所的教育与改造。心理健康教育工作者应该在努力做好集体心理健康教育与分类心理健康教育的基础上，深入细致地进行个别心理健康教育，促进自我心理健康教育的产生，提高自我心理健康教育的成效。

四、戒毒人员心理健康教育方法的选择

（一）心理健康教育方法的选择

戒毒人员心理健康教育方法的选择非常关键，这需要依据戒毒人员的心理特征而定。一般来说，某些心理问题是戒毒人员共有的，如入所初期的适应问题等，就需要采用集体的心理健康教育方法或专栏教育等方法，在集体心理健康教育方法当中，还要注意区分不同类型的戒毒人员，必要时进行分类心理健康教育；而某些心理问题只是少数或个别戒毒人员具有的，一般采用个别心理健康教育；在采用个别方法时，也要了解详细情况，如果该戒毒人员有一定的文化知识，社会经历较丰富，心理问题不是太严重，也可以采用自我心理健康教育；如果发现有心理问题的某戒毒人员身边有心理素质较好或经历过类似的心理挫折并很好渡过的同伴，也可以选择同伴心理健康教育的方法。

对戒毒人员心理健康教育方法的选择，也不是统一的，更没有一成不变的标准，有时同样的心理问题，在不同的戒毒人员个体上，由于年龄、家庭背景、生活经历、性别等原因，同样的方法也会产生不同的效果；有时就是同一个人，两次面临同一个类型的心理问题困扰，由于两次的身体状况或感觉自己的支持系统不同，采用同样的心理健康教育方法也会出现不同的结局。所以我们说对戒毒人员进行心理健康教育有法，但无定法；这需要我们心理健康教育者审时度势，了解问题产生的前因后果，把握戒毒人员的心态，进行有机的选择，必要时对方法进行果断的转换，以求最佳效果。

（二）戒毒人员心理健康教育的途径

对戒毒人员进行心理健康教育是必须的，但未必一定要为了教育而单纯地进行教育，因为对戒毒人员的戒治是我们的目的，对戒毒人员进行心理健康教育也

是服务于戒毒人员的戒治活动，同时有的戒毒人员对心理教育意识淡薄、接受度低，不一定能达到我们预先的目的，所以把对戒毒人员进行心理健康教育的活动寓于其他的戒治活动中，使其相互融合、互相促进，能够提高效率。

1. 将心理健康教育融入时事政治教育中去。现有的思想教育主要涵盖法制、道德、形势、政策、前途等内容，习惯于将思想教育的目标定位于促使戒毒人员形成正确的政治观念、高尚的道德品质，这当然是不错的，但是尊重是做好政治思想工作的前提。"通情才能达理"，处于强制隔离期的戒毒人员，尽管丧失了人身自由以及一些外在的权利与地位，但其人格权并未丧失，而且戒毒人员大多都是成年人，其独立意识较强，一般具有很强的自尊心。因此，只有当戒毒人员的尊重需要即人格权获得满足时，与管教干警的良好沟通关系才能建立起来。相比而言，那种强制的说服、灌输和压制的态度与方法，很容易导致其形成"逆反心理"和作出阳奉阴违的行为。但这些目标的实现须依赖正确的认知、良好的情感、坚强的意志，并需要戒毒人员的自觉内化，而这部分教育恰恰是属于心理品质修养的内容。著名教育家苏霍姆林斯基曾说过："教学的效果，很大程度上取决于受教育者的内在的心理状态如何。"当代的政治教育要做到富有实效，就必须改变传统的思想政治教育仅强调社会规范的要求，却忽视戒毒人员的个性心理品质的培养和心理需要的满足的状况；改变那种简单地采取大而空的说教，以致造成戒毒人员的多重人格及知行脱节的状况；改变那种把因心理素质不佳引起的问题简单地当作思想品质问题，而一味采取惩处措施的状况。同时，通过对戒毒人员心理健康的教育，深入了解戒毒人员的个性心理发展的特点；加强政治教育的针对性，促使戒毒人员在情绪、情感、性格、意志等方面形成良好的品质，并最终达到化解矛盾的目的。而将心理健康教育引入思想政治教育，这也是必须的。强调以灵活多样的方式，从事实出发，培养戒毒人员健康的思想品德和心理素质。因此，如果把心理健康教育融入思想政治教育中，找到心理健康教育和思想政治教育的最佳契合点，这样就能更好地发挥两者的作用。

2. 心理健康教育与中国传统文化教育相结合。中国本土传统心理学历来具有德育化的倾向，认为好的仁德是心理健康的必要条件。《论语》曰"仁者不忧"，也就是说，大凡讲仁德的人就不会忧愁。《大学》中也称"德润身，心广体胖"，其意指道德可以用来修养身心。中国传统德育的核心论题即关于怎样做人的问题，内含人格的培养和良好行为的训练。《论语》概括了做人的根本是义、行为的规范为礼、语言表达的准则是逊、人际关系准则为信，把生活的重心放在正确处理各种人际关系上，始终是儒家说教的重要内容。因此，在对戒毒人员进行文化教育时融入中国传统文化以及心理健康教育，将会收到很好的效果。

3. 将心理健康教育融入个别教育中。随着国内、国际大环境的变化，戒毒人员的心理问题表现突出，畸形心理是戒毒人员中一个突出的共性特征。畸形心理有时会导致抗拒戒治，甚至激化矛盾，严重威胁着正常的戒治秩序。因此，在对戒毒人员的个别教育中应当正确区分一般思想问题和戒毒人员的心理障碍，适时运用心理学知识矫正戒毒人员畸形心理，培养其健康的人格。而个别教育的关键点则在于做到以情感人，只有这样才能达到教育人、改造人、塑造人的目的。

要做到以情感人，主要包括：

（1）要做到尊重戒毒人员的人格。戒毒人员的人格谈不上完美、健康、高尚。戒毒人员的社会地位和作用不可能崇高或伟大，但是，他们是受到法律保护的。现实中，戒毒人员作为有七情六欲的人，他们从内心里希望人们把他们当人看待，获得必要的尊重，自己的人格不受侮辱。尊重戒毒人员的人格，戒毒人员自尊心才不会丧失，才有利于提高他们接受心理健康教育工作的自觉性。警察要注意加强自我修养，不要总以管理者自居，尽量在感情上拉近同戒毒人员的距离。尊重戒毒人员的人格，还必须关注戒毒人员的需要，即把耐心教育同为戒毒人员办实事结合起来，力所能及地解决他们的实际问题。

（2）要理解每个戒毒人员的具体环境、个性和心理。即在个别教育工作中，要实实在在地为戒毒人员着想，要多从每一个戒毒人员身上找出一些可以理解的因素，多采用换位思考的方法，从戒毒人员的角度多想想。比如，少数戒毒人员身体素质特别差，经常生病，康复活动不积极、习艺劳动任务不能按时完成，这种情况下，我们管理者应该设身处地想一想，如果发生在自己身上，应该如何思考，能否以一颗平常心来处理。建立在理解基础上的个别教育工作，犹如心理戒治中的当事人中心疗法，以教育对象为中心，重视其人格尊严，将个别教育的过程，当作教育者为教育对象设置的一种自我成长的教育机会。教育者应该站在教育对象的角度去理解他们的感情，促成他们的成长；教育者不是单纯地以理论去影响甚至将理论强加于教育对象，而是提供自然、和谐良好的环境气氛，促进教育对象发生思想上的变化。个别教育工作实践也证明，在解决戒毒人员的思想问题时，从理解戒毒人员的感情出发，顺着戒毒人员的思路谈下去，加上个别教育者适当的分析和见解，可以达到最终解决思想问题的目的。

（3）对戒毒人员要热情，诚恳宽厚。被强制隔离戒毒的人员，脱离家庭，离开亲人，在感情、生活等方面都渴望得到关心和理解，特别是当遇到家庭有危难之时或身体有病时，更是如此。个别教育工作中，教育者一定要关心戒毒人员的生活，了解戒毒人员的心理需求，注意戒毒人员的情绪变化，在法律和政策允许的情况下，要诚心诚意地为戒毒人员解决困难，努力为他们办实事。对戒毒人员关心的方式有多种多样，有时教育者一句带有人情味的话可以感动得戒毒人员流下眼泪，或者成为戒毒人员解决思想问题的转折点，这就是关心所带来的积极效应。

如某戒毒人员，原来是医生。他凭借自己有一些专业技术，总觉得自己高人一等。经过对该员的心理测试，分析后表明：该员以自我为中心，主观、多疑、固执、容易激动、自尊心强、自我评价过高、好幻想，对干警有抵触对抗情绪等。根据该员的表现，通过分析，评估中心认定该犯有偏执心理障碍，而不是一般的思想问题。于是，责任民警在心理咨询师的帮助下应用有关心理学知识对其进行个别教育，并逐步培养其健康的人格。责任民警运用谈心、闲谈、拉家常等方法，避开问题本身，谈个人阅历、形势变化以及其回归社会后的就业前景等。在聊天中，注意听取该员的观点，即使其观点是错误的，也让他陈述完毕，并对其正确观点表示赞同，以避免其产生对立情绪，消除其戒备心理。同时，也加深了彼此间的信任。期间，警察不失时机地向他讲述警察的职责和任务，使他对警察形成初步认识，逐渐改变了其对警察存在的对抗心理。同时，因势利导，让该戒毒人员明确自己的角色、身份，引导其克服自己主观、多疑、固执的心理，疏通其狂躁、易激动、好幻想等心理，使其逐渐建立起与别人的信赖关系。为防止偏执心理转化后出现反复、波动，一方面，警察还运用激励与心理调适相结合的方式，使其建立正确的人生观，有针对性地对其以自我为中心、自我评价过高、好幻想等心理进行矫治；另一方面，运用帮其排忧解难的方式，坚定其积极改造的信心。责任民警还前往他老家，与其父母协商，每年由其父母、街道给予该戒毒人员妻子及子女适当的照顾，后顾之忧的解决，进一步稳定了他的心理。第二年该员就被评为戒毒场所优秀级学员。

由此可见，把戒毒人员的心理障碍与一般思想问题区分开来，将心理矫治与培养戒毒人员健康人格融入个别教育，可以收到"事半功倍"的效果，并能为他们回归社会后适应社会打下良好的基础。

4. 将心理健康教育融入回归教育中。入所教育是戒毒矫治的第一课，必须认真搞好，要制订计划，编好教育材料，有步骤地进行一些入所心理调适，这一课搞好了，为教育戒治戒毒人员打下了基础。入所心理健康教育要结合入所甄别，对其进行心理测试，并结合吸毒史和生活史的调查，戒毒动机、身体检查、危险倾向、心理特征的评估预测制度，以强化对新收戒毒人员的情况甄别和针对性教育。

实际工作中，一般对新入所的戒毒人员教育重视程度较高，认为把好"入口"是稳定戒治秩序的有力措施。而出所教育由于主观上认为戒毒人员即将回归社会，不自觉地使教育强度相对减弱，针对性不强。出所教育可以针对戒毒人员出所前的一些心理状况设置心理健康课，进行出所前的心理调适和就业指导，同时，对即将出所的戒毒人员搞好征信强化教育、拒诱教育、抗复吸教育等，可以巩固戒治效果。

5. 将心理健康教育与戒毒场所的文化建设相结合。墙报、板报与戒毒场所报以及电化教育系统、广播室都应该是心理健康教育很好的阵地，因为它们贴近戒毒人员的生活，并容易为戒毒人员所接受。此外，在节假日戒毒所举行文艺活动中还可以结合戒毒人员的生活开展一些心理剧，作为文化的一个部分，这也是一种寓教于乐的教育手段，心理剧就是让戒毒人员扮演自己生活中的某一角色，他可以体会角色的情感与思想，从而改变自己以前的不良行为习惯。戒毒人员还可以扮演自己家中的一位成员、同室学员、朋友甚至警察等，剧情可以是与戒毒人员的实际情况相近似的内容。在舞台上，戒毒人员所扮演的角色，其思想感情与平日的自己不同，他可以体验角色内心的酸甜苦辣，可以成为戒毒人员理想或幻觉的化身。

环境教育是一种潜移默化的教育形式，实施环境教育关键在于环境的塑造。不仅要塑造美观、适宜的硬环境，更重要的是塑造适合戒毒人员所内戒治和良好行为养成的软环境。塑造环境，实质上就是建立良性循环的文化机制。戒毒人员群体中亚文化、负文化是比较发达的，如何以积极的正文化来削弱和消除负文化的影响，显得尤为重要。可以说，环境是"一双看不见的手"。西方一些国家推行园林治疗，就是一种环境教育。某戒毒场所在实施大队绿化美化的同时，着力对戒毒人员进行园林知识教育，讲解花木培植知识、花木背后的典故、文人墨客对花木的吟咏，既培养了戒毒人员的园林知识，又使戒毒人员养成了珍惜环境、保护环境的意识。

6. 将心理健康教育融入对戒毒人员的社会帮教工作中。鼓励和支持社会志愿者参与对戒毒人员的心理健康教育，和戒毒场所内部心理健康教育相结合，提高其心理健康水平，提高矫正质量。首先是"走出去"，和精神病院、大学、研究所以及其他一些心理咨询机构保持密切联系，这对于戒治水平上的提高以及心理健康教育这项工作的开展可以起到一定的帮助。其次是"请进来"，实现教育力量的向外延伸，要逐步建立起社会教育资源信息库，并提高资源的共享度和利用率，构建好更富有实效的社会帮教工作网络，广泛联系社会工作者、社会志愿者、戒毒人员亲属等入所帮教，如某戒毒场所开展的"百名母亲"进所活动，就是将戒毒人员母亲请进戒毒场所，共同对戒毒人员开展教育帮教，起到了很好的效果。

（三）心理素质训练活动

对戒毒人员进行心理健康教育，不能等心理问题出现了才临时抱佛脚，更不能头疼医头脚痛医脚，这样充其量就是下策。我们要有先进的理念，要以提高戒毒人员心理素质、健全并完善其健康人格、预防心理问题的出现，使戒毒人员能够"积极、平稳、健康"戒治为上策。所以对其进行心理健康教育，我们要有计划与预案，在他们入所时就进行全面的评估，把握其心理状态，注重平时有针对性的心理素质训练活动。

1. 自我认知训练。

（1）生命线训练。

活动目的：通过引导戒毒人员对过去的自我、现在的自我和将来的自我的思考，以及相互评价而获得对自我的认识和对人生的感悟。

活动时间：约60分钟。

活动方式：小组。

活动所需材料：一张纸、一支笔。

活动过程：首先，由活动组织者说明活动内容：下面这条线代表你的生命线，起点是你出生的时候（生日），终点是你预测自己的死亡年龄（寿命）。预测死亡年龄时，请根据你的健康状况，你家族的健康状况和寿命，以及你所在地区的平均寿命综合考虑，提出你对自己的死亡年龄的预测。在生命线上找到你现在的位置，再找到你吸毒的日子、被送戒毒的日子，以及你期满回归的位置，计算这段时间所占的人生的比例，然后静静思考。然后在生命线上标上你过去难忘的两三件事，以及今后的日子里最希望实现的目标。

出生的日期————→第一次吸毒————→被送戒毒————→现在日期———→期满回归————————→预测死亡年龄

然后，让戒毒人员自行填写，10分钟后与小组成员交流。小组交流中，每个人都拿出自己的生命线给别人看，边展示边说明，说出自己的内心感受，在讨论结束后写出自己的体会。

（2）人生曲线训练。

活动目的：通过本活动促进戒毒人员对自己的人生作评价、总结，增强对人生的理解，增进对他人的理解。

活动时间：50分钟。

活动方式：小组。

活动所需材料；一张纸、一支笔。

活动过程：首先，由活动组织者说明人生曲线活动对探索自己人生过程的意义。其次，要求受训练戒毒人员画一个坐标，横坐标表示年龄，纵坐标表示对该段生活的满意程度，然后找出自己生活中的一些重要转折点，连成线，边画线边反省，并对未来人生的趋向用虚线表示。最后，在小组内（5~6人），每位成员以坦诚的心情向他人介绍自己的人生。通过相互交流，交流人生的感悟，每人写出对人生的总结。

（3）不同自我的训练。

活动目的：通过本活动促进戒毒人员对自我的全面认识，了解自己的人格缺陷。

活动时间：约60分钟。

活动方式：小组。

活动所需材料：每人一张表格、一支笔。

活动过程：每人发一张表，认真思考后填写，填完后大家一起来讨论。在填写的过程中会反映出不同的心态。对于有某些人格缺陷的戒毒人员会反映出极端的自我中心，他们很少从他人的角度去考虑自己，因此在填写表格的过程中会难以区别不同人心目中的自我，应该引导他们，从周围人对他们的评价中，学会从他人的角度自我审慎，纠正人格缺陷。对于受训练者出现的不同的人格评价应该引导他们从多角度看待自我，学会客观评价自我。

2. 敏感性训练。敏感性训练是一种致力于在实际的人际交往过程中进行，提高人们人际交往能力的心理学实践。戒毒人员中许多人对于他人的感受是非常淡漠的，很少去想别人的看法和感受，人际交往存在极大问题，常常会因人际冲突而吸毒。敏感性训练可以提高他们的人际交往能力，避免人际冲突的发生。

敏感性训练的主要内容是通过特殊形式的心理小组，让受训练的戒毒人员学会如何有效地与别人沟通和交流；如何有效地倾听和了解他人的感情和感受。通过这种特殊形式的心理小组，可以使参加者如实地了解别人如何看待自己，自己的行为又如何影响别人，以及自己又如何受到别人的影响等。

（1）敏感性训练的目标：①培养明确、坦率的社会交往和交流方式；②培养社会交往中各种角色的适应性；③培养社会兴趣，以及对社会和对他人的了解；④培养平等、合作、相互信赖的社会交往态度；⑤培养解决社会交往中出现问题的能力。

（2）敏感性训练的效果：①通过敏感性训练，通过自己亲身的心理实践，通过具体的事情，通过分析自己的感情，表达自己对别人的行为的看法，并且使用适当的方式表达自己的感情，表达自己对别人的反应。②在真诚、坦率、理解、交流的气氛和环境中，尝试去做某些事情，自然地表现自己，自然地表达自己的意见，帮助每个受训练者了解自己的感情和感受，了解自己的言行是如何影响别人的，从中获得实际的心理学知识，得到有效的心理锻炼。③在训练中戒毒人员可以形成更强的内部控制倾向，认识到自己对生活中所发生的事件有更好的自我控制能力。通过对自我控制能力的认识，能够使受训练者产生解决和纠正个人问题的愿望，变得更加自信。也能够提高戒毒人员对他人的信任，能够获得更好的社会支持，而社会支持对于其改造是非常重要的。

3. 自信心训练。

（1）自信心训练的提出。心理学研究发现，戒毒人员的许多消极行为是在对自己能否抗拒诱惑缺乏信心的状态下产生的。同样，也由于自信心不足，常常不敢表现出积极的行为。因此，应注意对戒毒人员进行自信训练，培养和增强其自信心，使他们能够抵制和摆脱别人的压力和控制，进行自认为正确的行为。

（2）自信心训练的对象。这是那些过去由于缺乏自信心，不能恰当表达自己愿望的戒毒人员。

（3）自信心训练的目标。帮助戒毒人员学会更有效地表达和满足自己的正当需要的方法。默纳·加拉希（Mema D. Galassi）和约翰·加拉希（John P. Galaasi）认为，适当的自我表达是心理健康的重要成分，那些自我表达有困难的人，一般表现为自尊心较低，抑郁，在人际交往中感到焦虑，他们害怕得不到别人的欣赏，不受别人重视，或者被别人所利用。

（4）自信心训练的内容。戒毒人员的自信心训练涉及三类行为：①表达积极的感情，例如，赞扬别人和接受别人的赞扬，与别人进行谈话；②自我肯定，例如，坚定地维护自己的权利，拒绝诱惑等；③表达消极的感情，例如，适当发泄烦恼和愤怒。

（5）自信心训练的过程。在自信心训练中，首先需要消除戒毒人员的顾虑，解除心理负担。在进行自信训练时，首先设定某种情境，例如，一个人在 KTV 人群中，看到一个"朋友"在劝一个小伙子尝尝"白粉"。然后，讨论这个人在这种情境中的权利、义务和责任。心理咨询师引导戒毒人员分析在这种场合个人采取不同的行为和行动的短期和长期后果，并且让其决定采取什么样的行动。例如，要是个人对"朋友的诱惑"不予理睬，假装没有看见，在短期内，自己没有损失，不会受到别人的侵害和威胁；但是，在较长的时期内，他自己不但会受到良心的谴责，内心会感到不安，而且也会被"朋友诱惑"，自己会吸毒；相反，要是个人站出来制止"朋友的诱惑"，与被劝小伙子一起离开，在短期内，个人可能受到排挤、威胁甚至伤害；但是，从长期来看，个人不但会有心灵上的安宁和欣慰，而且也减少了自己身受其害的可能性。同时，从社会伦理道德来讲，在这种场合个人有制止违法犯罪行为的责任和义务。

（6）对戒毒人员的自信心训练的具体步骤：①分析和归纳戒毒人员在日常生活中最容易遇到的、难以表达自己感情和坚持自己观点的情境。例如，受到不良朋友引诱、甚至胁迫的情境，想做好事但又顾虑重重的场合，等等。②每次选择和设定一种情境，讨论戒毒人员在这种情境中的权利、义务和责任。③分析戒毒人员在这种情境中采取不同的行为可能产生的短期和长期后果。④鼓励戒毒人员进行他们认为正确的行为，这种行为既包括实际的行动，即在模拟的情境中，进行角色扮演行为，例如，拒绝接受"朋友"的邀请，或者劝说别人放弃违法犯罪的行为或打算；也包括言语表达，即让戒毒人员在别人面前大声讲自己想说的话，例如，大声向别人道歉，大声称赞别人的良好举动，大声说自己不喜欢什么事情等。⑤在戒毒人员进行了上述活动之后，引导他们讨论在以后的实际生活中，是否能够像在这里一样地采取行动，巩固和强化他们已经学会的人际互动方式，促使其在以后的生活中能够应用这些人际互动方式，避免发生人际冲突行为和违法犯罪行为。

4. 情感训练（针对愤怒的情绪自控训练）。许多研究发现危险的戒毒人员常常与情绪不能自控和攻击性有关。例如，美国一项对危险犯罪人的诊断提出了危险人员的十个因素，其中包括：怀有愤怒、敌意和怨恨情绪，对自己的冲动缺乏控制，严重地伤害了别人或有这种企图、喜欢目睹或者进行使他人遭受痛苦的行为，对自己的心理结构缺乏认知等项。因此，对戒毒人员进行情绪控制和管理的认知教育和心理训练是非常必要的。

愤怒情绪自控训练的方法：

（1）用快速控制呼吸技巧控制愤怒的躯体反应。对受训练戒毒人员提出要求：①在你觉得自己开始生气时，注意你的呼吸。它是否变得更急促更迅速？你能否深呼吸5次把速度降下来。②首先，尽你所能将空气完全呼出。然后，慢慢吸足气保持1秒钟，慢慢地从口腔中呼出气体。接着仍是慢慢吸足气，保持1秒钟，慢慢地从口腔中呼出气体，并默默地从5倒数到1。③请记住要彻底地把空气呼出，就像深深的叹息，然后再吸气，屏气，慢慢呼气，倒数5、4、3、2、1。④再进行3次呼吸，到最后一次时轻轻地对自己说"平静下来，控制自己"。⑤当你这么练习时，你应该发现你的愤怒情绪略有降低。这将帮助你更加清楚地进行思考，从而能够选择如何做出反应。请经常练习这一技巧。

（2）应付愤怒的"中场休息"技巧。"中场休息"技巧是最为成功的技巧，也是使用最广泛的一种自我控制的方法。它使得个体能够掌握自己的愤怒，并在丧失控制之前及时进行"中场休息"。"中场休息"的意思就是离开当时的情景，避免愤怒进一步升级。使用呼吸技巧或其他技巧帮助自己平静下来。不以失控的方式来处理问题，而等到平静地回来时再应付。

（3）应付愤怒的"温度计"技巧。讲清对受训者的要求：①在你的脑海里想象出一个非常巨大的温度计。试着让自己非常清楚地看到玻璃管上的刻度标记，玻璃管内的水银是红色的，我们将用它来代表你的脾气。②当你平心静气时，管中只有少量的水银，他们足以使你集中注意力，与他人进行有效的交流，但当你开始生气时，温度开始升高，管中的水银柱将上升。现在你已经能更好地识别自己的身体信号了。因此，当你稍微有些激动时，你就能留意到自己的呼吸开始加快，你的肌肉变得紧张，略微眯眼，鼻孔喷火。简言之，当你的温度升高时，你就像一只出栏的公牛。你想象的温度计中的水银正急剧地升高。③所有的温度计在顶端都会有一个红色的标记，表明"危险"或"过热"。当你注意自己的愤怒信号时，请开始想象一只温度计，留心你离危险区还有多远。在进入"红色区域"之前，你就得把水银柱降下来，否则你将无法清晰地思考或行动。④如果你容许自己的愤怒沸腾起来，你将为粗野的情绪所控制，几乎不再有理智的思考。在这种情况下，你很可能惹麻烦，做出或说出一些你可能后悔的东西，使用一切手段远离粗野情绪的红色区域。⑤对你的脾气保持警惕，试着使用上面介绍过的快速控制呼吸技巧，向后退一步，降低说话的音量。如果需要的话，进行"中场休息"。采取一切必要的手段把愤怒"温度计"上的温度降低到一个更舒适的水平。⑥当你重新达到室温时，你就可以理智地面对他人或问题了。

练习这一技巧，每当发现自己火气上升时，就想象"温度计"，一旦你学会了它并经常使用之，这一技巧可以是非常有效的。

（4）应付愤怒的"直率换位"技巧。在受训练的戒毒人员掌握了一些控制怒火的方法之后，下一步需要做的是改善沟通。告诉他们人在沮丧或生气的时候，所采取的沟通方式往往是讽刺、恐吓、喊叫、攻击、责备或"冷战"，在这种情况下对方很可能不参与解决他们的问题，因为对方知道他们正在发火。在他们发火的时候对方不会倾听讲话的内容，因为对方在考虑如何保护自己，到最后的结果就是什么事情也得不到解决。这种情形通常会陷入一种恶性循环，越是不能解决越恼火，越恼火越不能解决。

"直率换位"分为五个环节，直言（Reject）、换位（Exchange）、行动（Action）、条件（Condition）和感谢（Thanks），分别用 R—E—A—C—T 代表。

直言：直接讲明令自己烦恼的事情，或者自己希望谈论的话题。

换位：以"我"为主语来表达自己的情感。

行动：具体指明自己想采取的行动，自己希望对方做什么。

条件：如果合适的话，约法三章或指出后果。

感谢：对对方的听从表示感谢。

虽然这五个环节没有什么深奥的内容，但它强调的是在冲突中的交流，避免矛盾的激化，预防攻击行为的出现。例如，当有些人生气时首先会发泄自己的不满，而没有表达自己因什么而不满，张口就是："你想干嘛！""你什么东西！""你真让我恶心！"这时对方可能还没有明白其意思，莫名其妙受到攻击，也就不去进一步了解，立即投入反击，"你说我要干嘛！你想干嘛！""你是什么东西!""你才让我恶心呢!"而"直率换位"则要求把自己的观点和要求讲出来:①直言:"你为什么要讽刺我?";②换位:"你让我很伤心";③行动:"你要对你的行为负责";④条件:"如果你不道歉,我就不会参与你的活动了";⑤感谢:"谢谢你对我的道歉"。这就是攻击与直率之间的区别,当直率得恰到好处时,双方将能在更多的方面得到交流,而情绪也常常能够得到控制。结果控制能力增强,问题也更容易得到解决。使用这种方法使自己更容易为人理解,并更有效地得到需要的结果。如果受训练者觉得做到坦率直言而不爆发有困难,可以在实际情形发生之前预演"R—E—A—C—T"公式。在笔记本上记下每一步你要说的话,想象对方可能如何反应以及自己如何应对,想象中的预演将大大增加实际成功的可能性。

5. 行为训练。行为理论认为,人的不适应行为是在社会环境中习得的。因此,对吸毒行为的纠正和对良好行为的重建只有通过学习。行为训练是通过指导者的示范和受训练戒毒人员之间的人际互动形式实现的。

(1) 行为训练的原则:①由易到难。将复杂的行为分解成多个简单的行为,先从容易做到的行为训练起,然后再以渐进的方式,逐步训练较困难或复杂的行为。②提供示范。在训练过程中,指导者应提供示范。③及时强化。每次行为训练后,指导者都应该对戒毒人员的表现进行总结,对做得好的戒毒人员给予表扬或奖励(强化),以增加该行为在实际生活中再出现的可能性。

(2) 行为训练的一般步骤:①情境的选择与描述。由指导者简单描述一个情境,让受训练者能清楚地了解问题。情境必须符合三个条件才可以实施训练:必须是互动的,必须有一个明确的关键时刻,反应结果必须是不愉快、不喜欢、焦虑不安的。②确定训练目标。确定在该情境下想达到的目标。③团体讨论。受训练戒毒人员提供在这种情境下各种可能的反应,并可以自由地、有创见地提供各种建议。④示范。指导者指定一位受训练者扮演情境中的一个人,而另一位则扮演遇到问题的人,使真正提出情境的人可以通过他人的表演看看别人的反应。⑤正式训练。团体成员两人一组,或多人一组,公开练习自己在特定情境中的反应。⑥综合评估。指导者对情境做分析,对受训练者的训练作总结,对其积极的行为给予鼓励。

6. 人际交往能力训练。

(1) 经典实验介绍。20 世纪 70 年代,斯坦福大学心理系津巴多等人在斯坦福大学心理系地下室建造了一座模拟监狱,进行了监狱模拟实验。实验参与者是通过广告以每天 15 美元报酬而招聘到的自愿参加实验的大学生,研究者以问卷和面试的方式选出了 24 名最成熟、情绪最稳定且反社会倾向最低的应征者参加实验。24 名被试者被随机分为两组,第一组 6 人,充当监狱警卫,另外 18 名为第二组，充当囚犯。研究除了模拟实验这一点之外，其他一切处理都与真实监狱一样。实验开始时，"囚犯"被响着警笛的警车从家中带走，并经搜身、换号衣、喷防虱液、带镣铐等手续后投入监狱。警卫则发制服、警哨、警棍等用品，并8小时轮班制维护监狱秩序。结果，原计划两周的实验到第六天就不得不终止。因为充当警卫与囚犯的被试者不论在情绪上还是在行为上越来越像真的警卫与囚犯。"囚犯"们显示出被动、依赖、压抑、无助、自贬等消极情绪与行为，而"警卫"则显示出用污辱、威胁"囚犯"同伴的非人道方式来取乐，甚至罚"囚犯"做俯卧撑、拒绝他们上厕所的要求等。最后，实验不得不提前终止。

　　监狱模拟实验的戏剧性结果引起了人们广泛的关注，它使人们更好地认识到通过社会角色扮演可以更为深刻地体验他人社会角色的情感，引起人们心理与行为的显著变化。由此，社会角色扮演技术被广泛地运用到人们日常生活的几乎每一个领域，如人员培训、态度改变、学生良好个性品质的培养等。在角色扮演技术的运用中，利用该技术来改善人际关系是尤其重要的一个方面，可以说是改变人际关系最为重要的方法之一。

　　（2）应用。角色扮演是一种使人暂时置身于他人的社会位置，并按这一位置所要求的方式和态度行事，以增进人们对他人社会角色及其自身原有角色的理解，从而学会更有效地履行自己角色的社会心理学技术。这一技术最初是由心理学家莫雷诺于20世纪30年代为心理治疗而创设的。最初的角色扮演是莫雷诺首创的"心理剧"，主要是以个人为中心探讨其内心世界，偏重研究个体的人格，后来发展为"社会剧"，主要以团体为对象，目的在于了解及解决个体在团体内的生活问题，偏重于团体成员相互间的人际关系。

　　（3）原理。角色扮演之所以能够在改善人际关系方面发挥重要作用，主要是因为通过角色扮演能够使交往双方从以自我为中心的思维倾向走向将心比心的思维方式。心理学研究发现，在发生人际冲突时，交往双方对冲突事件的解释和评价并非从自己的身上找原因，而是倾向归于外因，明显地表现出以自我为中心的思维方式，也就是不能站在他人的立场、角度来思考问题，这难免会对他人角色的认知与理解发生偏差，也不易体会到他人的情感和需要。角色扮演的一个重要的特征就是要求扮演者站在所扮演角色的角度上认识事物，思考问题，展开行动。这样，从扮演者的角度来说，只有放弃自己原有的一些固有的观点，从所扮演角色的角度来认知、体验周围的世界，才能很好地完成角色扮演的任务。角色扮演展开的过程，就是扮演者认识角色、理解角色的过程，而在这种情况下所达成的对角色的认识和理解，往往是其他心理辅导技术所完成不了的。所以说，角色扮演技术在发展人们的社会理解力，改善人际关系方面有着重要意义。

　　（4）类型。角色扮演技术的方法有多种，如哑剧表演、独自法、角色互换、镜像法、比较法、"魔术店"、心理剧、"空椅子"法等，一般根据活动的目的及扮演者需要体验的情景而选择不同的方法。我们在这里主要介绍一下在人际关系改善方面用得较为广泛的"空椅子"法。

"空椅子"法指的是当求助者诉说自己与他人的冲突时，心理咨询师要求求助者坐在一把椅子上，而另一把空椅子则假设坐着那位与他冲突的人，由该求助者面对其发言。等求助者说出了相当的内容后，心理咨询师指示他再换到另一把椅子上，扮演与他冲突的那个人来回答其提出的问题，通过这样的练习，求助者可以详尽地理解他人的想法与情感，从而加深对他人的理解。经过反复的练习与巩固，练习者将会形成现在这种习惯，并用这样新的思维方式指导自己的人际交往实践，提高人际交往能力。

为进一步引导戒毒人员正确处理好人际关系，促进戒治秩序，可以录制戒毒人员心理健康教育微课教学片。

微课教学片的内容从人际关系的重要性、所内人际关系的种类以及如何建立良好的人际关系三个方面入手，贴近戒毒人员的戒治实际，从心理学的角度分析戒毒人员与警察之间、戒毒人员与戒毒人员之间、戒毒人员与家庭及亲友之间的人际关系相处的原则与技巧，引导戒毒人员以良好的心态正确对待所内人际交往，通过健康的人际交往，建立良好的人际关系，营造阳光的心态，促进和谐。

心理健康教育应以系列活动来开展，它包括：①举办心理健康知识讲座，由所内心理咨询师开设心理健康常识讲座，引导戒毒人员树立"身""心"一体的健康观念、合理表达和宣泄节日期间思亲恋家等情绪。②播放心理访谈节目，以讲述个案的形式，通过心理访谈节目，向戒毒人员传授建立良好人际关系的方法和技巧。③发出倡议书，充分利用所内宣传媒体，选择心态调整平稳的戒毒人员代表宣读倡议书，大力宣扬关注心理健康的氛围。④进行亲子团体心理辅导，进行旨在增进戒毒人员与其子女之间亲子关系的团体心理辅导，促进双方的有效沟通，增加戒毒人员的情感支持。⑤组织特殊关爱行动，邀请社会上的心理学、医学、精神病学等方面的专家学者作为戒毒场所心理矫治工作顾问，进所对有精神病史或心理障碍的戒毒人员进行疑难个案巡诊，维护特殊戒毒人员群体的心理健康。⑥大力开展心理咨询活动，安排心理咨询师志愿者对主动申请心理咨询的戒毒人员进行一对一心理咨询活动，疏导其不良情绪，帮助戒毒人员建立合理认知。⑦举办团体心理辅导，对有相同或类似心理问题的戒毒人员，通过团体的方式，让他们在领导者的带领下，通过团体互动的方式，解决心理问题，获得心理成长。⑧举办心理健康操竞赛活动，在全体戒毒人员中普及心理健康操，开展心理健康操比赛，丰富其情绪体验。⑨进行心理情景剧比赛，通过戒毒人员自编自演心理情景剧，形象、生动地表达心理问题的发展与解决历程，调动戒毒人员参与心理矫正的内在积极性。

【单元小结】

1. 戒毒场所是行政执行机关，以"戒治人"为宗旨。戒毒人员心理健康教育工作必须以此为方向，以维护戒毒人员心理健康、提高其矫治水平为内容。发挥专业矫治作用，努力完善戒毒人员人格，实现戒毒人员"新生"。在履行处罚和戒治戒毒人员、减少和预防复吸方面发挥积极的作用，为强制隔离戒毒事业的发展做出应有的贡献，为建设和谐社会添砖加瓦。

2. 当前民警和戒毒人员的心理学知识相对比较缺乏，心理健康维护的意识还需要加强，对心理咨询等心理学帮助的认识还需提升。因此，心理知识普及教育是当前心理健康教育工作的重点，也是进一步开展心理健康工作的基础。戒毒人员心理健康教育应以宣传心理健康知识为主，提高戒毒人员心理卫生和自我调适的意识，促进戒毒人员接受心理帮助，为全面开展心理评估、心理咨询、戒治等心理学工作打下基础。

3. 戒毒人员心理健康教育工作要在成功咨询个案的积累上不断取得发展和进步。以成功的咨询个案为手段，促进心理健康工作在戒毒场所的作用和地位的提高，获得更加广泛的重视和影响。成功完成一个咨询个案就消除了一个隐患，成功完成一个咨询个案就增添了一份和谐因素，这也是我们心理学工作者的追求和价值所在。

【问题思考】

1. 什么是戒毒人员心理健康教育？如何开展此活动？它在心理矫治中的地位和作用是什么？

2. 戒毒人员心理健康教育的实施途径或方法有哪些？包括哪些方面的内容？

3. 请你设计出戒毒人员心理健康教育的微课方案。

4. 请你设计出控制戒毒人员攻击情绪的训练方案。

实训项目

项目一　制作《戒毒人员心理健康教育教案》

一、任务描述

心理健康是指在身体、智能以及情感上与他人的心理不相矛盾的范围内，将个人的心境发展到最佳的状态。具体表现为：①认知健全稳定；②情绪稳定饱满；③意志坚定可控；④个性和谐统一；⑤行为协调一致；⑥人际关系和谐等。

至少提前一周布置任务，每 3 个同学为一组（科学分工：查资料、制作 PPT、上台讲、回答提问等），负责讲一个心理学的矫正技术，用时 10～15 分钟，制作教案（含 PPT）。

二、实例示范

【教案格式】

课题：戒毒人员心理健康教育。

课型：讲授、讨论。

课时：1。

授课对象：戒毒人员。

授课教师：×××。

【教学目标】

知识目标：掌握戒毒人员心理健康教育的方法。

技能目标：根据戒毒人员的表现识别其心理问题，针对心理问题采取相应的教育策略。

【过程与方法】谈话法。

【情感态度与价值观】认真、细致、耐心、和蔼。

【教学重点】戒毒人员心理健康教育的具体方法。

【教学难点】戒毒人员心理健康教育方法的选择。

【教学方法】演示法、谈话法、讲授法、讨论法等。

【教学资源】教学视频、PPT。

【教学内容】个别教育之《新生活 新开始》。

教学内容及进程				
进程	教学内容	教师活动	学生活动	时间分配（分钟）
导入	学员来信、寻找变化和适应变化	PPT播放、讲授	分组讨论	10
课程讲解	个别教育是教育改造戒毒人员最直接、最有效的主动改造措施之一，是强制隔离戒毒场所人民警察必须掌握的基本功。强制隔离戒毒所要根据每一名戒毒人员的具体情况，实施有针对性的个别教育。每月对每一名戒毒人员要进行个别谈话教育，并根据不同戒毒人员的思想状况和动态，采取有针对性的管理教育措施。	PPT播放、讲授	互动	15
课堂练习	个案分析	讲授、演示	分组讨论	15
课堂总结	从角色、生活方式和生（心）理三个方面做出总结			5
板书设计	参考有关			
布置课后作业	鹰的重生带来的启示			
教学反思				

三、基础铺垫

首先，了解教案的写作格式，根据讲课内容认真准备，反复修改。其次，制作PPT（反复修改），注意开头的方法，如何吸引人、如何在有限时间内完成课程内容、如何让听者听清、听懂、有印象、重点突出等。

四、学生实训

课堂上真实讲课（内容为集体教育或个别教育）。

五、任务评估

评估要点：①教案的写作情况、ppt 的制作情况。②听课者的评价。③回答问题情况。

附：蜕变的代价与收获

心理健康首次讲座《新生活 新开始》正式启动，该讲座以促进新入所戒毒人员适应环境，完成由"吸毒者"向"戒毒者"的角色转变为目标，共设计了三个环节：学员来信、寻找变化和适应变化。首先，以朗读"学员来信"开场并引出适应不良的话题。在朗读学员来信时，很多戒毒人员眼眶湿润，感触良多。其次，在寻找变化与适应变化的环节中，授课者引导戒毒人员讨论入所前与入所后生活的变化，以及应对这些变化的措施。在戒毒人员激烈的讨论与发言之后，授课者从角色、生活方式和生（心）理三个方面为戒毒人员做出总结。讲座期间，戒毒人员频频点头表示赞同，有的还认真地将内容要点记录下来。最后，为了加强讲座效果，授课者为戒毒人员播放了视频《鹰之重生》，通过鹰拔掉羽毛和断喙以获得重生机会的讲述，让他们在视频中加深感悟，坚定重生信念，以今日为新的开始，重新奔向美好未来。

讲座结束，戒毒人员的新生活才刚刚开始。有戒毒人员感慨道："人只要有希望，加上一些努力，在哪里都能过得好。不管什么时候都要心存对新生活的期望，都要努力地适应与创造。"希望戒毒人员能将课堂的感悟运用于戒治生活，创造自己的美好未来。

项目二 制作《戒毒人员生命教育教案》

一、任务描述

人生命的全过程就是由一次次的生命活动所组成的。一次次生命活动的质量决定人生命全过程的质量；重视每一次生命活动的质量就是重视生命全过程的质量。

从最根本的意义来说，生命教育乃是一种全人教育，它涵盖了人从出生到死亡的整个过程和这一过程中所涉及的各个方面，既关乎人的生存与生活，也关乎人的成长与发展，更关乎人的本性与价值。生命教育的核心目标在于，通过生命管理，让每一个人都成为"我自己"，都能最终实现"我之为我"的生命价值，即把生命中的爱和亮点全部展现出来，为社会、为人间焕发出自己独有的美丽光彩。

至少提前一周布置任务，每 3 个同学为一组（科学分工：查资料、制作 PPT、上台讲、回答提问等），负责讲一个心理学的矫正技术，用时 10 ~ 15 分钟左右，制作教案（含 PPT）。

二、实例示范

【教案格式】

课题：戒毒人员生命教育。

课型：讲授、讨论。

课时：1。

授课对象：戒毒人员。

授课教师：×××。

【教学目标】掌握戒毒人员生命教育的方法。

知识目标：有关健康、生命的知识，教育的方法等。

技能目标：根据戒毒人员的表现识别其对生命的态度，有针对性地采取相应的教育策略。

【过程与方法】谈话法。

【情感态度与价值观】认真、细致、耐心、和蔼。

【教学重点】戒毒人员生命教育的方法。

【教学难点】戒毒人员生命教育的方法选择。

【教学方法】演示法、谈话法、讨论法、讲授法等。

【教学资源】教学视频、PPT。

【教学内容】戒毒人员生命教育。

教学内容及进程				
进程	教学内容	教师活动	学生活动	时间分配（分钟）
导入	生命的起源	视频播放、讲授	分组讨论	5 ~ 10

续表

	教学内容及进程			
进程	教学内容	教师活动	学生活动	时间分配（分钟）
课程讲解	生命，特别是人的生命，应当由三个因素构成，即生理（自然属性）、心理（社会属性）和灵性（精神属性）。生命教育，即是直面生命和人的生死问题的教育，其目标在于使人们学会尊重生命、理解生命的意义以及生命与天、人、物、我之间的关系，学会积极的生存、健康的生活与独立的发展，并通过彼此间对生命的呵护、记录、感恩和分享，由此获得身心灵的和谐，事业成功，生活幸福，从而实现自我生命的最大价值。	PPT播放、讲授	互动	15
课堂练习	个案分析	讲授、演示	分组讨论、模拟	15～20
课堂总结	总结生命教育的重要			5
板书设计				
布置课后作业				
教学反思				

三、基础铺垫

首先，了解教案的写作格式，根据讲课内容认真准备，反复修改。其次，制作PPT（反复修改），注意开头的方法，如何吸引人、如何在有限时间内完成课程内容、如何让听者听清、听懂、有印象、重点突出等。

生命，特别是人的生命，应当由三个因素构成，即生理（自然属性）、心理（社会属性）和灵性（精神属性）。生命的自然属性，是建立在人的血缘关系基础之上的生理范畴，它主要涉及与人伦和人生（生命长度）有关的性问题、健康问题、安全问题和伦理问题等；生命的社会属性，是人伴随着一定的社会文化和心理基础而发展起来的符号识别和社会人文系统，它涵盖了人的成长、学习、交友、工作、爱情、婚姻等涉及人文、人道的种种方面；生命的精神属性，是一个人"我之为我"的最根本体现和本质要求，也是生命最聚集的闪光点，它包含自性本我、低层本我、人文本我、形象本我和高层本我五个层次，涉及人性与人格。所有这些，组成了人的生命的全部也即生命维度，其中的每一部分，都蕴含着生与死、得与失、存在与虚无。

生命教育，即是直面生命和人的生死问题的教育，其目标在于使人们学会尊重生命、理解生命的意义以及生命与天、人、物、我之间的关系，学会积极的生存、健康的生活与独立的发展，并通过彼此间对生命的呵护、记录、感恩和分享，由此获得身心灵的和谐，事业成功，生活幸福，从而实现自我生命的最大价值。

四、学生实训

课堂上真实讲课（内容为生命教育）。

五、任务评估

评估要点：①教案的写作情况、PPT 的制作情况。②听课者的评价。③回答问题情况。

技能拓展

观看《鹰的重生》（请扫前言处二维码），完善《戒毒人员心理健康教育教案》

《鹰的重生》

改变人的思想观念是非常困难的，如果改变，《鹰的重生》对人的改变有极大的启发。

鹰的一生中，将经历一件重大意义的事。这件事发生在它们 40 岁时，鹰的生命将走到尽头，而拯救自己的方法只能是用喙啄掉羽毛，再忍着巨大的疼痛让自己重生。

鹰在经历磨练后，长出了更丰满的羽翼，重新成为空中之王，延长了 30 年的生命。如浴火仍镇定自若的凤凰，经历火焰的狂暴却在灰烬中重生。

人也是如此，要想获得重生，必然要经历磨练、痛苦，在痛苦中奋发图强，在逆境中不屈而上。

　　一些逆境是自然天生的，如鹰的初始寿命只有 40 岁。要想延续生命，就要冲破逆境，为重生而准备。鹰的祖先因为吃尖刺的果子感到痛苦从而被迫学会吃鱼，磨练出又长又尖的喙，而习惯了吃果子的长喙鸟最终灭绝，因为它们的长喙在果子消失后捉不了鱼。惧怕痛苦的人将步步退缩，而坚强向上的人将走向成功——因为他们会从痛苦的磨练中找到人生的启迪、教训，从而提升自己。

　　面对重生带来的疼痛，胆怯的鹰不配独傲天空——它们的尸骨留在了荒野上，面对磨难而退缩的人是没有尊严的，他们将被写在历史的耻辱史上。想当年岳母刻字成就了岳家军的光荣，刘光世的退缩使他在敌人面前被耻笑，而史铁生在轮椅上创作了不朽著作令人震撼。人生道路上的一些磨练其实是一种恩惠，它在人沮丧时开始反思自己，令人如获新生，向新的生活迈进。

　　鹰，一代天骄的代称。它犹如是生命的战士，为了能使生命再延长 30 年，面对那些痛苦的蜕变，它是放弃还是勇往直前？生命的战士们以追寻生命的真谛为第一优先，在追寻生命的真谛中经过 150 天的漫长痛苦操练，它们才可以再次展翅飞翔于辽阔的天空，成为空中的霸者。

　　从鹰的蜕变中反思人的生命过程，那种自我磨砺与再生的精神，恐怕连人类也是望尘莫及的。人生的过程往往会碰到各种困难的决定，人类也会经过脱胎换骨的蜕变。在我看来其实人类的蜕变就是自我的挑战，灵魂的洗礼，以达到质的飞跃。蜕变是人生不断进步的一个过程，生命的美丽在于每当回首自己生命历程时，它是一直不断更新向前发展的，而不是逃避后悔自己的一生。

　　鹰的蜕变不仅仅带给我们对生命的尊敬，它也是我们哲学的导师，它让我们看到，要延续下去，要发展下去，就要付出代价，就要大刀阔斧的改革，把老的，旧的，阻碍我们向前的一切东西全部铲掉。我们蜕变了才会重生，才会有新的动力。从唯物主义的角度看，任何事情都在变化，时代也在发展，所以我们现在看问题想问题的同时，不能只用一种方法，不能让旧思路限制我们的思维，我们要寻求突破，勇于改变，勇于转化。

　　当然，在转化改变的过程中会有数不清的挫折，这就好比鹰要重生时必须要把旧的羽毛一根根的拔掉，把脚指甲一个个的拔出来。这个过程是十分的痛苦的，但我们要学会承受，学会忍耐，因为我们知道自己的目标，知道自己想要什么，但必须要经历这些。

　　生命是宝贵的，这是人人共知的真理。生命是一种过程，这个过程里必然会有高潮、有低谷，有生命就会有周期性。就如自然界的一朵花，会有萌芽、茂盛、开花、怒放，也会有凋零、枯萎。一个企业同样也存在着生命的周期。

今日的戒毒人员，正处于生命周期中的低谷，多年吸毒积累下来的伤害如老鹰那逐渐厚实累赘的长喙重羽。戒毒人员犹如亟待蜕变的老鹰，面临着艰难的抉择：要么等死，要么下决心做一只断喙拔羽的雄鹰，经历剧痛以换取继续展翅翱翔蓝天。

鹰的故事寓意深刻，鹰的重生历程触目惊心，鹰的坚韧意志让我肃然起敬。切肤之痛会让懦夫止步，也更彰显出勇士的英姿。我们要从痛苦的另一面去发掘其中的价值，感悟鹰志当存高远的哲理，将目光直视前方更高、更远、更广阔的神秘空间。革新是一个自我否定，自我学习，自我提高的过程，没有鹰断喙拔羽的勇气，就会放弃或者毁灭我们的将来。

戒毒人员想想以前创造出的辉煌，也有能力延续明日的传奇。为了自己的生存，为了家庭更加美好的生活，"我们唯一的出路是，勇敢正视毒品的危害，理智承受戒毒的举措。"我们相信戒毒人员有决心经历像鹰一样的蜕变，开启新的生命周期，奋发图强，战胜自我，迎接新生命的到来！

鹰的重生带来的启示

鹰的重生——多么像一个人的一生：70多年的生命，40多岁当人生之路迷茫的时候，该是在那里坐以待毙、还是涅槃重生？

鹰克服了重重困难，让自己的生命又可以大放异彩30年。当人生走过40个春秋的时候，人们也感到对生活的疲惫——已经走过青春、结婚、生子、日子的枯燥无味，中年之殇大半家庭进入"黄牌警告"的时期，家里红旗不倒、家外彩旗飘飘！一堆堆怨妇把生活的怨气又撒到孩子的身上，于是又产生一堆"问题孩子"！妈妈们又在杞人忧天，这就是现在的社会现实状况！

曾经对美好憧憬的一切向往，在生活的磨砺中慢慢消失殆尽——仇恨、消极、抑郁、失望、怨愤……世界正处在"人间地狱"的满目疮痍，每一个人都在经历痛苦和悲伤！无一例外，我们怎么办？是哀嚎？是愤怒？是报仇？是冷漠？于是，在虚伪的面孔下，人们不停地去编织一个又一个谎言，去满足自己的虚荣心！在歌舞升平中浑浑噩噩度过每一天，因为不愿意自己面对孤独和寂寞，宁愿吃亏上当也要再退让，以从中找到自己的存在感！

有些人宁愿挨饿受冻也不愿自己动手丰衣足食，有些人宁愿走街串巷去流浪也不愿改变自己的观点，有些人非要挨到厄运降临自己的身上，也不愿主动了解世界！当孤陋寡闻的一群人听到一些新闻的时候，大惊小怪地呼叫到："从来没有的事情！""哪有的事情？"当看到一些事情的时候，就会束手无策！叫人简直无语——同一个世界，为什么这么大的差距？

因为你在歌厅兴奋不已的时候，他在默默耕耘——不管是看书、写字、绘画、练琴、下棋、锻炼……他在像毛竹一样4年里慢慢地长出3厘米，他在像水滴一样在岩石上水滴石穿，他在像鹰一样艰难熬过那150天！你在觥筹交错中度过光阴的时候，他在撕心裂肺、他在冥思苦想、他在卧薪尝胆，他决心不能就这样浑浑噩噩度过一生！泪水、汗水、苦水——在他这里都是磨炼！《孟子·告子（下）》曰："天将降大任于斯人也，必先苦其心志，劳其筋骨，饿其体肤，空乏其身，行拂乱其所为，所以动心忍性，曾益其所不能。"

当看到《鹰的重生》的时候，我被震惊了！一只鸟尚且可以做到："孤鹰不褪羽，哪能得高飞？蛟龙不脱皮，何以上青天？"何况一个人？作为一个人为什么不能去蜕变？为什么当生活出现问题的时候，就因为我们是高级动物——更多的狡辩在等着我们！就因为我们有自己的防御机制而找各种借口去回避问题吗？就因为我们是高级动物——所以就多了一份狡诈和诡辩！再简单的问题，也可以制造麻烦！再麻烦的事情，也可以找到借口！管理者拼命地施压，传递压力没有问题！但是方法很重要！从业者拼命地防御各种压力的来临，导致社会运转已经出现了链条断裂现象：公司不停地招聘，人员不停地流动——真正能留下来的有几个人？留下来真正用心做事情的又有多少人？鹰的改变是让自己活得更美好，不是踩着老路再一成不变地度过30年！那样的生命是毫无意义的！

当鹰在空中翱翔的时候，每个人都羡慕它的自由和拥有天空的自豪！可是，那150天的风霜雨雪有谁知道？就是现在知道了，又会有谁去陪伴它度过难捱的150天？就算有人去陪伴它，可是那份痛苦谁又替的了它？如果像人类的其中一群人，不愿意主动去做改变，那么燕雀焉知鸿鹄之志？看蓝天中鹰那矫健的身姿，你可知道——十指连心的痛苦吗？何况还是自己在岩石上打磨自己的喙，那是怎样的决心和忍耐？用新长的喙去拔除自己的指甲，又是何等恒心？华丽转身没有精美的羽毛怎么可以？忍着痛，再一根根拔掉曾经厚重的羽毛——这与我们人生路上的一些纠结很相似！佛家所说："真诚清净平等正觉慈悲、看破放下自在随缘念佛"，心中的一切苦、心中的一切难、心中的一切痛——就是那一根根羽毛！厚德载物——口德就是那喙呀！闭上自己的嘴，曾经的谎话、废话、妄语、痴语、恶语都统统丢掉九霄云外去！那指甲——就是一些贪心、贪念和对人的怠慢、无礼及一些己所不能却要侵占别人领地，不管是精神还是肉体……总之由于自己的无知无畏给别人带来伤害！

鹰的重生其实就是人生的又一次历程，连鹰都知道离开世界的时候要精彩地活一回！何况我们人类，口口声声说自己是高级动物——有时候人性的坚韧真的不如一只蝼蚁、一只蜗牛、一只乌龟、一头牛、一匹马……鹰都能重生，我们活在当下还有什么理由去找借口而不去改变自己？父母如果没有给你富裕的童年，那是我们没有机会选择父母！但是我们有权利选择自己的生活！如果生活没有给予我们幸福，那是机遇没到！天时、地利、人和——绝境中绽放生命的烟火，死而后生！鹰告诉我们：只有识时务者为俊杰，及时扭转局面——还是会反败为胜的！人生赌局不是运气好——是步步为营，才能步步赢！人生的赢家一定是那坚守寂寞和孤独，还有勇气改变自己的人！

　　看到鹰的重生——你还会拒绝改变吗？人生的幸福就在那拐角之处，只要付出真心的努力和耐心，你想要的一定会得到的！

学习单元九　戒毒人员心理危机干预

学习目标

　　知识目标：了解心理危机和戒毒人员心理危机的概念、分析发生的原因；干预的原则与步骤；掌握常见的戒毒人员心理危机干预方法。

　　技能目标：分析戒毒人员心理危机表现、几种常见的心理危机干预。

　　态度目标：认真、严谨、共情、尊重。

重点提示

　　心理危机　原则与步骤　案例分析

【案例】

　　戒毒人员秦某某，男，29 岁，已婚，儿子 3 岁，于 2015 年 4 月因吸食新型毒品被强制隔离戒毒 2 年。入所初期，秦某某非常配合戒毒所各项戒治工作，其他方面也表现非常积极，多次受到了民警的表扬。2015 年 7 月的某日，民警带领秦某某去会见妻子与小孩，一向表现正常的秦某某在会见途中突然大吵大闹，并用自己的头部用力撞击墙面，导致其头破出血。被民警及时阻止并送戒毒所医院进行处理。经民警调查得知，秦某某在 2013 年第一次吸毒被抓时曾经向提出离婚的妻子保证一定戒除吸毒，现在秦某某没有信守承诺，妻子便提出离婚，秦某某追悔莫及，一时冲动，便做出了过激行为。

　　此后的秦某某开始封闭自己，不与任何人交流；经常失眠，长期被噩梦惊醒；饭量比平时减少了一半，很少主动喝水。大队民警见其状况不好专门安排一名戒毒人员照顾其生活。在多次思想教育效果不佳的情况下，将秦某某的情况上报给心理矫治中心，中心心理咨询师对秦某某开展了心理危机干预，在对秦某某开展三次干预后，秦某某逐渐从"阴影"中走了出来，2 周后重新参加正常的戒毒戒治生活。

　　【思考】

　　1. 什么是心理危机？

　　2. 如何开展心理危机干预？

学习任务一　戒毒人员心理危机干预的概述

　　戒毒场所由于收治戒毒人员这一特殊使命，时刻都可能面临着各种影响场所安全稳定的突发事件。这些事件如果处理不当，将会产生一系列影响社会稳定的严重后果。戒毒场所对戒毒人员突发事件的防范工作非常重要，需要采取各种应对措施，其中之一便是对戒毒人员开展心理危机干预。戒毒人员心理危机干预是基于普通心理危机干预理论，结合戒毒场所的特殊性而开展的一项针对戒毒人员的危机事件干预措施。

　　在人的一生中，会遇到不同的心理危机。未成年会遇到"三观"形成过程中的认同危机；青年人一般会遇到恋爱和学业等方面的危机；中年人一般会遇到职务升降和社会关系等方面的危机；而老年人则会出现以精神和身体疾病为主的危机。不同年龄段的不同心理危机产生的原因不同，其导致的结果自然也不同，如果不能正确处理好这些危机，都会产生一系列社会问题。

一、心理危机的概念

　　"心理危机"一词出现在我国学术界的历史不长，但在二千多年前，大教育家孔子在"欲修其身者，先正其心；欲正其心者，先诚其意；欲诚其意者，先致其知，致知在格物。"（《礼记·大学》）的论述中，就倡导"正心""诚意"的心理教育思想，同时，强调心理健康对于修身、齐家、治国、平天下的极端重要性。尤其引以为豪的是在炎黄祖先留下的中医学典籍宝库中，不乏诸如有华佗"怒胜忧思"的经典心理危机干预案例。

　　1954年，美国心理学家卡普兰（G. Caplan）开创性地对心理危机进行系统性的理论研究，并于1964年首次发表心理危机干预理论，因而大家一致认为他是心理危机干预的鼻祖。他认为，当一个人面临困难情景，而他先前的处理危机的方式和惯常的支持系统不足以应对眼前的处境，即他必须面对的困难情境超过了他的能力时，这个人就会产生暂时的心理困扰，这种暂时性的心理失衡状态就是心理危机。

　　综上所述，心理危机是指当个体或群体受到某些应激事件的影响或挑战时，而该个体或群体先前的应对方式不足以应对这些影响或挑战，其心理所处的高度紧张、迷惑的失衡状态。

二、心理危机的原因分析

　　美国心理学家卡普兰研究发现，心理危机本质上是伴随着危机事件的发生而出现的一种心理上的失衡状态。学术界对引起这种失衡状态的原因进行了深入的分析，发现导致这种失衡状态的原因有各种各样，但综合起来可以分主观因素和客观因素两个大的方面。

（一）主观原因

1. 人格特征。人格特征影响着个体的行为方式、生活方式和习惯，也影响着个体对心理社会刺激物的认知评价，决定了个体应对危机的方式和危机反应的类型和强度。敏感、内向的人格特征在面对危机事件时比他人更容易导致心理危机。造成这种差别的原因可能有两个：一是内向性格者不容易及时地得到和利用社会支持。二是内向性格的人往往把注意力指向自身，特别是自己所作出的无效应对反应上。这会加剧消极的情绪体验，从而使应对行为更加无效，增加生活事件的消极影响。

2. 认知评价。人们对事物的心理反应在很大程度上依赖于对世界的知觉和解释，即认知评价。如果事件本身可能对大多数人具有威胁性，但未被当事人觉察，或被理解为是积极的或没有危险的，那么就不会产生危机反应。相反，如果事件不具有威胁性或者属于积极意义的，由于错误判断为具有威胁性，也会使个体产生危机反应。正如古希腊哲学家爱比克泰德（Epictetus）所说："困扰人的不是事情本身，而是对事情的看法。"加拿大病理生理学家塞里（Hans Selye）有着相似的看法："问题不在于发生了什么，而在于你如何对待它。"

3. 躯体疾病。血栓、心脏病等急性疾病以及糖尿病、肾病、癌症等慢性疾病，当事人由于受到疾病病情、进展状况及预后的影响，焦虑、恐惧、抑郁等情绪问题格外突出。因心理压力可导致情绪低落、悲观绝望，严重者甚至出现自杀意念或行为。同时，长期的疾病状态也可能会导致性格的改变，如总是迁怒别人，指责医生未精心治疗，埋怨家庭未尽心照料等，故意挑剔、因小事勃然大怒。他们对躯体方面的微小变化颇为敏感，常提出过高的治疗或照顾要求，因此导致造成患者的主观痛苦及医患关系、家庭关系的紧张或恶化，甚至导致患者及周边人群的心理危机。

（二）客观原因

1. 自然环境。自然环境包括无法克服的自然条件的限制，它是那些给人们的生命和财产造成严重威胁和损失的自然状况的突变，包括雨量的变化（干旱、大水泛滥、山洪暴发等）、地震、台风或龙卷风、流行性传染病以及其他自然灾害等。这些自然环境中的突变不仅会危及生命，还会严重影响人们的正常生活，由自然灾害引发的心理危机事件更是屡见不鲜。

2. 社会环境。社会环境也会引发危机的产生，如遭遇到政治动荡、金融危机、人际关系紧张、才能发挥受挫、恋爱婚姻失败、家庭矛盾等，这些社会性危机事件往往都是心理危机产生的外部诱因。

三、心理危机干预的概念

一般认为，心理危机不是一种疾病，而是一种情感危机的反应过程。在发生心理危机时对当事人表示关怀，提供援助常可帮助他们摆脱困境。如果处理不当或任其发展，会出现不良反应，甚至出现自杀的严重后果。危机干预就是帮助出现心理危机的人度过困境，重建心理平衡。危机干预是一个短期的帮助过程，是运用个人、社会和环境资源，对处于困境或遭受挫折的人给予关怀和帮助，国外有时也称为情绪急救。危机干预不仅可以防止危机的进一步发展，而且还可以帮助个体学会新的应付技巧，使心理平衡恢复，甚至超过危机前的功能水平。

综上所述，心理危机干预是指采取紧急应对的方法帮助危机者从心理上解除迫在眉睫的危机，使其症状得到立刻缓解和持久消失，心理功能恢复到危机前的水平，并获得新的应对技能，以预防将来心理危机的发生。

四、心理危机干预的目的

开展心理危机干预，是为了达到一定的干预目标，而这个目标就是我们所希望达到的目的。心理危机干预的目的主要有两个：一是恢复心理平衡和动力；二是避免自伤或伤及他人。

（一）恢复心理平衡和动力

压力和动力是生活之中不可或缺的两个方面，好像人的两只手或两条腿一样不能缺少一个。当人生一点压力都没有的时候，人生的积极向上的"心"就已经死亡了，接着就是悲剧的人生。但是压力太大，人的"心量"又不是很宽阔，承受不起的时候，压力就起到了负面的作用。二者本来就像矛和盾一样，平衡是相对的，不平衡是经常的。最关键点是要将压力转化为不断促进自己前进的动力，从而认识自我、平衡自我、调控自我、解脱自我、提升自我，找到心理的平衡点。心理危机干预就是在原有的心理平衡被破坏、动力被耗尽后，采取必要的措施尽量恢复到正常拥有的心理平衡与动力。

（二）避免自伤或伤及他人

对个体开展心理危机干预最基本也是最重要的目的之一，就是最大限度地保护好当事人及其身边的其他人，尽量避免产生自伤、自杀行为，也要尽量避免当事人的过激行为伤害到他人。部分人认为，一个成功的心理危机干预的标准，就是成功阻止个体产生破坏行为和产生躯体上的损害。但实际上我们不能以这样的标准来衡量心理危机干预成功与否。只要通过干预，能避免自伤或伤及他人是最好的结果，完全达不到这个标准，那么只要降低了损害的程度或防止后果的进一步恶化，我们就认为这是一次成功的心理危机干预案例。

五、戒毒人员心理危机干预

戒毒所是政府帮助戒毒人员戒除毒瘾的特殊场所，戒毒人员由于长期吸食毒品，导致其心理问题频发，人格发生扭曲，在出现心理危机时，容易采用过激的手段来处理，从而对自身安全和场所安全造成严重的影响。为了避免此类情况发生，戒毒场所的各级部门积极开展了相关工作——对戒毒人员开展心理健康教育、加强心理危机干预人员专业化培训、设立了心理危机干预职能部门、制定了相应的心理危机干预工作制度等，以确保戒毒场所出现危机事件时能够及时有效地采取干预措施，避免或最大程度减少危机损害程度。

（一）戒毒人员心理危机干预的概念

戒毒人员心理危机干预是戒毒场所心理干预人员或其他接受过危机培训的专业人员对处于危机事件中的戒毒人员采取相应的心理干预措施，帮助戒毒人员解决危机事件，适应戒毒场所环境，恢复正常心理状态，从而增强戒毒信心。

戒毒场所开展心理危机干预不同于其他社会场所开展心理危机干预，原因有两个：一是危机地点特殊，二是危机干预对象特殊。危机地点特殊指戒毒场所作为政府戒治吸毒人员的执法场所，危机事件直接影响着执法公信力，后果影响更大。危机干预对象特殊是戒毒人员在违法者、病人与受伤者三者身份兼有的情况下发生的危机事件注定具有复杂性。

（二）戒毒场所心理危机产生的原因及分析

戒毒场所心理危机事件的发生，原因是多方面的，通过对历年数起危机案例进行分析，大致可以分为以下几个方面因素。

1. 场所适应不良。通过相关案例分析，新入所阶段是戒毒场所发生心理危机事件的高发时段，其主要原因与戒毒人员对场所适应不良有关。戒毒人员，尤其是"首进宫"戒毒人员对高墙、铁窗、警察和各种规章制度会产生各种心理适应性问题。一般情况下，多数戒毒人员能够运用自身的心理调试能力"战胜"不良症状。但少数戒毒人员因为心理调试能力差或危机事件影响力超出了可控范围，适应不良就会导致心理问题，最终转化为心理危机，促使戒毒人员做出一些影响戒毒场所安全稳定的危机事件。

2. 亲情结构重建失败。研究发现，戒毒人员中以家庭为主的亲情关系破损情况比较普遍，尤其"复吸"型戒毒人员，这种情况更为突出。由于"复吸"的原因，戒毒人员与亲友之间存在比较严重的矛盾冲突，很多吸毒人员与家人是长期不来往、不沟通。这些吸毒人员被隔离后，面对失去自由和社会支持系统，其内心是非常需要家人的支持的。这其实是一种安全感缺失后的心理饥渴的外在显现，心理上表现为对陌生人的高度敏感和高度防范，对亲人强烈地希望被重新理解和接纳。但由于多种原因，亲友对戒毒人员的期望得不到有效的回应，必然拒绝作出回应，导致亲情结构重建失败，这是戒毒人员自暴自弃，做出危机事件的重要因素之一。

3. 戒毒矛盾心理。在与戒毒人员交流过程中，我们发现戒毒人员往往存在对戒毒矫治的矛盾心理。一方面深知吸毒导致自己和家人身心受到严重的危害，有强烈的戒毒愿望；另一方面却非常享受吸毒后的欣快感与满足感而不能自拔；一方面非常需要社会的支持与家人的理解，希望倾诉自己的不幸，另一方面却拒绝与他人交往，害怕被人看不起；一方面明白戒毒所高墙隔离是为了帮助他们戒除毒瘾，另一方面却非常反感被强制的行为。这些矛盾心理时刻折磨着戒毒人员的心理，并会在很长一段时间内影响着戒毒人员对周边事物作出正确的判断，一旦判断失误，就会产生危机事件。

4. 戒毒过程中的不良戒断反应。戒毒人员在戒毒所里至少要接受一年多时间的强制隔离戒治过程，期间会有各种戒断反应和不良情绪冲击：要承受毒品对个人的身体、精神、心理上的伤害产生的痛苦；对于家庭成员之间生老病死的爱莫能助；夫妻之间婚姻关系的破损；对场所适应能力的强弱；对其他戒毒人员的人际交往的能力；对出所后没有拒毒能力而再次吸毒等事件，都会使戒毒人员产生不良情绪并波动。如果戒毒人员情绪失控，就会导致戒毒人员做出一些影响场所安全稳定的危机事件。

（三）戒毒场所心理危机事件的防范措施

戒毒场所作为政府对吸毒人员强制隔离戒毒的特殊场所，安全稳定工作一向作为重点来落实。心理危机干预作为防范和处置各类安全事故的重要方法与措施，也越来越得到各级领导和部门的重视。近几年，心理危机干预工作在戒毒场所取得了有效的发展，也取得了一些建设成果。那么，戒毒场所为了降低危机事件发生的概率，提高心理危机干预工作的有效性，我们认为可以从以下几个方面开展防范措施。

1. 加强新入所戒毒人员的心理健康评估。新入所戒毒人员的心理健康评估是非常有效的，是成本最低的防范危机事件的措施之一。心理健康评估包括标准化评估和非标准化评估。

标准化评估是通过心理测试软件对新入所戒毒人员进行的心理健康程度测试，如 SCL－90、MMPI、SAS、SDS 等。需要特别说明的是，我们不能唯测试论，即不能把心理测试作为心理评估的唯一标准、更不能将心理测试结果作为评估的唯一依据，因为影响心理测试的因素很多，容易导致心理测试结果出现偏差。

非标准化测试指通过管理民警或心理咨询师对戒毒人员的观察与交谈，掌握戒毒人员的心理活动内容，从而做出一份非标准化的心理测试结果。相对于标准化心理评估，非标准化心理评估的操作性更强一些，评估依据更严谨一些，但前提条件是评估人必须具有一定的管教工作经验和较好的心理学知识与技能。

2. 加强戒毒人员的心理健康教育。戒毒人员在生理脱毒、戒治、康复和回归等阶段，会出现不同性质、类别的心理问题和症状表现。生理脱毒阶段会出现以脱毒导致的生理不良症状为主的心理问题；入所初期会出现以场所适应不良为主的心理问题；康复阶段会出现以不良情绪导致的心理问题；回归前会出现因前途迷茫而出现的心理问题等。这些问题都是相对有规律的，因此可以通过讲座、课堂化教育、专栏专刊宣传等形式开展戒毒心理健康知识教育，目的是让戒毒人员提高认识水平，以及出现心理问题时应该怎么处理，从而有效防范戒毒人员心理问题的出现或降低心理问题恶化为危机事件的概率。

3. 落实心理危机干预相关工作。心理危机干预工作能够有效开展，不仅需要有一支业务素质高的队伍力量，还需要与之相适应的物力、财力与制度作为保障措施，才能在关键时刻发挥作用。现在全国各戒毒单位都建立起了心理咨询师队伍，个别省份还专门建立了心理危机干预队伍，随时准备参与处置戒毒人员危机事件，这是有力的工作保障，也是今后发展的一个方向。

以上三个方面的工作措施，在一定程度上能够有效防范戒毒场所出现危机事件，除此之外，加强亲情帮教，加强重大节日管理，加强重点人员、重点部位、重点时段管理等措施也能有效防范危机事件的发生。

学习任务二　戒毒场所心理危机干预原则与步骤

戒毒场所因其社会功能、戒治对象、管理方式的特殊性，戒毒人员发生心理危机的概率较高。戒毒场所必须做好应对各类心理危机的准备措施，最大限度地减少危机导致的影响程度。根据心理危机事件的不同类型与严重程度，采取不同的心理危机干预措施，但总体的原则与步骤相似，具体如下：

一、戒毒场所心理危机干预的原则

戒毒场所心理危机不同于其他社会危机，无论从干预的目的性还是专业性分析，都需要坚持以下四个方面的原则：

（一）生命第一的原则

心理危机事件干预过程伴随着各类危险，生命会在一定程度上受到威胁，无论作为危机对象的戒毒人员还是参与心理干预的管理民警，生命权都应该得到重要保护。干预过程中，戒毒人员会做出一些过激的行为，提出一些过分的要求，甚至对其他人员产生间接或直接的伤害，参与民警在做出相应行为时，必须坚持生命第一的原则，将行为不利后果控制在最低程度，确保戒毒人员的生命权受到保护。

（二）安全性原则

戒毒场所心理危机类型与性质不同于其他的社会心理危机，必须坚持"确保场所安全稳定"这一基本原则。没有安全稳定，戒毒场所就失去了其社会功能，也会引起负面的社会舆论，从而导致更大的危机事件。因此，在开展戒毒场所心理危机干预工作时务必坚持安全的原则。

（三）系统性原则

场所心理危机干预工作是一个系统性工作，干预工作需要有计划的完整开展，避免"有始无终"或者"重干预轻善后"从而产生新的心理问题。我们看到的往往只是心理危机干预人员对危机人员进行直接作用的过程，其实在其背后有着大量的人力资源与物力资源为干预人员提供支持，戒毒场所各部门在相关领导统筹指挥下有序地开展分工明确的工作，因此，干预工作应该坚持系统性原则。

（四）保护隐私的原则

心理危机干预中最容易忽略的是为了干预效果从而忽视了保护当事戒毒人员的隐私。特别应该强调，保护隐私与确保干预效果之间是不矛盾的，如果在干预过程中注重当事戒毒人员的隐私保护，会让戒毒人员感受到被尊重从而增加干预的效果，在后续的跟踪与善后过程中减少许多不必要的麻烦。

二、戒毒场所心理危机干预的步骤

社会心理危机干预过程对戒毒场所心理危机干预工作具有借鉴意义，但不能机械地照搬照抄，应该结合戒毒场所特殊性这一实际情况。最主要的是需要考虑相关干预步骤在戒毒场所的可操作性，脱离了戒毒场所的实情基础，干预将不能取得预期的效果，甚至产生更大的危机。场所心理危机干预的步骤如下：

（一）心理危机问题确认

场所心理危机问题确认工作分为两步。第一步是信息排查确认，危机产生前会有诸多信息产生，管理民警要善于从这些信息中寻找出可能的危险。根据信息来源的不同分为戒毒人员主动报告、其他戒毒人员汇报和管理民警线索发现三种情况。第二步是危险行为确认，心理危机无论是对本人还是对他人产生可能的危险或已经产生危险，都是行为确认的判断标准。这些危险最终都会对戒毒场所的安全稳定构成实质性破坏，因此需要对危机进行干预，即启动心理危机干预预案。

（二）启动心理危机干预预案

启动心理危机干预预案需要注意以下三个方面内容：其一，根据不同心理危机情况制定相应的干预预案，如自杀预案、行凶预案、脱逃预案、PTSD预案等；其二，干预预案要结合戒毒所的实际情况，实施预案需要考虑诸如警力分配、医疗水平、心理干预能力等；其三，预案要定期演习，通过演习查找预案中的欠佳部分，逐步完善，提高预案的可操作性和科学性。

（三）实施干预

实施干预应对危机的类型和性质进行"红色、橙色、黄色"三个等级区分。"红色"是最高等级，指计划或已经实施严重影响场所安全稳定的重大事件，如自杀、行凶、劫持、脱逃等。该级别的危机干预为所级预案，由分管所领导指挥全所各职能部门实施；"橙色"是次高等级，指心理问题已经严重影响戒毒人员本人和他人正常的戒治生活，有继续发展并意向造成危险的行为，如严重的焦虑、抑郁等。该级别预案由心理职能部门（心理矫治中心）负责实施，戒毒人员所在大队民警做好配合工作；"黄色"是低等级，即一般性心理困扰无法克服，影响戒毒人员本人的正常戒治生活。如场所适应不良、家庭问题等。该级别预案由戒毒人员所在大队兼职心理咨询师或转介给心理工作的职能部门（心理矫治中心）实施。

（四）跟踪与善后

心理危机处理完成后，干预工作仍然需要进行，根据危机事件结果的不同，需要对危机当事人（戒毒人员）、危机处理者（民警）和危机参与者（其他戒毒人员）等进行不同程度与方式的心理干预，重点是危机当事者。如果危机事件干预失败，后续跟踪干预工作将非常重要，跟踪期甚至长达数月，干预工作有时也会需要配合药物治疗；如果危机事件干预成功，干预工作人员一方面需要对危机当事人进行必要的善后工作，确保干预的成效；另一方面要对干预事件进行必要的总结，以便对危机干预方案进行更科学的优化。

 学习任务三 戒毒人员几种常见的心理危机干预

【案例】戒毒场所自杀干预

由于戒毒场所工作的特殊性，戒毒场所心理危机干预事件主要有：自杀、自残、逃跑、行凶等，其中自杀事件比较有典型性。在此以自杀事件为例，分析自杀心理危机干预案例的干预工作。

一、案例陈述

詹某，浙江籍，31岁，大专文化，已婚，入所前从事室内装饰设计。因吸食新型毒品被强制隔离戒毒2年。

詹某刚入所时戒毒愿望非常强烈，戒治活动参加比较积极，虽然性格内向，话也不多，但与民警和其他戒毒人员交往都比较正常。在一次亲属会见后，当得知远在老家的母亲因为他吸毒被抓而一病不起，已经住院半个月。更让他不可接受的是曾经恩爱的妻子在会见时主动提出了离婚的想法，原因主要是为了孩子的成长，况且妻子也已经受够了詹某吸毒给她带来身体与心理上的一次次的伤害。这两件事，每一件事都像一把刀插向了詹某的心脏，让其痛苦不已。于是，回到大队后，詹某开始封闭自己，不愿与人交流、不愿参加各项活动；晚上开始失眠，常常一夜只能睡二三个小时；不停地讲一些自责的话，如对不起母亲、妻子和儿子，都是自己伤害了家人，自己活着只会让他们更伤心等。大队管理民警发现情况后，及时采取了一些防范措施，并向所领导汇报了情况。按管理制度要求与心理矫治中心民警进行了沟通，心理矫治中心安排了两名心理危机干预民警对詹某进行了干预措施。咨询师多次开展摄入性谈话，了解了其内心真实的想法与痛苦的原因，对詹某进行心理辅导；找詹某妻子做了思想工作；向医院了解了詹某母亲的病情已经大有好转并转告詹某，如此一系列工作后，詹某终于放下了"包袱"，接受了干预民警的心理辅导，最后拿出了一小片被他私藏的准备割腕自杀用的金属片，这场危机得以有效处置，防止了一起自杀事件的发生。

二、案例分析

针对上述案例中詹某的自杀未遂事件，心理危机干预民警采取了一系列干预措施，最终成功防止了自杀事件的发生。结合这个案例，我们来分析一下，面对自杀危机，应该做好以下两个方面的工作。

（一）正面接触，掌握第一手资料

任何危机事件的发生都不是偶然，其背后一定隐藏着一件或几个事件。因此，干预的第一步就是与干预对象进行正面接触，分析其自杀的动力、原因等。对此，干预人员首先需要从自杀者身边的人了解具体情况；其次，需要查看一些档案资料，了解吸毒史、病史和家庭情况；再次，需要运用倾听等技术了解自杀者传达出来的信息；最后，要建立起干预关系，为开展干预措施做好准备。干预人员需要用开放的态度对待他们，让他们知道干预人员真正明白他们的痛苦和郁闷。在倾听的同时，根据需要收集的资料内容进行必要的提问。

倾听过程中，干预人员要理解和接纳当事人所有的抱怨和反常情绪。若干预人员对干预对象的抱怨进行批判和指责，或者当干预对象表现为情绪低落、焦躁不安时干预人员不予同情，他们很可能会更加无助，情绪会更加波动，不但无助于良好干预关系的建立，还可能对当事人造成进一步的伤害。

（二）对自杀危机情况进行综合评估

研究发现，自杀者在实施自杀行为前，都会有三种程度的自杀信息：危险信号、求救信号和自杀信号。我们通过对这三种程度信息的分析，可以对一个自杀案例作出危险程度的评估，从而为采取干预措施做准备。

1. 危险信号。危险信号指刺激较大却不能有效处理的负性事件，如戒毒人员出现严重的抑郁症状、家族有自杀史、吸毒导致精神异常、家庭关系破裂、家庭成员伤亡、与管理民警或其他戒毒人员之间发生严重冲突事件等负性事件。戒毒人员暴露的危险信号越多，自杀的危险性就越高。多因素的联合效应而不是单因素的独特效应增加了自杀的危险性

2. 求救信号。很多时候，我们都会主观地认为企图自杀的戒毒人员是不会向别人求救的，这是错误的观念。企图自杀的戒毒人员会感到内心的孤独和无法承受的心理压力，会出现安全感缺失、自我价值降低、失去自尊、感到羞耻。此时戒毒人员还是非常希望得到别人的关注、理解和接纳，会出现一些求救信号（见"本单元实训项目二　认识与分析戒毒人员自杀心理危机"的有关内容），掌握了这些求救信号的特点与规律，我们就能采取有效的、针对性强的干预措施。

3. 自杀信号。临床调查表明，六成到八成的自杀者在采取自杀行为前的最后阶段，还会有不同程度的语言与行为表现，实际上是向人们发出最后的明确自杀信号。当这个信号没有得到回应，或者回应不及时，将失去对自杀者最后的帮助机会。反之，如果身边的人及时发现信号，实施干预，自杀是能预防的。在戒毒场所，我们可以从以下几个方面去发现这些信号：

（1）言语暗示。如戒毒人员用暗示或明确的语言向他人表达"都是因为我吸毒，我干脆死了，他就不会……""没有我，他可能会生活得更好""我恨我自己没用，活着一点意义也没有""无论家人还是警官，谁都帮不了我"等。

（2）告别行为。戒毒人员不寻常地通过亲情电话、写信与家人告别；将平时隐私的事突然主动告诉其他戒毒人员；主动向管理民警表示感谢；整理个人物品并赠送物品。

（3）性格改变。性格是比较稳定的，不易改变。当一个人的性格突然改变了，本身就隐含着一些突发事件的出现。如戒毒人员由内向胆小变得开朗外向、从仇恨他人变得宽容他人、从吝啬小气变得慷慨大方等。这些都是性格改变后的

外在显现。

（4）仪表改变。戒毒人员在仪表仪容上突然改变，如一向整洁的戒毒人员变得不愿打扮清洁、衣着凌乱；或者一向穿着随性的人变得很在乎外表，仪容仪表风格全变。

（5）抑郁情绪。戒毒人员的自杀行为常伴随着抑郁情绪，如情绪低落、入睡困难、失眠多梦、自责悲观、兴趣下降、反应迟钝等。这里需要特别说明一点：抑郁情绪在自杀行为前，开始是情绪低落，经过一段时间后，情绪会突然好转，这是个需要特别重视的信号，因为这个情绪表现的是一种不协调的情感反应，是一种明确的自杀信号，除非其真实地放弃了自杀想法。

三、案例总结

戒毒场所的自杀事件比较典型，也属于自杀高发地点。因此各级各部门都要特别重视防范戒毒人员自杀事件的发生。由于管理民警的专业能力容易受社会态度与社会认识的影响，往往会出现一种错误观念，而这些错误观念如果不及时纠正，便会增加戒毒场所自杀事件的发生频率，具体有以下几个误区：

误区一：自杀都是突发事件，无规律可循。自杀确实带有突然性，但是戒毒人员的自杀行为在发生之前肯定存在直接或间接的危险信号、求救信号和自杀信号。只要我们的管理民警、戒毒人员及时发现这些信号，找出一些有规律性的线索，采取必要的干预措施，就能最大程度降低自杀案件的发生。

误区二：自杀是一种痛苦行为，戒毒人员会很难抉择。从旁人角度理解自杀行为，关系到生与死的重大决定，一定痛苦无比；但真正选择自杀的戒毒人员的确会出现一个痛苦抉择的过程，一旦决定了，戒毒人员会欣然接受自杀，会意识到没有什么比自杀更轻松、更容易、更合情合理。因此，自杀不都是痛苦的抉择。

误区三：威胁别人要自杀的戒毒人员不会真自杀。戒毒人员由于吸毒导致一些心理问题，常受社会的歧视，悲观厌世情况下常常会讲一些自杀言论。戒毒所管理民警常将这些言论当作怨言，时间长了便不会重视，这是非常危险的。事实证明，大量的自杀者曾经对他人公开过自己自杀的想法。

误区四：与自杀倾向的戒毒人员谈及自杀会诱导其自杀。一般情况下，对一个想自杀或已经采取自杀行为的戒毒人员谈及自杀问题，会让戒毒人员产生一种被理解、接纳和信任的感觉，缓解他们内心的冲突与压力，促使其重新评估自杀选择的可靠性和必然性。

误区五：戒毒人员自杀都是因为内心冲突，痛苦不堪。戒毒人员不同于普通社会民众的自杀行为，很多戒毒人员除了由于负性生活事件选择了自杀行为，还有一部分戒毒人员是因为甲基苯丙胺对大脑神经的伤害，特别是在"甲基苯丙胺类精神分裂"的影响下做出的自杀行为，不存在内心冲突，更不会出现痛苦情绪，因为这是精神分裂的异常行为。

以上五个方面的内容是比较典型的错误观念，戒毒场所根据地域、文化、经济发展情况不同，各地都会容易产生不同的导致戒毒管理民警对自杀错误的观念。同时，戒毒人员负性生活事件不同、生活背景、吸毒史也会影响着不同自杀观念的形成；这两个方面都是我们自杀危机干预必须认真分析与研究的重要内容之一。

【案例】戒毒人员家庭重大生活事件干预

戒毒人员虽然身处与外界隔离的戒毒场所，但其始终是社会成员之一，尤其与家庭的关系不可能断绝。个别戒毒人员甚至因此与家庭的关系更加紧密，与家庭成员之间的交往更加亲密。同时，社会事件对戒毒人员的影响也会因为戒毒人员被隔离而产生的孤独感使戒毒人员倍加关注，特别是直接与自身利益相关的家庭生活事件，如家庭成员的离婚、重伤、死亡、破产等，如果戒毒人员不能正确理解这些负性生活事件，没有正确的应对措施，便会产生危机事件。

一、案例陈述

李某，贵州籍，37岁，小学文化，已婚，家里还有妻子与两个儿子。2003年曾因吸毒被劳教戒毒一次，2015年3月在杭州一旅馆内被查获吸食毒品，被强制隔离戒毒。

2015年9月，戒毒所管理科接到李某户籍所在地公安机关的电话，称李某的妻子与两个儿子被追债人行凶砍伤，致妻子与大儿子死亡，小儿子被村民送至医院抢救，暂时还未脱离危险期，凶手已投案自首。公安机关希望戒毒所协助办理相关外出手续，让李某能回贵州老家，处理妻子与大儿子的后事。戒毒所领导与相关职能部门及时研究处理措施，并第一时间向省戒毒局呈报拟同意李某请假外出处理家属后事手续。

分管副所长召集戒毒所的医生、心理咨询师、法制科民警和李某所在大队分管民警一起商讨在确保安全的前提下如何将事件告知李某，并要求各部门做好可能产生的各类危机的应急措施。如医生准备好急救设备，随时准备抢救；由心理咨询师告知李某事件；法制科民警做好现场相关材料收集工作。当天，李某正在教育中心接受康复训练，大队民警将李某带到了心理矫治中心宣泄室。心理咨询师提前告诉李某有件很严重的事发生了，希望他有心理准备。李某马上问是家里出事了吗？心理咨询师点了头，并且告诉他事件非常严重。李某呆着了，一会儿他要求民警把事件告诉他，他有心理准备，并且说"出来混迟早要还的……"等话。然后心理咨询师先告诉他家里遭到了讨债人的行凶，有家人受了重伤，也有不幸死亡的。李某马上问谁死亡了，心理咨询师告诉李某，妻子与大儿子死亡，小儿子重伤，现还在重症监护室，尚未脱离危险期。李某听到此事，没有哭泣，也没有叫喊，只是呆着。心理咨询师走过去，拍了拍他的肩膀，告诉他想哭就哭出来，心里会好受点。这时李某才哭出了声音，越哭越响……

半个小时后，李某逐渐恢复了理智，询问了凶手是谁，家里谁在处理，自己能否回家看看等问题。所领导认为时机成熟，示意法制科民警将外出手续的相关程序和要求告诉了李某。当天下午，省戒毒局便批复了李某请假外出手续，戒毒所安排了2名驾驶员和2名民警陪同李某回家处理家属后事。

事后李某对戒毒所的其关心与照顾表示了感谢。李某回所后，戒毒所专门安排了2名戒毒人员照顾其生活3个月，期间心理咨询师定期对李某进行心理咨询，帮助其应对事件后的各类心理问题，直到其解除强制隔离戒毒。

二、案例分析

本案例中对李某的重大生活事件危机干预措施是比较成功的，不仅确保了场所安全稳定，也取得了较好的社会效果。从危机干预过程分析，我们认为以下几点值得今后借鉴。

（一）统筹协助，配合默契

危机事件发生后，戒毒所领导对此事重视的态度对成功处理事件起到了非常关键的作用。在所领导的统一安排下，统筹协调医院、管理科、教育科、法制科、后勤保障科、心理矫治中心等职能部门采取了措施，各部门各司其职，默契配合。

（二）认真准备，真心帮助

危机事件中，李某的遭遇是任何人都无法接受的，干预过程中戒毒所方面做好各种最坏的打算，比如所部医院准备好的急救药品与器械、戒毒所警力紧张情况下安排了2名司机与2名民警连续赶路48个小时护送李某回家处理丧事、省戒毒局特事特办，外出手续上午报送下午批准，所有这些都体现出戒毒所在危机事件处理过程中的专业水平和社会责任感。李某全部都能看到和感受到这一切，48小时外出阶段能积极配合，工作措施安全，回所后积极参加戒治生活，都与此有关系。

（三）充分宣泄，倒尽"垃圾"

案例中李某最初听到家里的遭遇事件时并没有大哭大闹，而是"发呆"了，这种反应其实很正常，在很多创伤后应激障碍事件中经常会遇到。但这并不是说不需要宣泄，因此也就有了案例中心理咨询师"提醒"李某哭泣，李某才开始了哭泣。如果李某申请外出办理家属丧事，就必须让其充分宣泄，尽一切可能让其把心里的愤怒、自责等不良情绪像倒垃圾一样最大程度倾倒干净，否则带着强烈不满情绪的李某外出，在其熟悉的家乡，谁都不能保障不出一点意外。

（四）"防""治"结合，确保安全

案例中李某回所后，戒毒所对李某继续安排心理咨询师对李某开展心理咨询与辅导，帮助他走出最艰难的时间，尤其是"逢七"的那些天，心理咨询师及时开展咨询，防止情绪低落的李某做出过激行为。与此同时，李某回所后有积极表态与行为，但戒毒所并没有因此而放弃对其的防范措施。如专门安排其他戒毒人员与其一起生活长达3个月；管理大队将李某列为"重点人员"，并安排一名民警作为责任民警负责对李某开展思想教育；大队每周对李某开展思想动态分析会，收集情报加强对李某的掌控，做到"外松内紧"等，在积极帮助他的同时，也没有放弃对其的管理防范工作，有效地确保了李某在所期间的安全。

【单元小结】

1. 心理危机是指当个体或群体受到某些应激事件的影响或挑战时，而该个体或群体先前的应对方式不足以应对这些影响或挑战，其心理所处的高度紧张、迷惑的失衡状态。

2. 产生心理危机的原因各种各样，综合起来可以分主观因素和客观因素两个大的方面。主观原因：人格特征、认知评价、躯体疾病；客观原因：自然环境、社会环境。

3. 心理危机干预是指采取紧急应对的方法帮助危机者从心理上解除迫在眉睫的危机，使其症状得到立刻缓解和持久消失，心理功能恢复到危机前的水平，并获得新的应对技能，以预防将来心理危机的发生。

4. 心理危机干预的目的主要有两个：一是恢复心理平衡和动力；二是避免自伤或伤及他人。

5. 戒毒场所心理危机干预是戒毒场所相关专业人员对戒毒人员在戒毒矫治过程中出现的危害自身或他人的危机事件采取心理干预措施，帮助戒毒人员适应戒毒场所环境、恢复心理平衡、增强戒毒信心。

6. 产生戒毒场所心理危机事件的原因，大致可以分为以下几个方面因素：场所适应不良；亲情结构重建失败；戒毒矛盾心理；戒毒过程中的不良戒断反应。

7. 降低危机事件发生的概率，提高心理危机干预工作的有效性，可以从以下几个方面开展防范措施：加强新入所戒毒人员的心理健康评估；加强戒毒人员的心理健康教育；落实心理危机干预相关工作。

8. 开展场所心理危机需要坚持以下四个方面原则：生命第一的原则、安全性原则、系统性原则、保护隐私的原则。

9. 戒毒场所心理危机干预的步骤：心理危机问题确认、启动心理危机干预预案、实施干预、跟踪与善后。

【思考题】

1. 分析戒毒场所心理危机干预与社会心理危机干预的区别。

2. 根据戒毒场所特点，制定一份戒毒人员自杀心理危机干预方案。

3. 谈谈完成戒毒场所危机干预后，应该注意哪些事项。

实训项目

项目一　认识与分析戒毒人员脱逃心理危机

一、任务描述

戒毒人员在遇到突发事件或面临重大的挫折和困难，由于受到戒毒场所各种客观条件限制，导致戒毒人员既不能回避又无法用自己的资源和应激方式来解决问题时常常做出过激的心理反应。我们需要认识不同性质的心理危机的类型，以便工作中能采取科学应对方式。

二、实例示范

【案例】

戒毒人员王某，江西籍人，1988年10月出生，初中文化。王某从小学五年级开始便与社会人员混在一起，在父母的压制下，才勉强读完了初中，后与同村朋友外出打工。在外期间因打架、盗窃等违法行为多次受到行政拘留。2010年开始吸食毒品，对毒品的危害性认识不足。错误地认为吸毒不像打架、盗窃这样危害到别人，并不违法，所以对被强制隔离戒毒表现出对抗情绪。在戒毒所期间经常违反所规队纪，期间因对民警批评其生产任务未完成而与民警发生冲突，当晚在准备实施逃跑时被值班民警发现，及时制止了一起戒毒人员脱逃事件的发生。

1. 实施逃脱的主观原因：①不愿戒毒，企图以逃跑的方式逃避惩罚；②仇恨举报人或办案人员，图谋报复；③毒瘾难受，企图逃跑抗拒约束；④向往"自由"，不甘心身陷限制，希望摆脱强制；⑤表现差，不思进取，干脆破釜沉舟，孤注一掷；⑥思乡念亲，家庭变故，心理发生了变化，走"捷径"。

2. 脱逃客观方面的因素和能够成功逃脱的客观条件：①民警管理管教方法不当，处理问题不公，引起不满和抵触情绪；②家中发生重大变故，如亲人病危、死亡，配偶离婚等；③受人欺压、打击，使其不堪忍受；④管理不严，控制不力，监管中存在漏洞，给戒毒人员脱逃带来可乘之机；⑤受其他戒毒人员的引诱及唆使等。

3. 戒毒人员主要脱逃的方式：

（1）秘密隐蔽型包括：①越围墙，挖地道老鼠猫狗式。具体表现在通过秘密地从地下向大围墙外挖通道或攀越围墙实施脱逃。②混车辆、冒警察、混门岗瞒天过海式。主要以通过隐藏在外来车辆混出大门或盗抢警服，穿便服（尤其是雨衣）伪装民警、职工，趁夜间视线不清检查不周实施脱逃。③借零散劳动、会见、外出治疗、押解途中的警力不足，监管不紧，管理不严的"走为上"式。

（2）公开挑战或强行脱逃型，包括：①冲门岗，千里走单骑式。主要以门岗管理不善，门禁故障，警力不足，借助个人体力，强行脱离戒毒场所。②挟持人质，武力威胁式。通过挟持人质（尤其是女民警、办案人员、外来嘉宾），武力威胁，暴力强行脱逃。

4. 分析近年来戒毒场所发生的脱逃案例，在事件分析过程中，发现戒毒人员在预谋脱逃前都会有各种各样的迹象隐藏在其刻意保持正常的戒治生活中，典型的迹象主要有以下几种：

合衣睡觉，频繁起床；集队走路，东张西望；

脱离队伍，鬼祟隐藏；窥视地貌，琢磨大墙；

注意内外，行驶车辆；刺探询问，警戒情况；

匿藏现金，贮藏食品；涂抹记号，衣着反常；

工具绳索，私藏备用；隐瞒身份，住址说谎；

突坏突好，变化失常；几人聚合，暗干私活。

三、基础铺垫

对于个体是否达到心理危机的程度，一般有三个判断标准：①个体存在着具有重大心理影响的生活事件，如突然遭受严重灾难、重大生活事件或精神压力；②出现严重不适感，引起一系列的生理和心理应激反应；③当事人惯常的处事手段不能应对或应对无效。

四、学生实训

由老师给学生展示一例戒毒人员脱逃个案，列举若干问题，组织学生查阅资料、分组讨论，撰写案例分析材料。

五、任务评估

老师根据本章教学知识点，结合学生对脱逃案例问题的分析，评估学生的分析成绩。

项目二 认识与分析戒毒人员自杀心理危机

一、任务描述

防止戒毒人员自杀是戒毒所日常重点工作内容之一，作为戒毒场所的心理咨询师，也需要对此项工作有充分的思想准备，采取一些针对性的措施，尽最大可能降低戒毒人员发生自杀的概率。

研究发现，自杀行为的形成相当复杂，涉及生物、心理、文化及环境因素，根据精神医学研究报告，70%自杀的人有忧郁症，精神疾病者自杀概率高达20%。

二、实例示范

见本章教材案例：戒毒场所自杀干预。

（一）自杀案例分析

自杀干预应包括对有自杀意念或决定自杀的人的干预，以及对一般人进行的自杀预防。对有自杀意念或决定自杀人的干预是一项技术性很强的严肃工作。危机干预、生命热线等是自杀干预的主要力量，心理咨询人员是协同力量。任何有同情心、有责任感、乐于助人的人，虽然没有受过充分的专业训练，如果掌握一些有关知识，在自杀救助中也能发挥重要作用。与自杀者在感情上接近的人，在自杀干预中起着关键作用。

1. 要掌握有关自杀问题的知识，提高对自杀干预工作重要性的认识，敏感于寻求自杀者发出的呼救信号，防患于万一。这里一个值得注意的问题是要消除对自杀有关问题的诸多误解。例如：威胁别人说要自杀的人一定不会自杀；只有患精神病的人才会自杀；一个人自杀未遂后，自杀危险就会结束；等等。

2. 救助有自杀意念的人，首要的是要有镇定、关心的态度和真诚待人的精神，不应有冷漠、震惊、可怜等消极表示。反复保证，确保安全，实行个性化的沟通，建立相互信赖的关系，使戒毒人员确信干预人员对他的真诚的关心。对戒毒人员不责备，不说教，不讨论自杀的对与错。不要让戒毒人员保持自杀危机的秘密，也不承诺为其保密，为确保安全，应通知亲属或有关负责人。

3. 救助有自杀意念的人的工作重点是重构其思维，使其认识到自己有可能做出有利的选择，相信自己有控制能力，认识到自己是有价值的，是一个值得活下去的人。不要在其暂时脱离高危机状态时，放松对其的监护。

4. 与地方危机干预中心、心理治疗机构联系，及时干预、转介或转诊。

（二）自杀危机的特点

1. 丧失自由和被社会疏离的痛苦感受。

2. 感受的艰难和未来的恐惧以及生活的屈辱。

3. 原有的职业地位和家庭关系（以夫妻关系为核心）大多遭到了严重的破坏。

4. 自杀是一种解脱也是一种逃避。

5. 良心的谴责。

（三）自杀的迹象

情绪消沉，忧郁寡言；食欲不振，夜难入眠；
精神恍惚，心不在焉；东拿西忘，言行呆板；
暗中哭泣，书怀伤感；欲想登高，接近电源；
贮藏药物，独自思量；要求亲属，速来会见；
扣分无畏，钱物送人；怀旧唠叨，写绝笔信；
寻刀藏利，准备绳索；停止书信，食品吃完。

三、干预工作准备

（一）做好被拒绝的心理准备

实施了自杀的戒毒人员会表现出拒绝他人帮助的言行，主要是因为他们有时难以承认或无法处理自己的问题而加以否认，因此拒绝是针对危机干预人员，同时也包括他本人，干预人员要有这个心理准备。

（二）向他们表达你的关心

自杀戒毒人员的内心实则非常渴望他人的关心，干预人员与自杀戒毒人员之间的干预关系也由此建立。干预人员中要主动询问自杀戒毒人员所面临的困难以及困难给他们带来的困惑。关键是鼓励他们向干预人员或其他值得信任的人开口。

（三）多倾听，少说话

自杀戒毒人员不缺少被"教育"，甚至被"教训"，最缺少的是理解他们，愿意听听他们内心痛苦的人。因此，干预人员要给自杀者一定的时间说出内心的感受和担忧。

（四）要有耐心

不要因他们不能耐心与你交谈就轻言放弃。允许谈话中出现沉默，有时重要的信息会在沉默之后出现。

（五）不要担心他们会出现强烈的情感反应

情感爆发或哭泣会利于他们的情感得到释放。保持冷静，要接纳，不做评判，也不要试图说服他们改变自己内心的感受。

（六）对他们说实话

如果自杀戒毒人员的话或行为吓着你了，直接告诉他们。如果你感到担忧或不知道该做些什么，也直接向自杀戒毒人员说，不要假装没事或假装愉快。

（七）相信他们所说的话

任何自杀迹象均应被认真对待，不论他们用什么方式流露。

（八）有限保密原则

在自杀事件干预过程中，干预人员经常会被自杀戒毒人员要求对其行为给予保密的请求。这个要求看似合理，但需要对过程进行分析考虑，像自杀这样的事件中一般不会同意保密，否则后患无穷。

（九）鼓励相信别人

让自杀戒毒人员相信别人是可以给予自己帮助的，并鼓励他们寻求他人的帮助和支持。如果你认为他们需要精神科医生的帮助，向他们提供转介信息。

（十）理解他们的需求

如果自杀戒毒人员对寻求精神科医生感到恐惧或担忧，应花时间倾听他们的担心、告诉他们大多数处于这种情况的人需要专业帮助、解释你建议他们见专业人员不是因为你对他们的事情不关心。

（十一）给予希望

没有看到希望是戒毒人员实施自杀的主要原因之一，干预人员需要帮助自杀戒毒人员找到解决问题的办法，让他们知道面临的困境能够有所改变，从而降低他们自杀的可能性。

四、学生实训

根据教材中的《戒毒场所自杀心理危机干预案例》进行讨论，指出其科学性、可行性、不足点，并提出补充意见。

五、任务评估

评估要点：学生发言讨论情况，是否基本准确反映了"自杀干预"的策略。

技能拓展

讨论《戒毒场所自杀心理危机干预的要素》

一、任务描述

从目前相关数据统计得知，自杀的方法以服毒（药）占首位，约占 70% ~ 90%，其他方法包括自缢、溺水、跳楼、制造交通事故、刀伤、枪击、自焚等。在自杀死亡者中，采用暴力性手段者较多，而自杀未遂者相反。

从正文中我们已经得知，心理危机干预是指采取紧急应对的方法帮助危机者从心理上解除迫在眉睫的危机，使其症状得到立刻缓解和持久消失，心理功能恢复到危机前的水平，并获得新的应对技能，以预防将来心理危机的发生。

二、实例示范

根据教材中的案例。

（一）危机干预六步法

1. 定义问题。从戒毒人员的立场出发探索和定义问题。使用积极倾听技术，包括使用开放式问题。既注意戒毒人员的语言信息，也注意其非语言信息。同时，根据戒毒人员的需要和可利用的环境支持，采取非指导性的、合作性的或指导性的干预方式。如检查替代解决方法、制订计划、获得承诺。

2. 保证戒毒人员安全。评估戒毒人员躯体和心理安全的致死性、危险程度、失去能动性的情况或严重性。评估戒毒人员的内部事件及围绕戒毒人员的情景，如果必要的话，保证戒毒人员知道代替冲动和自我毁灭行动的解决方法。

3. 提供支持。让戒毒人员认识到危机干预工作者是可靠的支持者。通过语言、声调和躯体语言向戒毒人员表达，危机干预工作者是以关心的、积极的、接受的、不偏不倚的和个人的态度来处理危机事件。

4. 检查替代解决方法。帮助戒毒人员探索他可以利用的解决方法。促使求助者积极地搜索可以获得的环境支持、可利用的应付方式，发掘积极的思维方式。

5. 制订计划。帮助戒毒人员做出现实的短期计划，包括发现另外的资源和提供应付方式，确定戒毒人员理解的、自有的行动步骤。

6. 得到承诺。帮助戒毒人员向自己承诺采取确定的、积极的行动步骤，这些行动步骤必须是戒毒人员自己的、从实现的角度看是可以完成的或是可以接受的。在结束危机干预前，危机干预工作者应该从戒毒人员那里得到诚实、直接和适当的承诺。

有成就的危机干预工作者的特征：①生活经验；②专业技巧；③镇静；④精力；⑤创造性与灵活性；⑥快速的心理反应；⑦其他特征。

（二）自杀干预的具体要点

1. 敏锐的观察。通常，一位企图自杀的戒毒人员的表现不会十分活跃、主动，危机干预人员与当事人建立初步关系时，必须忍耐戒毒人员的被动与沉默的表现。虽然戒毒人员可能对干预人员表现出漠不关心的态度，其实他们是非常需要别人能给予支持的。干预人员的真诚关心和友善态度是与戒毒人员建立良好工作关系的重要基础。

2. 初步接触。干预人员在接触有自杀危机戒毒人员的初期，必须清楚地、肯定地表明心理危机干预工作人员的身份及帮助戒毒人员的意图。同时亦应向他们申明其有接受援助的权利，亦应对自己的生命负全责，而干预人员亦应尊重戒毒人员的个人选择。有学者认为，若有自杀意图的人经过干预人员一段时间的介入帮助后，仍然选择终结个人生命，干预人员应接受个人在此项工作上的限制，并无须因戒毒人员的自杀行为而有愧疚感。

3. 直接询问。有学者认为，最直接了解一个人的自杀危机的可能性，就是直接询问其个人的自杀意向。这种工作手法特别强调在询问时要针对事实、清晰及不具批评性。学者认为，在直接询问时，干预人员必须表现出同情、理解及真诚关怀的态度。

4. 导致自杀的原因。学者对导致自杀行为的因素有不同的理解，有部分学者认为可能是自杀戒毒人员面对突发危机时所作的一种冲动行为；有学者认为自杀可能是自杀戒毒人员面对一连串压力而无法克服的结果；有学者认为自杀行为可能基于心理上或生理上的问题。若能找到引发自杀的原因，将有助于制定相应的干预方案。

5. 致命危险程度。自杀方式的选择反映出戒毒人员求死的决心，亦可以预计被救的可能性。若戒毒人员认为自杀是唯一解决其问题的方法，其自杀的危机将相应增加。

6. 支持的资源。有学者认为，较难与人相处及建立关系的戒毒人员自杀危机会较高，他们认为自杀企图是由于人际互动关系中出现矛盾而直接产生，而这种矛盾情况涉及戒毒人员在心理上的一种特有的关联。亲人及其他重要的人对自杀戒毒人员的求生意愿是极具影响性的。

7. 自杀危机与入院干预。有学者认为，意图自杀的戒毒人员的自杀意念并不是绝对性的，自杀意念可能随着每分钟而改变。同时认为若意图自杀的戒毒人员与干预人员有良好的工作关系，当自杀戒毒人员的自杀意欲增加时，干预人员的介入将发挥更大的效用。自杀戒毒人员的入院干预可视情况而定，若自杀戒毒人员处于极度抑郁的状态，又或其配偶或亲友刚死亡，又或感到非常无望无助，等等。这种情况下，安排戒毒人员入院对自杀者会有帮助。

在实施干预时，若戒毒人员的情况是介乎于中度至严重阶段，干预人员必须进一步评估其自毁的冲动，并按需要与自杀戒毒人员订立不自杀协议，或联络家人及重要人物提供紧密的照顾，若有需要亦须作入院的预备。"自杀就是身边没有人"，如果始终有人陪伴戒毒人员的话，可有效地阻止其自杀行动的实施。干预人员在处理个别自杀个案时，必须经常为下一步的工作做好预备，并留意他们的回应，以作为评估戒毒人员自杀危机及决定进一步的干预方案。

三、基础铺垫

有些学者提出，有以下个性特征者自杀的可能性较大：①对社会特别是周围人群抱有敌意；②犹豫不决，优柔寡断，缺乏决断力；③认识范围狭窄，常采用非此即彼或以偏概全的思维模式来分析处理问题，遇挫折或困难时过高估计困难；④社会交往少，从思想和感情上把自己与社会隔离开来，行为具有冲动性；⑤情绪不稳，神经质。

四、学生实训

教师对讨论活动要有方案，对活动要有具体组织。对平时学习主动、积极、爱发言的同学可以事先组织分工，布置一些任务让其准备。该活动也可以按小组执行。

五、任务评估

评估要点：学生发言讨论情况，是否基本准确反映了"自杀干预"的策略。

参考文献

专著：

1. 马立骥：《强制隔离戒毒人员心理及矫治》，浙江大学出版社 2013 年版。

2. 郭念锋：《心理咨询师 三级》，民族出版社 2005 年版。

3. 江光荣：《心理咨询的理论与实务》，高等教育出版社 2012 年版。

4. 范辉清、李伟兰：《违法心理矫治》，暨南大学出版社 2011 年版。

5. 樊富珉、何瑾：《团体心理咨询的理论、技术与设计》，中央广播电视大学出版社 2014 年版。

6. 刘伟：《团体心理咨询与治疗》，人民卫生出版社 2015 年版。

7. 马立骥、董长青：《监狱团体心理辅导操作实务》，上海交通大学出版社 2015 年版。

教材：

1. 金瑜主编：《心理测量》，华东师范大学出版社 2001 年版。

2. 汪向东主编：《心理卫生评定量表手册》，中国心理卫生杂志社 1993 年版。

3. 戴晓阳主编：《常用心理评估量表手册》，人民军医出版社 2010 年版。

4. 丁昌权主编：《戒毒人员心理健康教育》，北京师范大学出版社 2016 年版。

5. 中国就业培训技术指导中心、中国心理卫生协会编写：《心理咨询师（三级）》，民族出版社 2015 年版。

6. 郝伟、于欣主编：《精神病学》，人民卫生出版社 2013 年版。

7. 王学义主编：《创伤后应激障碍》，北京大学医学出版社 2012 年版。

8. 徐汉明主编：《抑郁症——治疗与研究》，人民卫生出版社 2012 年版。

9. 范辉清主编：《罪犯心理分析与治疗》，法律出版社 2015 年版。

10. 中华医学会精神科分会：《中国精神障碍分类与诊断标准》，山东科学技术出版社 2001 年版。

11. 钱铭怡主编：《心理咨询与心理治疗》，北京大学出版社 1994 年版。

12. 乐国安主编：《咨询心理学》，南开大学出版社 2002 年版。

13. 雷秀雅、丁新华、田浩主编：《心理咨询与治疗》，清华大学出版社 2010 年版。

14. 中国就业培训技术指导中心、中国心理卫生协会：《心理咨询师（基础知识）》，中国劳动社会保障出版社 2017 年版。

翻译文献：

1. ［美］海因茨·科胡特著，刘慧卿、林明雄译：《自体的分析》，世界图书出版公司 2015 年版。

2. ［美］Marjorie Taggart White、Marcella Bakur Weiner 著，吉莉译：《自体心理学的理论与实践》，中国轻工业出版社 2013 年版。

3. ［美］朱迪·S. 贝克著，张怡等译：《认知疗法：基础与应用》，中国轻工业出版社 2013 年版。

4. ［美］谢尔登·卡什丹著，鲁小华等译：《客体关系心理治疗》，中国水利水电出版社 2006 年版。

5. ［美］米尔顿等著，施琪嘉等译：《精神分析导论》，中国轻工业出版社 2005 年版。

6. ［美］Michael St. Clair 著，贾晓明、苏晓波译：《现代精神分析"圣经"——客体关系与自体心理学》，中国轻工业出版社 2002 年版。

7. ［美］刘易斯·艾肯、格罗思·马纳特著，张厚粲、赵守盈译：《艾肯心理测量与评估》，中国人民大学出版社 2011 年版。

8. ［美］Harold S. Bernard、K. Roy Mackenzie 著，鲁小华等译：《团体心理治疗基础》，机械工业出版社 2016 年版。

9. ［美］Janice L. DeLucia – Waack 等编著：《团体咨询与团体治疗指南》，机械工业出版社 2014 年版。

网上作品：

1. http://www.xuexila.com/success/chenggonganli/700859.html，访问时间：2018 年 3 月 28 日，故事情节稍有改编。

2. 中华医学会精神科分会：中国精神障碍分类与诊断标准（CCMD – 4），http://ishare.iask.sina.com.cn/f/22077981.html，访问时间：2017 年 2 月 1 日。